U. Bungeroth
BASICS Pneumologie

Ulrike Bungeroth

BASICS
Pneumologie

2., überarbeitete Auflage

ELSEVIER

Zuschriften und Kritik bitte an:
Elsevier GmbH, Urban & Fischer Verlag, Lektorat Medizinstudium, Hackerbrücke 6, 80335 München

Wichtiger Hinweis für den Benutzer
Die Erkenntnisse in der Medizin unterliegen laufendem Wandel durch Forschung und klinische Erfahrungen. Die Autorin dieses Werkes hat große Sorgfalt darauf verwendet, dass die in diesem Werk gemachten therapeutischen Angaben (insbesondere hinsichtlich Indikation, Dosierung und unerwünschter Wirkungen) dem derzeitigen Wissensstand entsprechen. Das entbindet den Nutzer dieses Werkes aber nicht von der Verpflichtung, anhand der Beipackzettel zu verschreibender Präparate zu überprüfen, ob die dort gemachten Angaben von denen in diesem Buch abweichen, und seine Verordnungen und Entscheidungen in eigener Verantwortung zu treffen.

Bibliografische Information der Deutschen Nationalbibliothek
Die Deutsche Nationalbibliothek verzeichnet diese Publikation in der Deutschen Nationalbibliografie; detaillierte bibliografische Daten sind im Internet unter http://www.d-nb.de abrufbar.

Alle Rechte vorbehalten
2. Auflage 2010
© Elsevier GmbH, München
Der Urban & Fischer Verlag ist ein Imprint der Elsevier GmbH.

18 19 20 21   7 6 5 4

Für Copyright in Bezug auf das verwendete Bildmaterial siehe Quellenverzeichnis.
Das Werk einschließlich aller seiner Teile ist urheberrechtlich geschützt. Jede Verwertung außerhalb der engen Grenzen des Urheberrechtsgesetzes ist ohne Zustimmung des Verlages unzulässig und strafbar. Das gilt insbesondere für Vervielfältigungen, Übersetzungen, Mikroverfilmungen und die Einspeicherung und Verarbeitung in elektronischen Systemen.

Programmleitung: Alexandra Frntic
Planung: Bettina Meschede
Lektorat: Petra Eichholz
Redaktion: Maria Ronniger, Text + Design Jutta Cram, Augsburg, www.textplusdesign.de
Herstellung: Andrea Mogwitz, Elisabeth Märtz
Satz: Kösel Media GmbH, Krugzell
Druck und Bindung: Drukarnia Dimograf, Sp. z. o. o., Bielsko-Biała, Polen
Umschlaggestaltung: SpieszDesign, Neu-Ulm
Titelfotografie: © DigitalVision/GettyImages, München

ISBN 978-3-437-42237-9

Aktuelle Informationen finden Sie im Internet unter **www.elsevier.de**

Vorwort

Vorwort zur 2. Auflage

Die Neuauflage „BASICS Pneumologie" ist ergänzt und erweitert worden, insbesondere was die klinische Relevanz bei Diagnostik und Therapie der Lungenkrankheiten betrifft. Dabei wurden die aktuellen Leitlinien eingearbeitet. Zusätzlich geben drei komplett neue Kapitel einen Überblick über die systematische Befundung des Standard-Diagnoseverfahrens Röntgen-Thorax sowie über Atemwegsmanagement und die Grundlagen der künstlichen Beatmungsmöglichkeiten.

Mein herzlicher Dank geht diesmal an Herrn Univ.-Doz. Dr. med. Genady Engel, Oberarzt der Medizinischen Klinik I, Klinikum Ingolstadt, für die freundliche Überlassung der bronchoskopischen und thorakoskopischen Fotos.

Ingolstadt, im Sommer 2009
Dr. med. Ulrike Bungeroth

Vorwort zur 1. Auflage

Wie ich als Studentin im klinischen Studienabschnitt selbst erfahren habe, kommt die Pneumologie in Vorlesungen und Kursen manchmal zu kurz, denn häufig überwiegen die großen internistischen Gebiete der Kardiologie und der Gastroenterologie. Dabei sind zahlreiche Erkrankungen der Atemwege und der Lunge nahezu „Volkskrankheiten", man denke nur an das allergische Asthma bronchiale oder an chronisch-obstruktive Atemwegserkrankungen bedingt durch Rauchen. Anliegen dieses Buches ist es, dem Studenten im klinischen Studienabschnitt, bei Famulaturen oder im PJ die wichtigsten Grundlagen der Pneumologie nahezubringen: Pneumologische Krankheitsbilder, Klinik, Diagnostik, Therapie und Differenzialdiagnosen sollen ohne übergroße Detailversessenheit vermittelt werden.
Der Aufbau des Buches trägt dazu bei, die Übersicht zu behalten, denn es ist – wie auch die anderen Bücher der BASICS-Reihe – in Doppelseiten gegliedert: Jedes Krankheitsbild ist auf einer, die großen Themen auch auf zwei Doppelseiten abgehandelt. Das Wesentliche ist damit stets im Blick.

Ich hoffe, dass das Lesen und Arbeiten mit diesem Buch neben dem reinen Pauken auch ein bisschen Spaß macht – deshalb sind auch einige „exotische Randthemen" aufgenommen worden, die weniger dem Wissenserwerb nach GK dienen, als vielmehr die interessanten Seiten des Fachs aufzeigen und Lust machen sollen, über den Tellerrand hinauszuschauen. Ganz besonders bedanke ich mich bei Herrn Dr. Tobias Pinkau, Klinikum rechts der Isar in München, ohne dessen wertvolle und konstruktive Mitarbeit dieses Buch nicht denkbar wäre. Ebenso möchte ich Dagmar Reiche, Sprachquadrat (München), sowie Nathalie Blanck und Willi Haas, Elsevier Urban & Fischer Verlag (München), an dieser Stelle für die ausgezeichnete Zusammenarbeit, ihre hilfreichen Anmerkungen und nicht zuletzt für ihre Geduld danken.
Und ein herzliches Dankeschön auch an meine „Fotoopfer" Marlies Michl, Christoph Gruber und Philipp Minzlaff!

München, im Sommer 2005
Ulrike Bungeroth

Inhalt

A Allgemeiner Teil ... 1–24

Grundlagen ... 2–8
- Anatomische und immunologische Grundlagen . 2
- Physiologie der Atmung I ... 4
- Physiologie der Atmung II ... 6
- Pathophysiologie der Atmung ... 8

Diagnostik ... 10–24
- Anamnese ... 10
- Körperliche Untersuchung I ... 12
- Körperliche Untersuchung II ... 14
- Technische Untersuchungsverfahren I ... 16
- Technische Untersuchungsverfahren II ... 18
- Technische Untersuchungsverfahren III ... 20
- Systematische Befundung Röntgen-Thorax ... 22
- Leitsymptome ... 24

B Spezieller Teil ... 26–92

Infektionen ... 28–38
- Infektionen der Atemwege ... 28
- Pneumonie I ... 30
- Pneumonie II ... 32
- Pneumonie III ... 34
- Tuberkulose I ... 36
- Tuberkulose II ... 38

Obstruktive Lungenerkrankungen ... 40–48
- Asthma bronchiale I ... 40
- Asthma bronchiale II ... 42
- Chronische Bronchitis, COPD und Lungenemphysem I ... 44
- Chronische Bronchitis, COPD und Lungenemphysem II ... 46
- Mukoviszidose und Bronchiektasen ... 48

Interstitielle Lungenerkrankungen ... 50–58
- Interstitielle Lungenerkrankungen – Übersicht ... 50
- Pneumokoniosen ... 52
- Exogen allergische Alveolitis/Idiopathische interstitielle Pneumonie ... 54
- Interstitielle Lungenerkrankungen bei Systemerkrankungen I ... 56
- Interstitielle Lungenerkrankungen bei Systemerkrankungen II ... 58

Neoplasien ... 60–64
- Bronchialkarzinom I ... 60
- Bronchialkarzinom II ... 62
- Lungenmetastasen ... 64

Erkrankungen des pulmonalen Gefäßsystems ... 66–72
- Lungenembolie I ... 66
- Lungenembolie II ... 68
- Pulmonale Hypertonie und chronisches Cor pulmonale ... 70
- Lungenödem ... 72

Erkrankungen der Pleura ... 74–78
- Pneumothorax ... 74
- Pleuraerguss ... 76
- Pleuritis, Pleuraempyem, Pleuratumoren ... 78

Spezielle Themen ... 80–92
- Pulmonale Notfälle I ... 80
- Pulmonale Notfälle II ... 82
- Schlafassoziierte Respirationsstörungen ... 84
- Höhenkrankheit und Taucherkrankheit ... 86
- Chirurgische Eingriffe an der Lunge ... 88
- Sicherung der Atemwege ... 90
- Grundlagen der künstlichen Beatmung ... 92

C Fallbeispiele ... 94–104
- Fall 1: Akute Dyspnoe ... 96
- Fall 2: Chronische Dyspnoe ... 98
- Fall 3: Fieber ... 100
- Fall 4: Husten ... 102
- Fall 5: Thoraxschmerz ... 104

D Anhang ... 106–110
- Normalwerte ... 108
- Tabellen ... 109
- Quellenverzeichnis ... 111

E Register ... 112–119

Abkürzungsverzeichnis

A., Aa.	Arteria, Arteriae		ICR	Interkostalraum
ACE	angiotensin-converting enzyme		IE	Internationale Einheit
ACTH	adrenocorticotropic hormone		IFR	Inspirationsflussrate
ADH	Alkoholdehydrogenase		Ig	Immunglobulin
AIDS	acquired immune deficiency syndrome		IGV	intrathorakales Gasvolumen
AK	Antikörper		IIP	idiopathische interstitielle Pneumonie
ALI	acute lung injury		IL	Interleukin
AMV	Atemminutenvolumen		ILE	interstitielle Lungererkrankungen
ANCA	antineutrophile zytoplasmatische Antikörper		IRDS	infant respiratory distress syndrome
a.-p.	anterior-posterior		i. v.	intravenös
APC	aktiviertes Protein C			
ARDS	adult respiratory distress syndrome		KM	Kontrastmittel
AT	Antithrombin			
AZV	Atemzugvolumen		LDH	Laktatdehydrogenase
			LE	Lungenembolie
BAL	bronchoalveoläre Lavage		LK	Lymphknoten
BB	Blutbild		LuFu	Lungenfunktion
BCG	Bacille Calmette-Guérin			
BE	base excess		M., Mm.	Musculus, Musculi
BGA	Blutgasanalyse arteriell		MEF	maximaler exspiratorischer Fluss
BIPAP	biphasic positive airway pressure		MOTT	mycobacteria other than tubercle bacilli
BM	Basalmembran		MRSA	Methicillin-resistenter Staphylococcus aureus
BNP	brain natriuretic peptide		MRT	Magnetresonanztomografie
BSG	Blutkörperchensenkungsgeschwindigkeit			
BZ	Blutzucker		N., Nn.	Nervus, Nervi
			NIV	nicht-invasive Ventilation
Ca	Karzinom		NMH	niedermolekulares Heparin
CAP	community acquired pneumonia		NSAID	non-steroidal anti-inflammatory drugs (nicht steroidale Antiphlogistika)
CEA	karzinoembryonales Antigen			
CK	Kreatinkinase		NSAR	nicht steroidale Antirheumatika
CMV	Zytomegalie-Virus		NSCLC	non-small cell lung cancer
COLD	chronic obstructive lung disease (= COPD)		NSE	neuronspezifische Enolase
COPD	chronic-obstructive pulmonary disease (chronisch-obstruktive Lungenerkrankung)		p.-a.	posterior-anterior
			pCO_2	Kohlendioxid-Partialdruck
CPAP	continuous positive airway pressure		PCP	Pneumocystis-carinii-Pneumonie
CRP	C-reaktives Protein		PCR	Polymerase-Kettenreaktion
CT	Computertomografie		PEEP	positive end-expiratory pressure
CUP	cancer of unknown primary		PEF	peak expiratory flow
CYFRA	Zytokeratin-Fragment		PET	Positronenemissionstomografie
			PF	Peak-Flow
DD	Differenzialdiagnose		pO_2	Sauerstoffpartialdruck
DIOS	distales intestinales Obstruktionssyndrom		pTT	partielle Thromboplastinzeit
DNA	Desoxyribonukleinsäure			
DPLD	diffuse Lungenparenchymerkrankungen (= ILE)		RG	Rasselgeräusch
			Rö	Röntgen
DSA	digitale Subtraktionsangiografie		RR	Blutdruck
			RSV	respiratory syncitial virus
EAA	exogen allergische Alveolitis		RV	Residualvolumen
EKG	Elektrokardiografie			
			SARS	severe acute respiratory syndrome
FDG	Fluor-Desoxyglukose		SCC	squamous cell carcinoma antigen
FEV_1	Einsekundenkapazität (= forciertes exspiratorisches Volumen der ersten Sekunde)		SCLC	small cell lung cancer
			SIADH	Syndrom der inadäquaten ADH-Sekretion
			SLE	systemischer Lupus erythematodes
FiO_2	inspiratorische Sauerstoffkonzentration		STIKO	Ständige Impfkommission
FVC	forcierte Vitalkapazität			
			Tbc	Tuberkulose
HAART	highly active antiretroviral therapy		TNF	Tumornekrosefaktor
HACE	high altitude cerebral edema		TVT	tiefe Beinvenenthrombose
HAPE	high altitude pulmonary edema			
Hb	Hämoglobin		UFH	unfraktioniertes Heparin
HELLP	Akronym für: haemolysis, elevated liver enzyme levels, low platelet count			
			V., Vv.	Vena, Venae
HF	Herzfrequenz		V. a.	Verdacht auf
HIT	heparininduzierte Thrombozytopenie		VC	Vitalkapazität
HIV	human immunodeficiency virus			
HR-CT	High-resolution-CT		ZNS	Zentralnervensystem
HSV	Herpes-simplex-Virus		ZVK	zentraler Venenkatheter
HWZ	Halbwertszeit			

Grundlagen

- 2 Anatomische und immunologische Grundlagen
- 4 Physiologie der Atmung I
- 6 Physiologie der Atmung II
- 8 Pathophysiologie der Atmung

Diagnostik

- 10 Anamnese
- 12 Körperliche Untersuchung I
- 14 Körperliche Untersuchung II
- 16 Technische Untersuchungsverfahren I
- 18 Technische Untersuchungsverfahren II
- 20 Technische Untersuchungsverfahren III
- 22 Systematische Befundung Röntgen-Thorax
- 24 Leitsymptome

A Allgemeiner Teil

Anatomische und immunologische Grundlagen

Anatomische Grundlagen

Atemwege und Lungenparenchym

Die **Trachea** beginnt unterhalb des Kehlkopfs. Sie ist ein ca. 10–12 cm langer Kanal, der von nach dorsal hin offenen, hufeisenförmigen Knorpelspangen gebildet wird. Die Hinterwand ist eine Muskelschicht (Pars membranacea), die das Husten ermöglicht und somit eine wichtige Rolle bei der Reinigung der Atemwege spielt. Die Trachea liegt meist nicht genau in der Mitte, sondern leicht nach rechts verschoben. An der Carina teilt sich die Trachea in die beiden **Hauptbronchien** auf, wobei der rechte Hauptbronchus steiler verläuft. Das ist der Grund, warum beim Verschlucken eine Aspiration in das rechte Bronchialsystem häufiger ist als in das linke.

Die Hauptbronchien teilen sich weiter in **Lobärbronchien** auf: Der rechte Hauptbronchus gibt einen Oberlappen-, Mittellappen- und Unterlappenbronchus ab (Letztere werden über ein kurzes Stück gemeinsam als Intermediärbronchus bezeichnet), während es links nur zu einer Zweiteilung in Ober- und Unterlappenbronchus kommt. Insgesamt ist die linke Lunge mit nur zwei Lappen aufgrund des ebenfalls links liegenden Herzens kleiner als die rechte Lunge mit drei Lappen.

Die Lobärbronchien teilen sich weiter dichotom auf in **Segmentbronchien**, nach denen die rechts zehn, links neun Segmente festgelegt sind (Abb. 1).

Die O_2-armen **Pulmonalarterien** begleiten die Bronchien, die O_2-reichen Pulmonalvenen liegen zwischen den Segmenten. Die das Lungenparenchym selbst mit Sauerstoff versorgenden **Bronchialarterien** gehen von Interkostalarterien sowie teilweise auch direkt von der Aorta ab.

Die Segmentbronchien teilen sich über **Subsegment-**

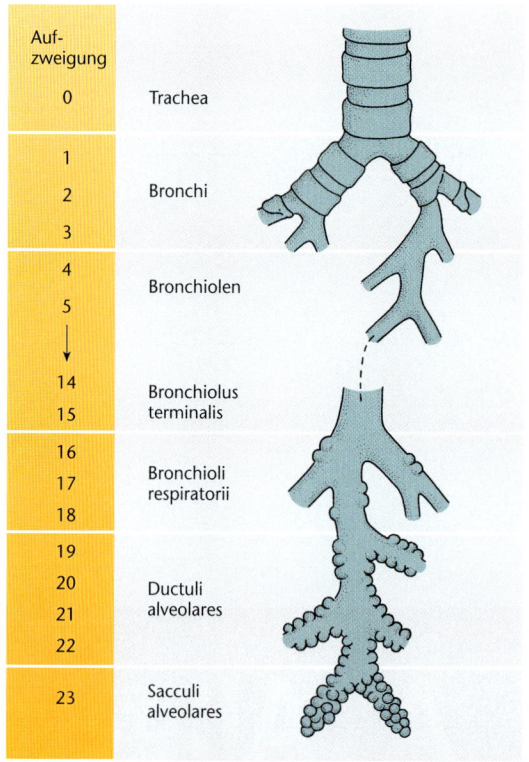

Abb. 2: Dichotome Aufzweigung der Atemwege. [24b]

bronchien und **Bronchiolen** immer weiter auf, bis nach ca. 23 Aufzweigungen die Alveolen erreicht sind (Abb. 2). Der Knorpelanteil in den Bronchien wird dabei immer geringer, und nach der 7. Aufzweigung ist in der Wand der Bronchiolen kein Knorpel mehr vorhanden. Auch das die großen Bronchien auskleidende Flimmerepithel mit Becherzellen wird weniger, bis das Epithel in den Bronchiolen schließlich nur noch einschichtig ist.

Als **Azinus** (= *lat.* Traube) bezeichnet man eine respiratorische Bronchiole mit etwa 200–300 um ihn herum angeordneten Alveolen.

Die **Alveolen** schaffen durch ihre Vielzahl (ca. 300 Millionen) und das dichte Aneinanderliegen die für den Gasaustausch benötigte Oberfläche von 80–100 m² (entspricht etwa der Größe einer Tennisplatzhälfte). Die Wand der Alveolen wird von Pneumozyten gebildet: Die äußerst flachen Typ-1-Pneumozyten (95%) bilden über Tight junctions die Barriere zum direkt dahinter gelegenen Kapillarendothel und lassen den Gasaustausch zu. Typ-2-Pneumozyten (5%) sind für die Bildung des **Surfactants** zuständig, ein Phospholipid- und Proteingemisch, das sich wie ein Film auf der Alveolaroberfläche ausbreitet und die Oberflächenspannung reduziert, sodass die Alveolen nicht kollabieren.

Surfactant wird im Rahmen der fetalen Lungenreifung ab der 35. Schwangerschaftswoche gebildet – bei drohender Frühgeburt vor der 35. Schwangerschaftswoche muss deshalb die Surfactantbildung durch die Gabe von Kortison induziert bzw. beschleunigt werden, da es sonst aufgrund fehlender

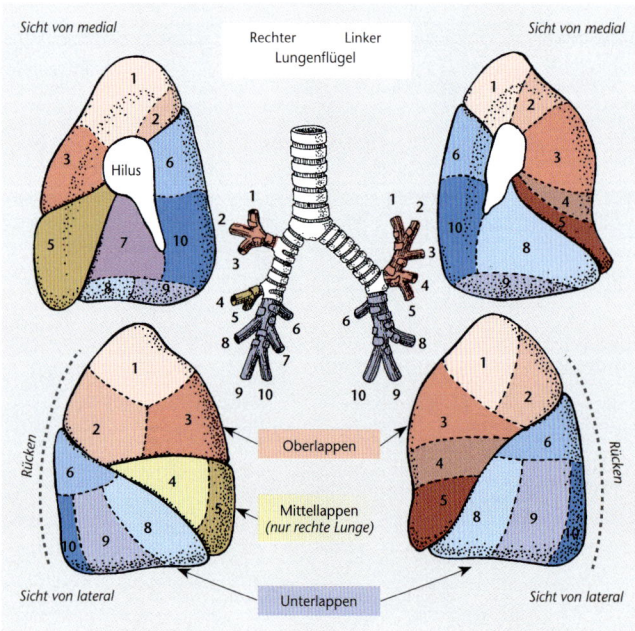

Abb. 1: Bronchialsystem und Lungenlappen mit Segmentaufteilung. [24b]

Grundlagen

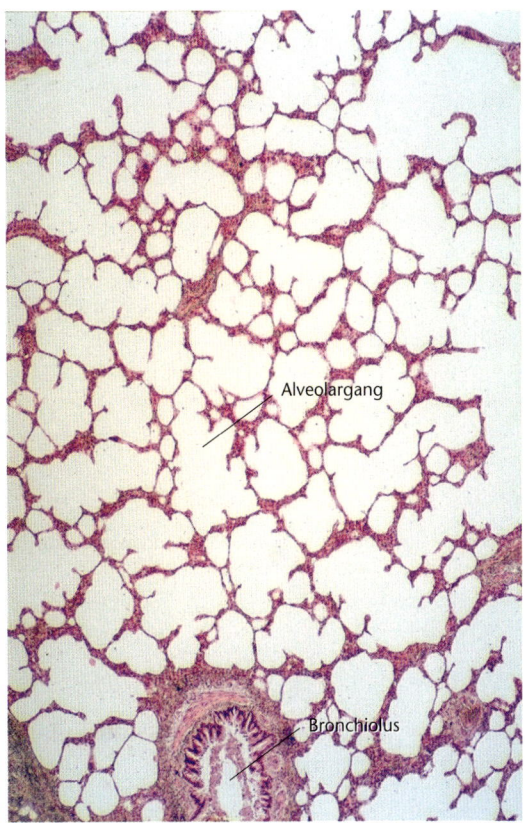

Abb. 3: Histologischer Schnitt des Lungenparenchyms. [24b]

> Die Lungenspitzen ragen über die obere Thoraxapertur hinaus. Daran ist bei Punktionen und Verletzungen im Hals- und Subklaviabereich zu denken. Ein Pneumothorax sollte im Verlauf radiologisch ausgeschlossen werden.

Immunologische Grundlagen

Die größeren Atemwege sind mit einem **Flimmerepithel** ausgekleidet: Es handelt sich um ein mehrreihiges zilientragendes Epithel mit eingestreuten Becherzellen. Schmutzpartikel und Krankheitserreger bleiben an Schleim und Zilien hängen und werden kontinuierlich mit dem Zilienschlag oralwärts abtransportiert und schließlich abgehustet (muköziliäre Clearance).

In den Alveolen sorgen **Alveolarmakrophagen** für die unspezifische Abwehr: Sie entwickeln sich aus im Blut zirkulierenden Monozyten und sind zur Phagozytose sowie Sekretion von Sauerstoffradikalen, Zytokinen und Entzündungsmediatoren fähig. Nach dem Phagozytieren von Fremdmaterial oder Krankheitserregern können sie die entsprechenden Antigene nach außen präsentieren und so eine spezifische Abwehrreaktion über zytotoxische T-Lymphozyten und antikörperbildende B-Lymphozyten initiieren.

Entfaltung der Alveolen zum Atemnotsyndrom des Neugeborenen (IRDS: infant respiratory distress syndrome; s. a. ARDS, S. 80) kommt.

Die Lunge hat wenig Gewicht und ist leichter als Wasser. Darauf beruht die in der Gerichtsmedizin vorgenommene **Schwimmprobe** bei der Klärung der Frage, ob ein totes Neugeborenes bereits in utero bzw. während der Geburt gestorben ist oder nach der Geburt noch einige Atemzüge getan hat: Eine einmal belüftete Lunge hat ein größeres Volumen und schwimmt auf dem Wasser, während sie bei einem totgeborenen Kind untergeht.

Pleura

Die beiden Lungenflügel sind von einer serösen Haut umgeben, der Pleura, die aus zwei Blättern besteht: Die **Pleura visceralis** liegt der Lungenoberfläche direkt auf und folgt ihr auch bis in die Interlobärspalten. Die **Pleura parietalis** kleidet die Innenwand des knöchernen Thorax sowie die mediastinalen Organe und das Zwerchfell aus. In dem zwischen den beiden Blättern liegenden Pleuraspalt herrscht immer ein Unterdruck, der die Lunge daran hindert, ihren eigenen Retraktionskräften zu folgen und zusammenzufallen. Die Lunge ist also über die Pleura im Thorax aufgehängt.

Zusammenfassung

✖ Die Lunge besteht aus dem luftleitenden Bronchialbaum und dem gasaustauschenden Alveolarsystem.

✖ Die Aufteilung der Atemwege ist stets dichotom: Trachea → Hauptbronchien → Lobärbronchien → Segmentbronchien → Subsegmentbronchien → Bronchiolen → Alveolen.

✖ Die rechte Lunge ist in drei Lappen und zehn Segmente untergliedert, die linke Lunge in zwei Lappen und neun Segmente.

✖ Die Alveolen sind zu 95% mit Typ-1-Pneumozyten ausgekleidet, die die Luft-Blut-Schranke bilden. Typ-2-Pneumozyten sind für die Bildung des Surfactants zuständig.

✖ Schutzmechanismen der Atemwege vor Schmutzpartikeln und Krankheitserregern sind das Flimmerepithel in den großen Bronchien und Alveolarmakrophagen in den Alveolen.

✖ Im Pleuraspalt herrscht Unterdruck, über den das Lungenparenchym im Thorax „aufgehängt" ist.

Physiologie der Atmung I

Ventilation und Atemregulation

Atempumpe

Damit in den Alveolen ein Gasaustausch stattfinden kann, muss die Lunge in regelmäßigen Abständen be- und entlüftet werden: Bei der Inspiration strömt sauerstoffreiche Luft ein, und nach dem Gasaustausch wird die nun kohlendioxidhaltige Luft bei der Exspiration wieder nach außen abgegeben. Für das Funktionieren dieses Prozesses sorgt die Atempumpe (Abb. 1 u. 2):

▶ Bei normaler Ruheatmung kontrahieren sich bei der **Inspiration** das Zwerchfell und die Interkostalmuskeln, wodurch es zu einer Vergrößerung des Thorax kommt. Da die Lunge über die Pleurablätter und den dazwischen liegenden, nun immer größer werdenden Unterdruck im Thorax aufgehängt ist, muss sie dieser Bewegung passiv folgen – sie entfaltet sich. Dadurch entsteht in der Lunge ein Unterdruck, und die Luft strömt über das Bronchialsystem ein.

▶ Die **Exspiration** erfolgt weitgehend passiv: Vor allem durch die Retraktionskraft der Lunge selbst, aber auch durch die elastischen Rückstellkräfte des Thorax und des Abdomens kehren Lunge und Thorax wieder in ihre Ruhelage zurück. Dabei wird die überschüssige Luft in der Lunge ausgeatmet.

Die Atempumpe kann bei starker Belastung (z. B. Atemnot bei extremem Sport oder bei pulmonalen Erkrankungen) durch die inspiratorische (Skalenus, Pektoralis, Sternokleidomastoideus) und exspiratorische **Atemhilfsmuskulatur** (Bauchmuskulatur) unterstützt werden.

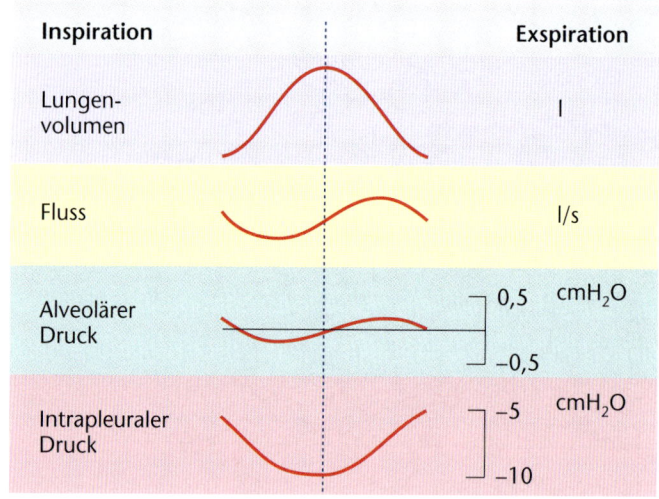

Abb. 2: Veränderung von Lungenvolumen, Fluss, Alveolardruck und intrapleuralem Druck während der In- und Exspiration. [24]

Atemregulation

Das Zentrum der Atemregulation liegt im **Hirnstamm** (Medulla oblongata). Inspiratorische und exspiratorische Neurone sind abwechselnd aktiv und sorgen für den Atemrhythmus, wobei die normale Ruheatmung nur von den inspiratorischen Neuronen gesteuert wird, da die Exspiration passiv den Rückstellkräften von Lunge und Thorax folgt. Nur bei verstärkter Atemarbeit werden auch die exspiratorischen Neurone aktiviert.

Im Atemzentrum gehen verschiedene Informationen von **neurogenen und chemischen Rezeptoren** aus dem Körper ein und modifizieren den autonomen Atemrhythmus: Dehnungsrezeptoren im Lungenparenchym melden den Dehnungszustand der Lunge, sodass das Atemzentrum entsprechend mit mehr oder weniger Atemantrieb reagieren kann (Hering-Breuer-Reflex). Rezeptoren in Muskeln und Gelenken melden den körperlichen Aktivierungsgrad und können die Atemtätigkeit antreiben. In der Karotis, der Aorta und im Hirnstamm selbst befinden sich Chemorezeptoren, die die O_2- und CO_2-Konzentrationen sowie den Säure-Basen-Status erfassen. Dabei ist unter normalen Bedingungen der CO_2-Partialdruck der entscheidende Parameter für die Atemregulation. Daneben gibt es eine Reihe weiterer Faktoren, die den Atemantrieb stimulieren (z. B. Fieber, Schmerz, Adrenalin, Progesteron, sexuelle Erregung).

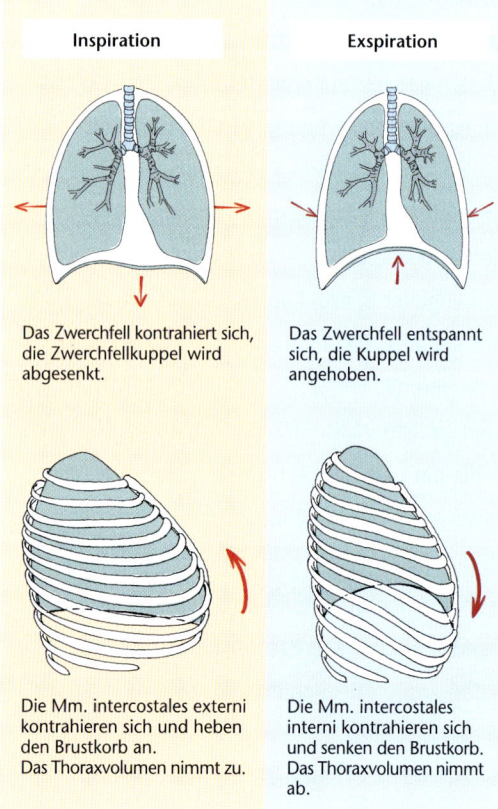

Abb. 1: Atempumpe. [24b]

> Bei Erkrankungen, die mit einem chronisch erhöhten pCO_2 assoziiert sind (z. B. COPD), ist aufgrund der Gewöhnung an die Hyperkapnie ein niedriger pO_2 der einzige wirksame Atemstimulus. Wird diesen Patienten unkontrolliert Sauerstoff gegeben, fällt der Atemantrieb weg und es kann zum Atemstillstand mit folgender CO_2-Narkose kommen.

Grundlagen

Totraumventilation und Atemvolumina

Bei jedem Atemzug strömt Luft über die Atemwege ein und aus. Der Gasaustausch beginnt erst in den respiratorischen Bronchiolen, der vorgeschaltete Bronchialbaum mit der Trachea dient lediglich der Luftleitung. Dieser Teil wird als **anatomischer Totraum** bezeichnet. Zusammen mit der O_2-armen und CO_2-reichen Pendelluft, die nach der Exspiration in den Bronchiolen übrig geblieben ist und bei der nächsten Inspiration in die Alveolen gelangt, spricht man vom **funktionellen Totraum** – er macht etwa 30% des normalen Atemzugvolumens aus. Bei flacher Atmung mit kleinen Atemzugvolumina wird zum großen Teil nur der Totraum belüftet, sodass die Atmung ineffektiv werden kann.

Das Volumen eines Atemzugs bei normaler Ruheatmung beträgt ca. 0,6 l **(Atemzugvolumen)**. Bei maximal tiefer Einatmung kann das inspiratorische Volumen um 3 l gesteigert werden **(inspiratorisches Reservevolumen)**. Auch ist nach einer normalen Exspiration noch ein weiteres Ausatmen von ca. 0,9 l Luft möglich **(exspiratorisches Reservevolumen)**. Diese drei Größen zusammengenommen ergeben eine **Vitalkapazität** von rund 4,5 l, wobei das exakte Volumen interindividuell unterschiedlich ist und u. a. von Geschlecht, Alter und Trainingszustand abhängt.

Auch nach maximaler Exspiration bleibt immer eine gewisse Restluft in der Lunge und den Atemwegen zurück, die nicht ausgeatmet werden kann (**Residualvolumen**, ca. 1,5 l). Addiert man das Residualvolumen zur Vitalkapazität, ergibt sich eine **Totalkapazität** von ca. 6 l Luft, die nach maximaler Inspiration insgesamt in der Lunge enthalten ist. Als **funktionelles Residualvolumen** bezeichnet man den Anteil an Luft, der nach einer normalen, nicht forcierten Ausatmung in der Lunge zurückbleibt. Es entspricht der Summe von exspiratorischem Reservevolumen und Residualvolumen und macht etwa 2,4 l aus (Abb. 3). Der Sinn des Residualvolumens ist es, eine Art Pufferung der Schwankung der Atemgase bei In- und Exspiration zu schaffen: Da das normale Atemzugvolumen von 0,6 l, das frische Atemluft mit hoher O_2- und niedriger CO_2-Konzentration in die Alveolen bringt, nur einen Bruchteil des funktionellen Residualvolumens von 2,4 l ausmacht, bleiben bei Vermischung der beiden Volumina die Konzentrationen an O_2 und CO_2 in den Alveolen stets relativ konstant (pO_2 = 100 mmHg, pCO_2 = 40 mmHg).

Die **Atemfrequenz** eines jungen, gesunden Menschen bei Ruheatmung beträgt ca. 12–15/Min. Multipliziert man sie mit dem Atemzugvolumen von 0,5–0,6 l, ergibt sich ein **Atemminutenvolumen** von 6–9 l. Bei starker körperlicher Anstrengung kann die Ventilation auf mehr als das 15-Fache gesteigert werden, indem Atemfrequenz und Atemzugvolumen ansteigen.

Kinder haben ein geringeres Atemzugvolumen, kompensieren das aber durch eine gesteigerte Atemfrequenz: Sie liegt bei Kindern zwischen 20–30/Min., bei Neugeborenen gar bei 40–50/Min.

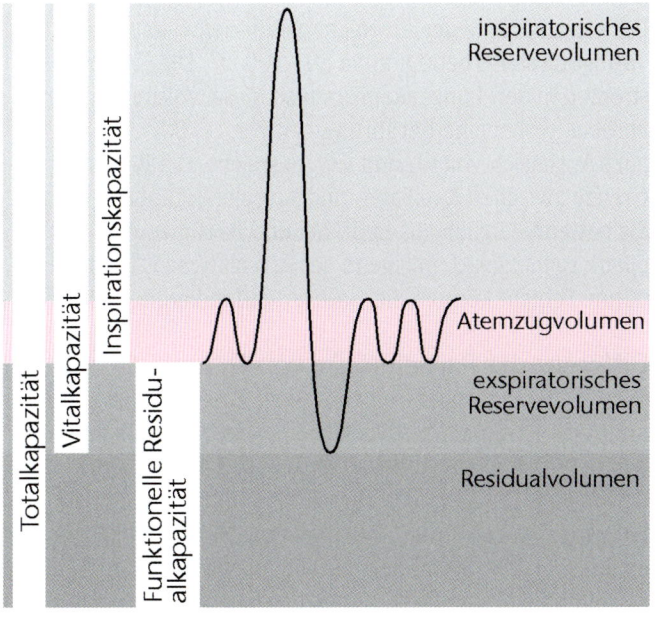

Abb. 3: Lungenvolumina. [10]

Zusammenfassung

- Die **Atempumpe** besteht aus Zwerchfell, Interkostalmuskulatur und ggf. der Atemhilfsmuskulatur. Durch sie wird der Thorax bei der Inspiration vergrößert, die Lunge wird über den pleuralen Unterdruck mitgezogen und entfaltet, es strömt Luft ein. Die Exspiration erfolgt passiv durch die Rückstellkräfte von Lunge und Thorax.
- Das **Atemzentrum** liegt im Hirnstamm. Rezeptoren an verschiedenen Stellen des Körpers erfassen die respiratorische Situation und können den vorgegebenen Grundrhythmus beeinflussen. Der vorrangige Parameter für den Atemantrieb ist der CO_2-Partialdruck im Blut.
- Das normale **Atemzugvolumen** beträgt ca. 0,6 l, die Atemfrequenz in Ruhe ca. 13/Min. Daraus lässt sich ein durchschnittliches Atemminutenvolumen von ca. 8 l errechnen.

Physiologie der Atmung II

Perfusion

Der Blutdruck in der **A. pulmonalis** ist aufgrund des geringen Gefäßwiderstands deutlich niedriger als der Blutdruck im großen Körperkreislauf: Der normale **pulmonalarterielle Druck** beträgt systolisch ca. 20 mmHg, diastolisch ca. 8 mmHg.

Der Großteil des Blutes kommt über die **A. pulmonalis** in die Lunge und ist sauerstoffarm. Ein kleinerer Teil dient der Sauerstoffversorgung des Lungenparenchyms und kommt über die **Aa. bronchiales**. Diese gehen von der Aorta und den Interkostalarterien ab und versorgen die Lunge mit sauerstoffreichem Blut.

Ventilations-Perfusions-Verhältnis

Das Verhältnis zwischen Ventilation und Perfusion der Lunge spielt eine entscheidende Rolle für die Atmung und einen möglichst optimalen Gasaustausch. Bei einem Atemzeitvolumen von 7 l/Min. und einer normalen Totraumbelüftung von 30 % kommt man auf eine alveoläre Ventilation (V) von ca. 5 l/Min. Dem steht eine Durchblutung (Q) der Lungenkapillaren mit einem Fluss von ebenfalls ca. 5 l/Min. gegenüber, sodass sich ein Ventilations-Perfusions-Verhältnis von $^5/_5$ ergibt: $V/Q \approx 1$.

Erkrankungen, die entweder mit einer verminderten Ventilation oder mit einer gestörten Perfusion einhergehen, verschieben dieses Verhältnis, und es kommt zum sog. Perfusions-Ventilations-Mismatch (Abb. 4):

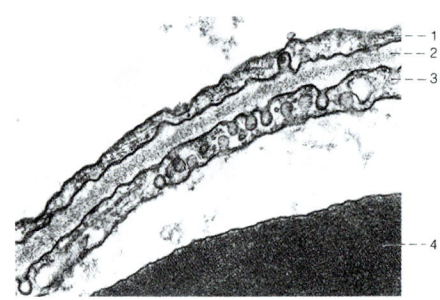

Abb. 5: Blut-Luft-Schranke im Elektronenmikroskop: Typ-1-Pneumozyt (1), Basalmembran (2), Kapillarendothel (3), Erythrozyt (4). [2]

▶ **V/Q > 1**: Ist die Perfusion eingeschränkt (z. B. bei Lungenembolie oder Schock), werden bei erhaltener Ventilation Lungenabschnitte belüftet, die von der Durchblutung und damit vom Gasaustausch abgeschnitten sind. Sie vergrößern also den Totraum.

▶ **V/Q < 1**: Bei verminderter Ventilation werden hingegen Lungenareale durchblutet, die am Gasaustausch nicht teilnehmen können (z. B. bei Asthma bronchiale, COPD, Pneumonie). Damit fließt ein Teil des Blutes in das linke Herz und den großen Kreislauf zurück, ohne oxygeniert worden zu sein. Der arterielle pO_2 sinkt.

Um diesen Effekt zu vermeiden, kommt es bei verminderter Belüftung eines Lungenareals reflektorisch zu einer Vasokonstriktion (**Euler-Liljestrand-Mechanismus**): Damit werden hypoxische Lungenbezirke weniger durchblutet und der Blutfluss in besser belüftete Teile der Lunge umgeleitet. Aufgrund des dadurch geringeren Gesamtgefäßlumens kommt es zu einer Steigerung des pulmonalarteriellen Blutdrucks.

Gasaustausch

Die Gesamtfläche der Alveolen, die für den Gasaustausch zur Verfügung steht, beträgt etwa 80–100 m². Die Erythrozyten strömen in den Lungenkapillaren an dieser Austauschfläche vorüber, wobei eine Berührungszeit von ca. 0,3–0,5 Sek. zum Austausch von O_2 und CO_2 ausreicht. Die Blut-Luft-Grenze zwischen Kapillaren und Alveolen ist äußerst dünn: Sie besteht lediglich aus Endothel und Basalmembran der Kapillare sowie direkt anliegend der Alveolarwand. Über diese dünne Schicht können die Gase gut diffundieren (Abb. 5).

Differenz der Partialdrücke von O_2 und CO_2

Diese Differenz ist die treibende Kraft für die Diffusion in Blut und Alveolarraum: Im Alveolarraum sind die Konzentrationen der Gase relativ konstant (pO_2 = 100 mmHg, pCO_2 = 40 mmHg). Das Blut, das über die Pulmonalarterie in die Lungenkapillaren strömt, hat einen pO_2 von 40 mmHg und einen pCO_2 von 50 mmHg. Entlang dieses Partialdruckgefälles diffundieren die Gase, sodass das Blut auf einen pO_2 von nahezu 100 mmHg oxygeniert wird und der pCO_2 auf 40 mmHg sinkt. Pro Minute werden etwa 250 ml O_2 über die Lungen aufgenommen (Abb. 6).

Das sauerstoffreiche Blut, das über die Pulmonalvenen und das linke Herz den großen Kreislauf erreicht, behält den im Alveolarraum herrschenden pO_2 von 100 mmHg nicht. Das

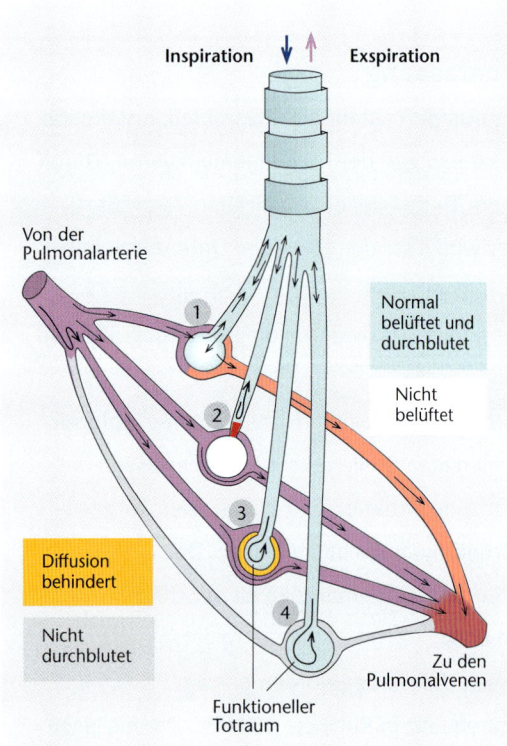

Abb. 4: Schema von Ventilations-, Diffusions- und Perfusionsstörung: 1 = normaler Zustand, 2 = Ventilationsstörung, 3 = Diffusionsstörung, 4 = Perfusionsstörung. [24a]

Grundlagen

	Arterielles Blut	Venöses Blut
pO_2	75–95 mmHg	40 mmHg
pCO_2	35–45 mmHg	50 mmHg
O_2-Sättigung	90–100%	70–75%
pH-Wert	7,40	7,37
Base excess	–2,5 – 2,5 mmol/l	–2,5 – 2,5 mmol/l

Tab. 1: Blutgase.

	Azidose: pH_{art} < 7,37	Alkalose: pH_{art} > 7,43
Respiratorisch bedingt	CO_2 ↑ HCO_3^- ↑ kompensatorisch	CO_2 ↓ HCO_3^- ↓ kompensatorisch
Metabolisch bedingt	HCO_3^- ↓ CO_2 ↓ kompensatorisch	HCO_3^- ↑ CO_2 ↑ kompensatorisch

Tab. 2: Störungen des Säure-Basen-Gleichgewichts im Überblick.

liegt zum einen an dem in aufrechter Körperhaltung nicht optimalen Ventilations-Perfusions-Verhältnis an der Lungenbasis, zum anderen an Verbindungen zwischen dem pulmonalen und bronchialen Gefäßsystem: Die sauerstoffarmen Vv. bronchiales münden in die sauerstoffreichen Vv. pulmonales, sodass über diesen Shunt der pO_2 geringgradig sinkt (Tab. 1).

Säure-Basen-Regulation

Im Blut ist CO_2 gelöst als Kohlensäure, die in HCO_3^- und H^+ dissoziiert. Über die Abatmung des CO_2 trägt die Lunge einen Großteil zum **Säure-Basen-Gleichgewicht** des Organismus bei und hält den pH-Wert konstant. Er beträgt im arteriellen Blut 7,40, im venösen Blut ist er aufgrund des höheren CO_2-Gehalts niedriger („saurer") und liegt bei ca. 7,37. Veränderungen des Säure-Basen-Gleichgewichts können sowohl durch Störungen der Atmung verursacht sein (respiratorische Azidose/Alkalose) als auch durch Stoffwechselvorgänge (metabolische Azidose/Alkalose). Lunge und Niere sind die beiden regulatorischen Organe, die für die Aufrechterhaltung des optimalen pH-Werts sorgen (Tab. 2).

Azidose

Bei vermehrtem Anfall von Säure im Körper (metabolische Azidose) kann die Lunge durch erhöhte Atemarbeit das CO_2 (und damit Säureäquivalente) abatmen und dadurch dem Abfall des Blut-pH entgegenwirken.
Liegt aufgrund einer Hypoventilation eine respiratorische Azidose vor, kann die Niere durch erhöhte Resorption von HCO_3^- den pH-Wert ausgleichen. Dadurch steigt der Basenüberschuss **(Base excess)**.

Alkalose

Bei einer metabolischen Alkalose wird als Gegenregulation die Atmung gedrosselt, sodass mehr CO_2 (Säureäquivalente) im Blut verbleibt. Dieser Mechanismus wird allerdings durch den Sauerstoffbedarf des Körpers limitiert.
Bei einer Hyperventilation kommt es durch vermehrtes Abatmen von CO_2 zu einer respiratorischen Alkalose, hier greift die Niere durch vermehrtes Ausscheiden von HCO_3^- kompensatorisch ein. Der **Base excess** sinkt.

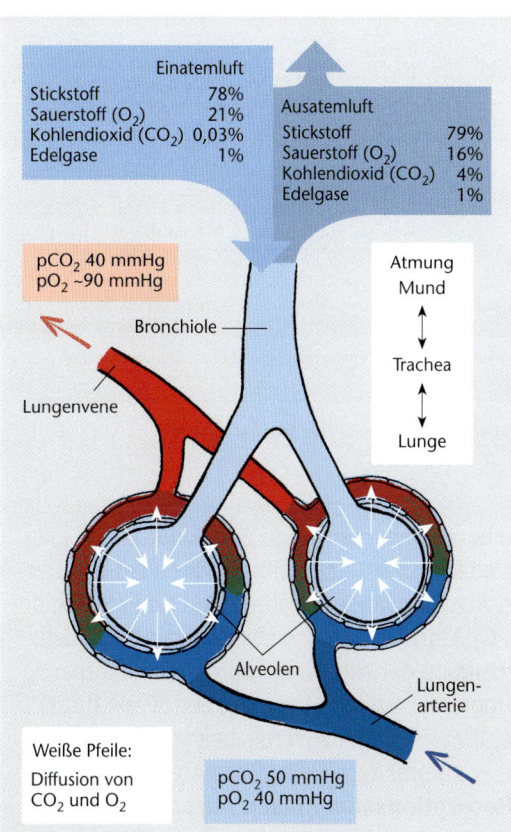

Abb. 6: Gasaustausch in den Alveolen. [24b]

Zusammenfassung

✖ Das Verhältnis von **Ventilation und Perfusion** ist normalerweise 1:1. In ungenügend belüfteten, hypoxischen Lungenbezirken kommt es zu einer Konstriktion der Pulmonalgefäße (Euler-Liljestrand-Reflex). Somit kann das V/Q-Verhältnis aufrechterhalten werden.

✖ Die treibende Kraft für den **Gasaustausch** in den Alveolen ist die Partialdruckdifferenz von O_2 und CO_2 in Blut und Alveolarraum. Durch die Diffusion der Gase steigt der pO_2 von pulmonalarteriell 40 mmHg auf pulmonalvenös ca. 100 mmHg, der pCO_2 fällt von 50 mmHg auf 40 mmHg ab.

✖ Die Lunge ist ein wichtiges Organ für das **Säure-Basen-Gleichgewicht**. Der normale arterielle pH-Wert beträgt 7,40. Bei Azidose (pH < 7,37) oder Alkalose (pH > 7,43) können sowohl Lunge als auch Niere verantwortlich sein bzw. gegenregulieren.

Pathophysiologie der Atmung

Atmungsformen

In der Klinik wird eine Reihe von Begriffen für die unterschiedlichen, z. T. pathologischen Formen der Atmung (Abb. 1) verwendet:

▶ **Eupnoe:** normale Atmung unter Ruhebedingungen mit regelmäßigen tiefen Atemzügen. Unterschieden werden die Bauchatmung (v. a. Zwerchfellatemarbeit) und die Brustatmung (v. a. Thoraxatemarbeit).
▶ **Tachypnoe:** beschleunigte Atmung: Zunahme der Atemfrequenz z. B. bei körperlicher Belastung, Fieber, Pneumonie, Asthmaanfall, Lungenembolie
▶ **Bradypnoe:** verlangsamte Atmung: Abnahme der Atemfrequenz z. B. bei Opiatvergiftung
▶ **Dyspnoe:** subjektiv empfundene Atemnot: erschwerte, angestrengte Atmung, tritt bei vielen Herz- und Lungenerkrankungen auf. Zu differenzieren ist die Belastungsdyspnoe von der Ruhedyspnoe.
▶ **Orthopnoe:** Dyspnoe, die nur durch aufrechte Körperhaltung unter Zuhilfenahme der Atemhilfsmuskulatur kompensiert werden kann. Diese Patienten tolerieren keine flache Lagerung!
▶ **Apnoe:** Atemstillstand
▶ **Hyperventilation:** gesteigerte alveoläre Belüftung → Abfall des arteriellen pCO_2; psychogen bedingt oder kompensatorisch bei metabolischer Azidose
▶ **Hypoventilation:** alveoläre Minderbelüftung → Anstieg des arteriellen pCO_2, Abfall des arteriellen pO_2
▶ **Kußmaul-Atmung:** regelmäßige, abnorm vertiefte Atmung mit normaler oder erniedrigter Frequenz, z. B. bei ketoazidotischem oder urämischem Koma
▶ **Cheyne-Stokes-Atmung:** periodischer Wechsel zwischen Apnoe- und Hyperventilationsphasen mit Crescendo-Decrescendo-Muster, z. B. im Schlaf, bei Aufenthalt in großen Höhen, Herz-Kreislauf-Störungen oder Läsionen des Atemzentrums
▶ **Biot-Atmung:** periodischer Wechsel zwischen Phasen mit kräftiger, regelmäßiger Atmung und Apnoephasen, z. B. bei Läsionen des Atemzentrums

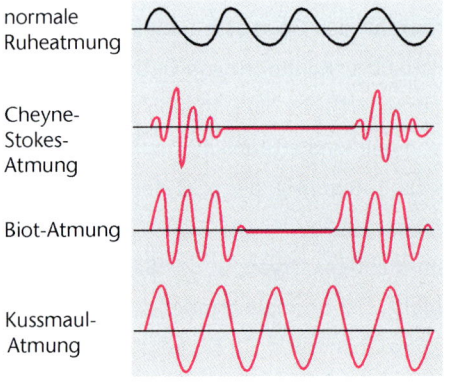

Abb. 1: Pathologische Atemmuster. [10]

Ventilationsstörungen

Störungen der Lungenbelüftung lassen sich in obstruktive und restriktive Ventilationsstörungen unterteilen. Der Großteil der Lungenerkrankungen sind obstruktive Ventilationsstörungen.

Obstruktive Ventilationsstörung

Bei verschiedenen Erkrankungen (z. B. Asthma bronchiale, COPD, Bronchialkarzinom) besteht ein erhöhter Strömungswiderstand in den Atemwegen: Die **Resistance** steigt. Ursachen sind Schleimhautödem oder -hypertrophie, Kontraktion der Bronchialwandmuskulatur, Verlegung des Lumens durch Tumor, Sekret oder Schleim. Durch die Obstruktion wird die Ausatmung stärker behindert als die Einatmung, sodass es zu einer Überblähung der Lunge mit Vergrößerung des Residualvolumens kommen kann. Die Folge ist vermehrte Atemarbeit mit Dyspnoe.

Restriktive Ventilationsstörung

Aufgrund von z. B. interstitiellen Lungenerkrankungen, Lungenfibrose, Pneumothorax, Atelektase, Lungenteilresektion oder Adipositas permagna ist die Dehnbarkeit von Lunge oder Thorax (**Compliance**) eingeschränkt, sodass die Alveolen sich bei der Inspiration nicht voll entfalten können. Damit steht weniger Gewebe für den Gasaustausch zur Verfügung und es kommt zu Dyspnoe (Tab. 1).

	Obstruktive Ventilationsstörung	Restriktive Ventilationsstörung
Compliance	Normal	↓
Resistance	↑	Normal
Vitalkapazität	Normal	↓
Residualvolumen	↑	↓
FEV_1 absolut*	↓	↓
FEV_1 relativ*	↓	Normal
Atemgrenzwert*	↓	↓

* FEV_1 absolut: Einsekundenkapazität: das während der ersten Sekunde maximal ausgeatmete Volumen. FEV_1 relativ: Einsekundenkapazität im Verhältnis zur Vitalkapazität. Atemgrenzwert: das maximal erreichbare Atemminutenvolumen bei forcierter Atmung.

Tab. 1: Obstruktive und restriktive Ventilationsstörungen.

Atelektase

Als Atelektase bezeichnet man einen Bezirk der Lunge (Segment, Lappen oder ganzer Lungenflügel), der nicht belüftet ist und dessen Alveolarwände kollabiert sind und aneinanderliegen (Abb. 2). Unterschiedliche Ursachen sind möglich: Bei einer Obstruktion der Atemwege durch Fremdkörperaspiration, Tumor oder Schleim kann der betroffene Bezirk nicht mehr belüftet werden, die verbleibende Luft wird resorbiert und es kommt zum Kollaps des Areals (**Obstruktions- bzw. Resorptionsatelektase**). Aber auch durch Druck von außen, z. B. bei Pleuraerguss, Tumor, Pneumothorax oder Zwerchfellhochstand, kann ein Teil der Lunge

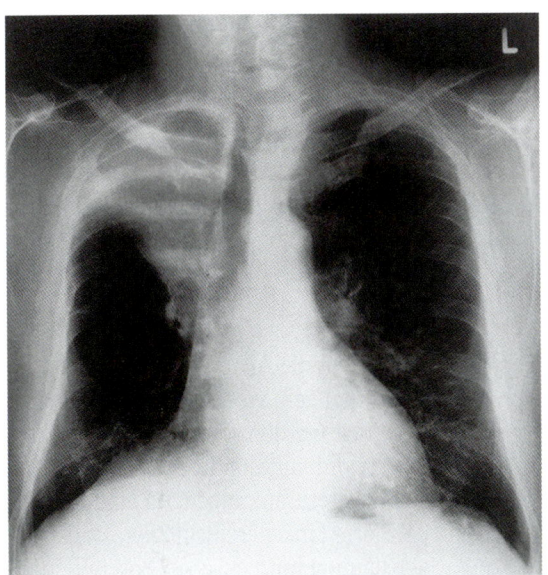

Abb. 2: Röntgen-Thorax bei Atelektase im rechten Oberlappen: homogene Verschattung des kollabierten Areals, Volumenminderung des betroffenen Lungenflügels, Verlagerung des Mediastinums zur Seite der Atelektase, kompensatorische Überblähung der nicht atelektatischen Lungenabschnitte. [17]

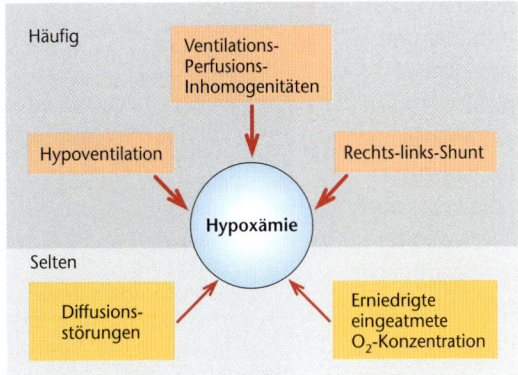

Abb. 3: Ursachen der Hypoxämie. [24b]

so komprimiert werden, dass er kollabiert (**Kompressionsatelektase**). Bei bettlägerigen Patienten kann es durch eine Hypoventilation zu einer Atelektase in basalen Lungenabschnitten kommen (**Hypoventilationsatelektase**).

Respiratorische Insuffizienz und arterielle Blutgase

Bei suffizienter Atmung liegen die arteriellen Blutgase bei $pO_2 = 75-95$ mmHg und $pCO_2 = 35-45$ mmHg. Bei Störungen der Atmung kann der pCO_2 aufgrund sehr guter Diffusionseigenschaften des CO_2 eine Zeit lang noch weitgehend im Normbereich gehalten werden. Der O_2-Partialdruck reagiert dagegen früher auf eine verschlechterte Atemsituation und fällt ab. Hier spricht man von einer **respiratorischen Partialinsuffizienz**: pO_2 erniedrigt (Hypoxämie), pCO_2 noch normal (Normokapnie).
Bei stärker ausgeprägter Störung des Gasaustauschs ist auch die CO_2-Abgabe in der Lunge eingeschränkt: Die **respiratorische Globalinsuffizienz** geht bei erniedrigtem pO_2 (Hypoxämie) mit einem erhöhten pCO_2 (Hyperkapnie) einher (Abb. 3).

Regulation des Atemantriebs

Der normale Atemantrieb wird über die Konzentration des CO_2 gesteuert. Bei Patienten, die an einer chronischen Atemwegs- oder Lungenerkrankung leiden, kommt es zu einer Gewöhnung an einen stets erhöhten pCO_2. Dadurch ändert sich die Regulation des Atemantriebs, der jetzt über einen erniedrigten O_2-Partialdruck getriggert wird. Problematisch kann dieser Umstand dann werden, wenn solchen Patienten aufgrund einer schlechten Atemsituation mit schwerer Hypoxämie unkontrolliert Sauerstoff über die Nasensonde gegeben wird: Wenn der pO_2 steigt, geht der Atemantrieb zurück und der Patient hört auf zu atmen. Dadurch steigt allerdings der pCO_2 weiter an (CO_2-Retention), bis es im ungünstigsten Fall zu einer **CO_2-Narkose** mit Bewusstseinsstörungen bis hin zu Atemdepression und Koma kommt (individuell sehr unterschiedlich, im Mittel ab pCO_2-Werten von $\approx 70-80$ mmHg). Auch kann ein erhöhter pCO_2 zu Herz- und Kreislaufstörungen führen.

Zusammenfassung

- Bei **obstruktiven** Ventilationsstörungen ist die Resistance erhöht, bei **restriktiven** Ventilationsstörungen ist die Compliance vermindert.
- Eine **Atelektase** ist ein nicht belüfteter Lungenabschnitt, der kollabiert. Im Röntgen-Thorax ist eine Verschattung nachweisbar.
- Bei der respiratorischen **Partialinsuffizienz** ist der pO_2 erniedrigt, der pCO_2 normal. Die respiratorische **Globalinsuffizienz** geht mit erniedrigtem pO_2 und erhöhtem pCO_2 einher.

Anamnese

Durch eine gute Anamnese kann bei über der Hälfte der Fälle die Diagnose bereits gestellt werden. Daher sollte sie ausführlich und mit Sorgfalt erfolgen und alle wichtigen Komponenten abfragen. Ein spezielles Schema ist dabei hilfreich, kann aber nicht immer und bei allen Patienten starr angewandt werden, sondern muss von Fall zu Fall variiert werden. Das Anamnesegespräch sollte in der „Sprache" des Patienten stattfinden: So wird z. B. die Frage nach „Dyspnoe" evtl. fälschlicherweise verneint, weil der Patient den Begriff nicht kennt. Alle Informationen und Befunde müssen schriftlich dokumentiert werden (Abb. 1).

Aktuelle Anamnese

Zunächst sollte nach dem **konkreten Anlass** des Arztbesuchs gefragt werden:

▶ Welche Beschwerden hat der Patient? Wie lange bestehen die Beschwerden schon? Wie stark und wie häufig treten die Beschwerden auf? Besteht eine Progredienz? Gibt es bestimmte Ereignisse oder Situationen, in denen die Beschwerden auftreten (z. B. nachts, beim Sport, am Arbeitsplatz etc.)? Kennt der Patient diese Beschwerden schon oder sind sie völlig neu?

Wichtig ist eine vertiefende Nachfrage dessen, was der Patient angibt, um alle nötigen Informationen zu erhalten. Insbesondere bei der Angabe von Dyspnoe ist die Unterscheidung in Ruhe- und Belastungsdyspnoe bzw. Orthopnoe von entscheidender Bedeutung.

> **Das gezielte Abfragen der pulmologischen Leitsymptome ist obligat:**
> ▶ Besteht **Husten?** Wenn ja, seit wann besteht der Husten? Wie häufig und wann tritt er auf? Ist der Husten trocken oder produktiv?
> ▶ Ist **Auswurf** dabei? Wenn ja, wie viel hustet der Patient ab? Welche Farbe hat der Auswurf? Ist der Auswurf blutig **(Hämoptysen)**?
> ▶ Bemerkt der Patient **Atemnot?** Wenn ja, ist die Atemnot akut aufgetreten oder besteht sie chronisch? Tritt die Atemnot bereits in Ruhe auf oder erst bei Belastung? Tritt sie bei leichter körperlicher Belastung wie Gehen in der Ebene auf oder erst beim Treppensteigen? Kann der Patient flach liegen? Wie viele Kopfkissen benutzt er (Hinweis für Orthopnoe)?
> ▶ Besteht **Thoraxschmerz?** Wenn ja, wo? Wie ist der Charakter des Schmerzes: stechend, dumpf, drückend oder ziehend? Seit wann und in welchen Situationen tritt der Schmerz auf? Ist er belastungs- oder atemabhängig?

Neben dem Erfragen der aktuellen Beschwerden steht auch die Anamnese des **Allgemeinzustands** und des **Vegetativums**:

▶ Fühlt sich der Patient körperlich wohl? Gibt es Symptome wie verstärkte Müdigkeit, Leistungsabfall oder Konzentrationsschwäche? Wie steht es um Appetit, Schlaf, Stuhlgang und Wasserlassen? Sind die Beine abends angeschwollen? Bestehen Fieber, Gewichtsverlust und/oder Nachtschweiß (= klassische B-Symptomatik bei einer Vielzahl maligner, aber auch autoimmuner oder infektiöser Krankheiten)?

Anamnese der Vorerkrankungen

Es bietet sich an, zunächst nach durchgemachten oder chronisch bestehenden Erkrankungen, die die Lunge (mit)betreffen, zu fragen:

▶ Gibt es bekannte pulmologische Vorerkrankungen? Bestehen oder bestanden Allergien? Wenn ja, welche Art von Allergie und auf welche Auslöser? Hat der Patient eine Tuberkulose durchgemacht? Ist der Patient häufig erkältet? Wie viele respiratorische Infekte macht er pro Jahr durch? Ist der Patient im Bereich des Thorax schon einmal operiert worden? Hatte der Patient bereits Lungenembolien? Gab es im Lauf des Lebens ein Trauma im Bereich des Thorax?

Dann folgt die Anamnese weiterer Erkrankungen, wobei alle Organsysteme abgefragt werden sollten. Bei Atembeschwerden besonders von Bedeutung sind Herzerkrankungen, da eine dekompensierte Linksherzinsuffizienz zur Lungenstauung mit typischen Beschwerden (Orthopnoe, Belastungsdypsnoe, evtl. Husten) führt. Eine gezielte Nachfrage nach Krankenhausaufenthalten oder Operationen ist oft hilfreich, da manche, v. a. ältere Patienten sich spontan nur unvollständig an alle Erkrankungen erinnern, die sie im Laufe ihres Lebens hatten oder die chronisch bestehen (z. B. Bluthochdruck, koronare Herzkrankheit, Diabetes mellitus etc.).

Raucher- und Medikamentenanamnese

Ein besonders wichtiger Parameter in der Pulmologie ist die **Raucheranamnese:**

▶ Raucht der Patient? Wenn ja, seit wann? Wie viele Päckchen pro Tag? Wenn der Patient angibt, er sei Nichtraucher, sollte die Frage nicht fehlen, ob er früher einmal geraucht hat: Viele Nichtraucher stellen sich dabei als Exraucher heraus. Die „Raucherkarriere" wird in sog. **Pack years** angegeben, die sich aus der Zahl der täglich gerauchten Päckchen multipliziert mit der Anzahl der Raucherjahre errechnen. So ergeben z. B. zehn Jahre täglich ein Päckchen Zigaretten ebenso wie fünf Jahre täglich zwei Päckchen eine Zahl von zehn Pack years. Auch Passivrauchen in der Familie oder am Arbeitsplatz kann zu Schäden der Atemwege oder Lunge führen und sollte deswegen erfragt werden (Abb. 2).

Die Anamnese der **Medikamente** ist einerseits wichtig zur Abschätzung von

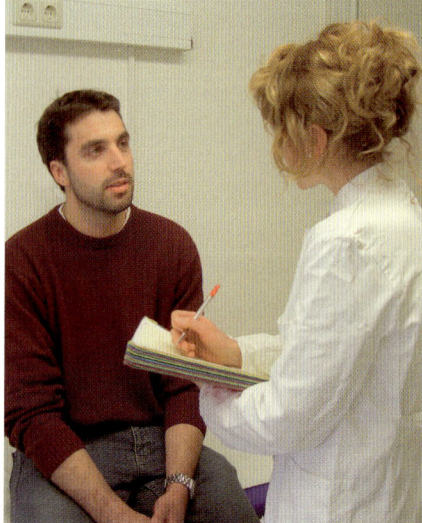

Abb. 1: Anamnesegespräch. [30]

chronischen Vorerkrankungen, zum anderen können verschiedene Medikamente auch Probleme speziell pulmologischer Art hervorrufen (z. B. β-Blocker → Bronchokonstriktion, Aspirin → endogenes Asthma, ACE-Hemmer → chronischer Reizhusten, Pille → erhöhtes Risiko für Thromboembolien). Allergien und Unverträglichkeiten von Medikamenten sind ebenfalls zu erfragen.

Wichtig ist darüber hinaus der **Impfstatus** des Patienten: Sind die Routineimpfungen vorhanden? Besteht eine aktuelle Grippeimpfung? Ist der Patient gegen Tuberkulose (BCG-Impfung) geimpft? In diesem Fall wäre der Tuberkulintest (S. 38) stets positiv und damit unverwertbar.

Familienanamnese

Die Familienanamnese ist von Bedeutung zum einen in Hinblick auf Erkrankungen mit einer Erbkomponente, wie Asthma, Mukoviszidose, Tumorleiden, Antikörpermangelsyndrome oder α_1-Antitrypsin-Mangel, zum anderen in Bezug auf übertragbare Krankheiten, die innerhalb einer Familie weitergegeben werden (z. B. Tuberkulose). Daher ist immer nach dem Gesundheitszustand von Eltern, Geschwistern, Kindern sowie sonstigen in der Familie lebenden Personen zu fragen.

Berufs- und Freizeitanamnese

Die **berufliche Exposition** gegenüber Stäuben und inhalativen Noxen spielt gerade bei Erkrankungen der Atemwege und der Lunge eine große Rolle: Einerseits ergeben sich durch die Berufsanamnese evtl. Hinweise auf die Ursache einer Erkrankung, andererseits ist jeder Arzt verpflichtet, bei Verdacht auf eine berufsbedingte Krankheit eine Meldung an die Berufsgenossenschaft zu machen. Immerhin 50–60 % aller anerkannten Berufskrankheiten betreffen die Atemwege, die Lunge oder die Pleura. Typische Berufszweige, bei denen eine Exposition gegenüber Stäuben, Dämpfen oder Chemikalien vorkommt, sind z. B. Bergbau, asbestverarbeitende Gewerbe, Lackiererei, chemische Industrie, Möbel- oder Kunststoffindustrie, Landwirtschaft, Viehzucht, Bäckerei. Die Berufsanamnese sollte folgende Punkte beinhalten:

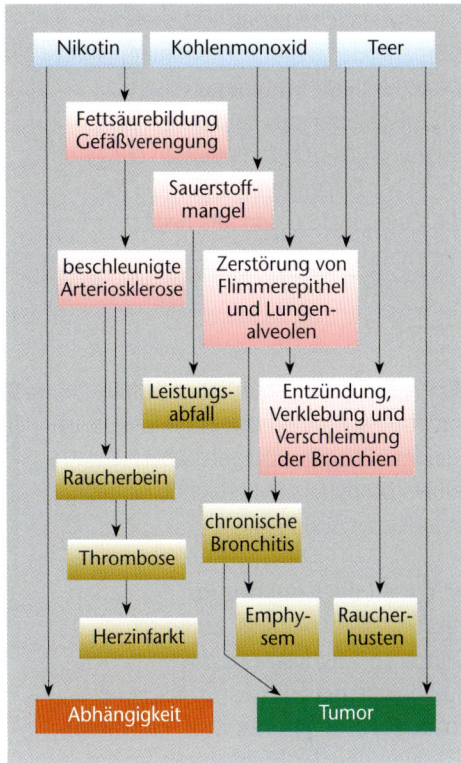

Abb. 2: Schädliche Wirkungen von Nikotin, Kohlenmonoxid und Teer im Tabakrauch. [11]

▶ Welche Tätigkeit übt der Patient aus? Wenn er Rentner ist, was hat er früher gearbeitet? Gab es im beruflichen Leben Veränderungen wie Arbeitsplatz- oder Berufswechsel, oder ist der Patient immer schon derselben Tätigkeit nachgegangen? Wie sieht der Arbeitsplatz aus? Besteht eine Exposition gegenüber Stäuben, Dämpfen oder Chemikalien? Werden Schutzmasken o. Ä. verwendet? Gab es in der Vorgeschichte eine unfallartige Exposition?

Ebenso wichtig wie die Berufsanamnese ist die **Freizeitanamnese,** da bei verschiedenen Tätigkeiten in der Freizeit ebenfalls eine Exposition gegenüber Allergenen, Stäuben, Chemikalien etc. vorkommen kann. Die Freizeitanamnese sollte Fragen nach Haustieren oder Tierzucht, landwirtschaftlicher Tätigkeit, Hobbys etc. beinhalten. Auch durch Reisen in andere klimatische Regionen mit fremden Erregern kann es zu Erkrankungen der Lunge kommen, die es in Mitteleuropa nicht gibt oder die u. U. aufgrund von Resistenzen anders behandelt werden müssen. Daher ist stets nach **Auslandsaufenthalten** in den letzten Wochen bis Monaten zu fragen.

Zusammenfassung

✖ Eine sorgfältige und ausführliche **Anamnese** ist einer der wichtigsten Parameter in der Diagnostik.

✖ Folgende Punkte sollten in der Pulmologie abgefragt werden: aktuelle Anamnese, Anamnese der Vorerkrankungen, Raucher- und Medikamentenanamnese, Familienanamnese, Berufsanamnese und Freizeitanamnese.

✖ Die pulmologischen **Leitsymptome** sind: Dyspnoe, Husten, Auswurf, Hämoptysen und Thoraxschmerz.

Körperliche Untersuchung I

Die Untersuchung des gesamten Körpers (Herz, Lunge, Abdomen, Haut, Skelettsystem, Lymphknotenstatus, Mundschleimhaut, neurologischer Status) ist bei jedem Patienten obligatorisch. Im Folgenden werden die für die Pulmologie besonders bedeutsamen Aspekte dargestellt.

Inspektion

Am Anfang der körperlichen Untersuchung steht die Inspektion: Der unbekleidete Patient wird genau betrachtet, wobei besonders auf folgende Auffälligkeiten zu achten ist:

▶ Wie ist die **Konstitution** des Patienten? Ist er eher adipös, athletisch, leptosom oder kachektisch? Bestehen Auffälligkeiten oder Asymmetrien des **knöchernen Thorax** (z. B. Fassthorax, Trichter- oder Hühnerbrust) oder der **Wirbelsäule** (verstärkte Kyphose, Skoliose oder Kyphoskoliose)? Solche Veränderungen können zu einer verminderten Ausdehnung der Lunge und damit zu einer insuffizienten Atmung führen.
▶ Wie ist die **Farbe der Haut?** Bei Blässe ist an eine Anämie zu denken, für die Beurteilung einer Zyanose ist die Inspektion der Akren, Lippen und Schleimhäute von Bedeutung.

Zyanose:
Eine Zyanose entsteht bei Abnahme des O_2-Gehalts im Blut. Bei einer **peripheren Zyanose** kommt es aufgrund eines verlangsamten Blutflusses (z. B. bei lokaler Vasokonstriktion oder vermindertem Herzminutenvolumen) zu einer vermehrten O_2-Ausschöpfung. Daher sind v. a. die Akren (Finger, Hände, Füße, Nase) blau-lila verfärbt. Die **zentrale Zyanose** manifestiert sich besonders an kapillarreichen Regionen wie Lippen und Schleimhäuten. Sie entsteht aufgrund verminderter O_2-Sättigung des gesamten Blutes bei pulmonalen oder kardialen Erkrankungen.

▶ Der Patient sollte auch auf andere **Hautveränderungen** untersucht werden. Gibt es **Narben** im Bereich des Thorax, die auf frühere Operationen oder einen Unfall schließen lassen? Besteht eine **obere Einflussstauung,** die die V. jugularis externa hervortreten lässt?
▶ Die Inspektion der Hände ist in der Pulmologie unerlässlich, einerseits wegen der Möglichkeit einer peripheren Zyanose, andererseits wegen der Entwicklung von **Trommelschlägelfingern** und **Uhrglasnägeln** bei Erkrankungen, die mit einer chronischen Hypoxämie einhergehen (❙ Abb. 1).

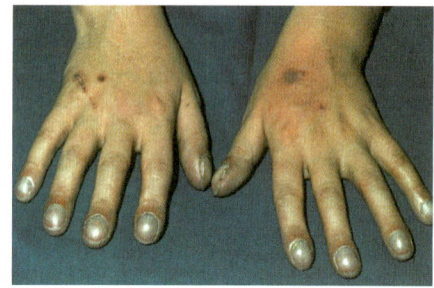

❙ Abb. 1: Trommelschlägelfinger mit Uhrglasnägeln und zyanotischer Verfärbung. [25]

▶ Schließlich ist die Beobachtung der **Atmung** wichtig: Besteht eine Tachy- oder Bradypnoe? Ist die Thoraxbeweglichkeit seitengleich oder sind asymmetrische Atemexkursionen zu sehen? Wirkt der Patient dyspnoisch und setzt er seine Atemhilfsmuskulatur ein? Hustet er? Sind bereits auf Entfernung pathologische Atemgeräusche zu hören?

Palpation

Die Palpation ist eine Untersuchung, bei der bestimmte Regionen des Körpers betastet werden.

▶ Um eine genauere Aussage über die Symmetrie der **Atemexkursionen** machen zu können, legt der Untersucher die Hände beidseits flach auf den Thorax auf. Dabei kann z. B. bei Erkrankungen der Pleura ein Nachschleppen der betroffenen Seite auffallen.
▶ Des Weiteren wird untersucht, ob bei Druck oder Beklopfen des **knöchernen Thorax** oder der **Wirbelsäule** eine Schmerzhaftigkeit besteht.
▶ Auf Verlagerung, Vergrößerung, Knoten und andere Auffälligkeiten hin sind die **Trachea,** die **Schilddrüse** sowie die **Lymphknoten** zervikal, supraklavikulär und axillär zu palpieren.

▶ Durch Prüfung des **Stimmfremitus** kann ein Infiltrat in der Lunge nachgewiesen werden: Der Patient wird aufgefordert, mit möglichst tiefer Stimme die Zahl „99" zu sprechen. Dabei legt der Untersucher seine Hände flach auf den Rücken des Patienten und kann die Vibrationen, die über die luftgefüllten Alveolen mäßig gut weitergeleitet werden, spüren. Der Stimmfremitus ist verstärkt, wenn die Schallleitung durch ein Infiltrat, evtl. auch durch eine größere Atelektase, verbessert wird. Abgeschwächt oder ganz aufgehoben ist er bei Behinderung der Schallleitung, z. B. bei Pleuraerguss oder Pneumothorax.

Perkussion

Bei der Perkussion können durch Beklopfen bestimmter Körperregionen Resonanzphänomene gehört werden, die eine Aussage über den Luftgehalt zulassen. Dabei wird die zu untersuchende Region entweder direkt mit den Fingerkuppen beklopft, oder der Untersucher legt den (Mittel-)Finger der einen Hand fest auf die zu untersuchende Region und beklopft diesen dann mit den Fingerkuppen der anderen Hand. Es ist darauf zu achten, dass die Schläge locker aus dem Handgelenk kommen und stets mit gleicher Stärke ausgeführt werden (❙ Abb. 2).
Der normale Klopfschall der Lunge ist **sonor.** Als **hypersonor** wird er bezeichnet, wenn der Luftgehalt zunimmt, z. B. bei einem Emphysem oder Pneumothorax. Ist dabei ein trommelähnlicher Charakter zu hören, spricht man von **tympanitischem** Klopfschall, dem Klopfschall des Magen-Darm-Trakts. Bei vermindertem Luftgehalt der Lunge ist der Klopfschall **gedämpft,** so z. B. bei Infiltraten, Atelektasen, Tumoren oder Pleuraerguss.

Die Befunde bei der Perkussion und Auskultation unterscheiden sich in Abhängigkeit vom Körperbau der Patienten. Als Vergleichsparameter ist daher stets die Gegenseite zu untersuchen.

Die Klopfschalldämpfung beim Pleuraerguss ist lageveränderlich.

Diagnostik

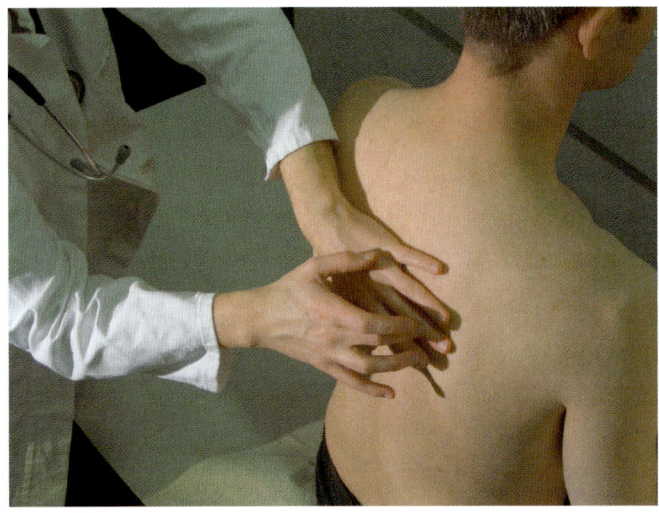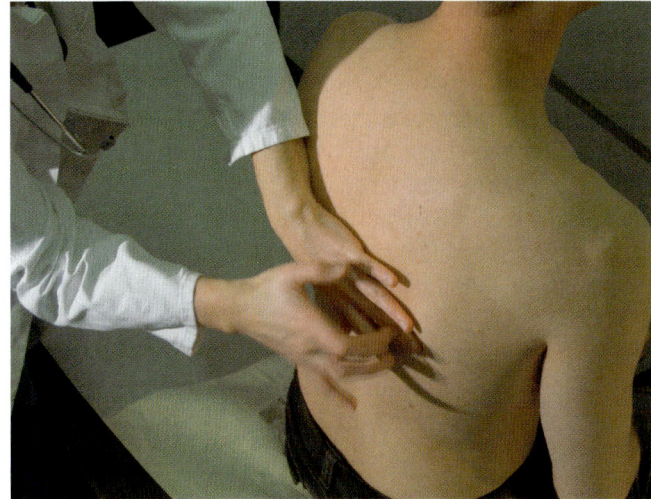

Abb. 2: Technik der Perkussion. [30]

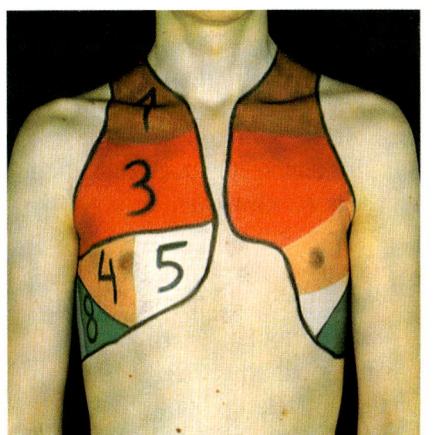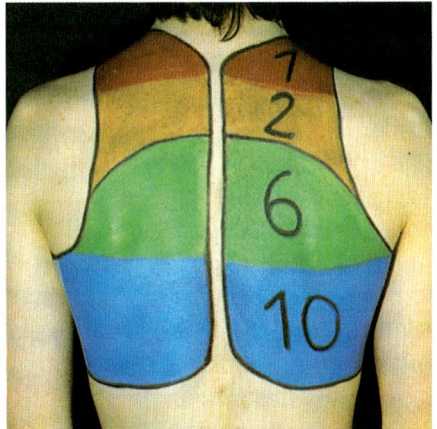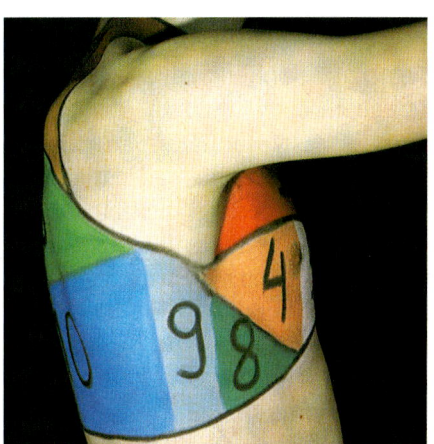

Abb. 3: Projektion der Lungengrenzen und Segmente auf den Rumpf. [19]

Die Perkussion der Lunge erfolgt von oben bis unten in nicht zu großen Abständen. Im stetigen Seitenvergleich sollte der Thorax sowohl ventral als auch dorsal abgeklopft werden. Durch die **abgrenzende Perkussion** kann die Grenze zwischen lufthaltiger Lunge und luftleeren Nachbarstrukturen wie Leber, Herz und Zwerchfell ermittelt werden.
Der Unterrand der Lunge liegt ventral (parasternal) etwa auf Höhe der 6. Rippe, dorsal (paravertebral) etwa auf Höhe der 10. Rippe, wobei die rechte Lunge wegen der darunter liegenden Leber etwas höher steht. In tiefer Inspiration kann sich die Lunge um 4–8 cm weiter nach kaudal ausdehnen. Diese **Atemverschieblichkeit** wird bestimmt, indem man die untere Begrenzung zunächst in Atemruhelage perkutiert. Dann lässt man den Patienten tief einatmen und die Luft anhalten, um erneut die Untergrenze zu perkutieren. Eine Verminderung der Atemverschieblichkeit kann z. B. beim Lungenemphysem oder im höheren Lebensalter durch zunehmende Starre des Thorax auftreten (Abb. 3).

Zusammenfassung

- Bei der **Inspektion** ist auf Bau und Symmetrie des Thorax, obere Einflussstauung, Farbe und Veränderungen der Haut sowie auf das Vorhandensein von Trommelschlägelfingern und Uhrglasnägeln zu achten.
- Die **Palpation** dient zum einen der Beurteilung der Atemexkursionen und des Stimmfremitus, zum anderen werden Trachea, Schilddrüse und die regionalen Lymphknoten untersucht.
- Die **Perkussion** der Lunge erfolgt stets im Seitenvergleich. Unterschieden werden der sonore, hypersonore, tympanitische und gedämpfte Klopfschall. Auch die Atemverschieblichkeit der Lunge kann perkutorisch bestimmt werden.

Körperliche Untersuchung II

Auskultation

Bei der Auskultation werden mit dem Stethoskop Geräusche wahrgenommen, die der Luftstrom in den Atemwegen verursacht. Die verschiedenen Geräusche kommen z. B. durch Wirbelbildung, Strömungshindernisse oder Durchtritt von Luft durch Flüssigkeit zustande.
Die Auskultation erfolgt ventral, dorsal und lateral (❚ Abb. 4, 5). Ebenso wie die Perkussion sollte sie in nicht zu großen Abständen von oben nach unten erfolgen, wobei der stetige Seitenvergleich besonders wichtig ist. Der Patient atmet dabei tief durch den Mund ein und aus (cave: evtl. Hyperventilation mit Schwindel).

Atemgeräusche

Das normale Atemgeräusch über der Lunge ist das **Vesikuläratmen,** das durch Wirbelbildung in den mittleren und kleinen Bronchien entsteht. Es handelt sich um ein bei der Inspiration hörbares Rascheln mit einem Crescendo-Decrescendo-Charakter und ist ebenfalls – aber leiser – bei der frühen Exspiration zu hören.
Bronchialatmen kommt durch Turbulenzen in den großen Atemwegen zustande, ist daher beim Gesunden über der Trachea und den Hauptbronchien auskultierbar. Es ist ein schärferes Geräusch als das Vesikuläratmen, das sowohl bei der Inspiration als auch – stärker – bei der Exspiration auftritt. Pathologisches Bronchialatmen tritt auch über anderen Abschnitten der Lunge auf, wenn das Parenchym durch ein Infiltrat oder eine Fibrose dichter ist und damit die Geräusche, die in den Atemwegen entstehen, besser weitergeleitet (❚ Abb. 6).
Bei Atelektasen, Pneumothorax oder Pleuraerguss sind die Atemgeräusche über dem betroffenen Areal abgeschwächt oder ganz aufgehoben.

Nebengeräusche

Bei verschiedenen Erkrankungen der Lunge und der Pleura gibt es ein breites Spektrum an Nebengeräuschen, deren Erkennung für die Diagnosestellung hilfreich ist.

Stridor

Eine Einengung der oberen Atemwege (Larynx, Trachea) kann zur Entstehung eines **inspiratorischen Stridors** führen. Es handelt sich um ein pfeifendes Geräusch, das z. B. durch eine Struma, beim Pseudokrupp oder bei der akuten Epiglottitis auftreten kann.

Rasselgeräusche

Trockene Rasselgeräusche

Diese treten bei Obstruktion der unteren Atemwege durch Schwellung

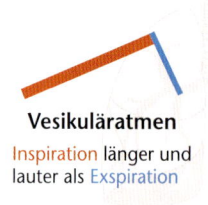 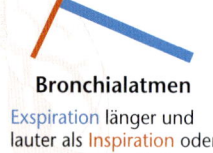

Vesikuläratmen – Inspiration länger und lauter als Exspiration
Bronchialatmen – Exspiration länger und lauter als Inspiration oder zumindest identisch

❚ Abb. 6: Schematische Darstellung von Vesikulär- und Bronchialatmen. [27]

der Schleimhaut oder Verlegung des Lumens durch zähen Schleim (z. B. bei Asthma bronchiale, COPD) auf. Durch den Luftstrom werden die Bronchialwand und der Schleim v. a. bei der Exspiration in Schwingung versetzt, wodurch Geräusche entstehen, die so laut sein können, dass sie ohne Stethoskop hörbar sind. Unterschieden werden nach dem Klangcharakter **Giemen, Brummen** und **Pfeifen.** Nach dem Abhusten können die trockenen Rasselgeräusche verschwinden.

Feuchte Rasselgeräusche

Diese sind besonders bei der Inspiration zu hören, wenn Luft durch flüssigkeitsgefüllte Bronchien strömt. Dabei ist zwischen feinblasigen und grobblasigen Rasselgeräuschen (RG) zu unterscheiden: **Feinblasige RG** entstehen bei Flüssigkeitsansammlung in den kleineren Bronchien und Alveolen,

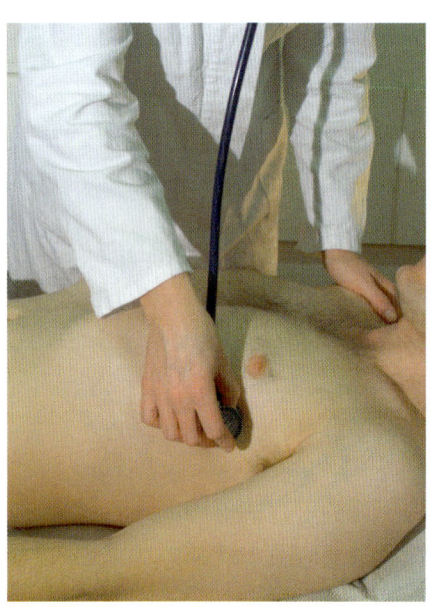

❚ Abb. 4: Technik der Auskultation – ventral. [30]

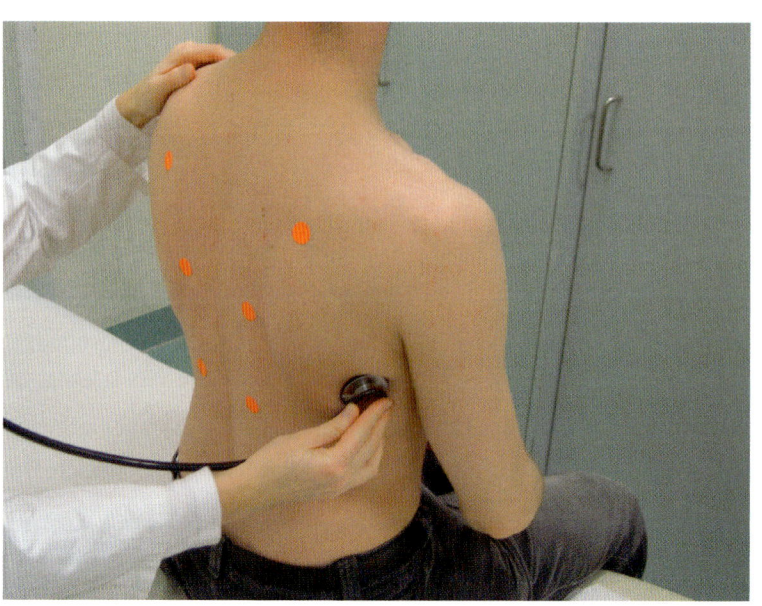

❚ Abb. 5: Technik der Auskultation – dorsal/lateral. [30]

	Perkussion	Auskultation
Pneumonisches Infiltrat	Gedämpfter Klopfschall	Bronchialatmen, feuchte feinblasige RG, positive Bronchophonie
Chronische Bronchitis, COPD	Normal/hypersonorer Klopfschall	Trockene RG, verlängertes Exspirium
Asthma bronchiale	Normal/hypersonorer Klopfschall, Zwerchfelltiefstand	Trockene RG, verlängertes Exspirium
Große Atelektase	Gedämpfter Klopfschall	Abgeschwächtes oder fehlendes Atemgeräusch
Kardiale Stauung	Evtl. gedämpfter Klopfschall	Feuchte, feinblasige RG
Lungenödem	Evtl. gedämpfter Klopfschall	Feuchte, grobblasige RG
Lungenemphysem	Hypersonorer Klopfschall, Zwerchfelltiefstand	Abgeschwächtes Atemgeräusch
Lungenfibrose	Normal	Fibroseknistern
Pneumothorax	Hypersonorer Klopfschall	Fehlendes Atemgeräusch
Pleuritis sicca	Normal	Pleurareiben, Lederknarren
Pleuraerguss	Gedämpfter Klopfschall, lageveränderlich	Basal fehlendes Atemgeräusch, evtl. feuchte RG

Tab. 1: Perkussions- und Auskultationsbefund im Vergleich bei verschiedenen Erkrankungen der Lunge und der Pleura.

wie sie bei Pneumonie oder Lungenstauung im Rahmen einer chronischen Linksherzinsuffizienz vorkommt. Das Geräusch ähnelt demjenigen, das beim Aneinanderreiben von Haaren an der eigenen Schläfe entsteht. Hingegen treten **grobblasige RG** beim akuten Lungenödem oder bei Bronchiektasen auf, wenn die größeren Bronchien mit Flüssigkeit gefüllt sind. Das Geräusch ähnelt einem Brodeln oder Blubbern.
Des Weiteren können die feuchten Rasselgeräusche in „klingend" bzw. „nicht klingend" unterschieden werden: **Klingende RG** kommen vor, wenn der Prozess bis dicht an die Lungenoberfläche reicht, sodass das Geräusch ohrnah erscheint. **Nicht klingende RG** sind dagegen stumpfer, tiefer und ohrferner, da sie ihren Weg durch gesundes Lungengewebe nehmen müssen.

Sonstige Nebengeräusche

▶ Bei bettlägerigen Patienten, die ihre basalen Lungenabschnitte durch die oberflächliche Atmung nicht ausreichend belüften, kann es bei den ersten tiefen Atemzügen zum sog. **Entfaltungsknistern** kommen: Dabei werden die bislang zusammengefallenen oder verklebten Alveolen eröffnet. Das Geräusch verschwindet nach einigen Atemzügen oder nach dem Abhusten.
▶ Bei der Lungenfibrose kann ein charakteristisches inspiratorisches Nebengeräusch auftreten, das als **Fibroseknistern** bezeichnet wird.
▶ **Pleurareiben** oder **Lederknarren** ist bei der Pleuritis sicca auskultierbar: Durch die entzündliche Ausschwitzung von Fibrin in den Pleuraspalt und das Aneinanderreiben der beiden Pleurablätter entstehen knarrende Geräusche, die bei der In- und Exspiration auftreten. Sobald sich ein Erguss gebildet hat, nehmen die Geräusche ab oder verschwinden gänzlich (Tab. 1).

Bronchophonie

Ähnlich wie die Prüfung des Stimmfremitus kann auch die **Bronchophonie** helfen, ein pneumonisches Infiltrat nachzuweisen: Dazu wird der Patient aufgefordert, stimmlos die Zahl „66" zu sprechen. Bei einem Infiltrat im Lungenparenchym wird die Flüstersprache besser weitergeleitet und ist mit dem Stethoskop deutlicher und schärfer zu hören als über gesundem Lungengewebe.

Zusammenfassung

✖ **Atemgeräusche:** Unterschieden werden das normale Vesikuläratmen und das Bronchialatmen, das physiologisch über Trachea und großen Bronchien vorkommt, pathologisch auch über anderen Teilen der Lunge.

✖ Bei den **Nebengeräuschen** unterscheidet man Stridor (v. a. inspiratorisch, obere Atemwege), trockene Rasselgeräusche (Giemen, Brummen, Pfeifen) und feuchte Rasselgeräusche (feinblasig – grobblasig, klingend – nicht klingend). Daneben können Entfaltungsknistern, Fibroseknistern und bei der Pleuritis sicca Pleurareiben bzw. Lederknarren auskultierbar sein.

✖ Die **Bronchophonie** dient dem Nachweis eines pneumonischen Infiltrats.

Technische Untersuchungsverfahren I

Pulsoxymetrie und Blutgasanalyse

Beide Verfahren sind einfache, aber effektive Methoden, um die Qualität der Atmung und die Säure-Basen-Situation eines Patienten einschätzen zu können: Bei der **Pulsoxymetrie** wird die Sauerstoffsättigung des arteriellen Kapillarblutes transkutan über einen Finger- oder Ohrclip gemessen. Der Normwert liegt bei > 90% Sättigung. Cave: Im Schock (Zentralisation mit peripherer Vasokonstriktion) und bei Veränderungen des Hämoglobins (z. B. Methämoglobin, HbCO) werden falsche Werte gemessen!

Für die arterielle **Blutgasanalyse** (BGA) werden die A. radialis oder A. femoralis punktiert, die Probe kann in speziellen Geräten sofort ausgewertet werden. Die wichtigsten Werte für die Interpretation sind in ∎ Tabelle 1 angegeben. Der Base excess (Basenüberschuss) wird über die Resorption bzw. Ausscheidung von HCO_3^- in der Niere gesteuert und ist ein sensibler Parameter für Änderungen im Säure-Basen-Haushalt: Bei noch normalem pH-Wert kann er bereits verschoben sein (s. a. S. 7). Darüber hinaus werden in den meisten BGA-Geräten auch Hämoglobin, Elektrolyte und Blutzucker mitbestimmt.

> Die Sauerstoffsättigung beschreibt den prozentualen Anteil an O_2, der an Hämoglobin gebunden ist. Der Sauerstoffpartialdruck hingegen ist unabhängig vom Hb-Wert.

Lungenfunktionsdiagnostik

Die Bestimmung von statischen und dynamischen Ventilationsgrößen erlaubt eine differenzialdiagnostische Abgrenzung verschiedener Lungenerkrankungen.

Spirometrie und Pneumotachygrafie

Die Spirometrie ist ein diagnostisches Verfahren, das der Messung von Volumenänderungen bei den Atemexkursionen dient. Dazu atmet der Patient in ein Messgerät (Spirometer), das den Luftfluss bestimmt und aufzeichnet. Bei der Spirometrie muss der Patient also aktiv mitarbeiten.

Die zwei wesentlichen Parameter der Spirometrie sind die Vitalkapazität und die FEV_1:

▶ Die **Vitalkapazität** (VC) setzt sich zusammen aus Atemzugvolumen, inspiratorischem und exspiratorischem Reservevolumen. Sie beträgt beim Gesunden etwa 4,5 l. Die Vitalkapazität ist **vermindert bei restriktiven Lungenerkrankungen**, aber auch beim Lungenemphysem, das mit einem erhöhten Residualvolumen einhergeht. Für die Messung der VC atmet der Patient zunächst ruhig ein und aus, dann soll er maximal ausatmen, um anschließend maximal einzuatmen. In der Klinik wird statt der VC oft die forcierte Vitalkapazität (FVC) gemessen, die das Volumen darstellt, das nach einer tiefen Inspiration maximal und schnell ausgeatmet werden kann und somit beim Gesunden der bei langsamer Atmung ermittelten Vitalkapazität entspricht.

▶ Nach der maximalen Inspiration soll der Patient dann wieder möglichst schnell und kraftvoll ausatmen, damit die **FEV_1** (forciertes exspiratorisches Volumen der ersten Sekunde, Einsekundenkapazität) bestimmt werden kann: Die FEV_1 ist ein **Parameter der Atemwegsobstruktion.** Die FEV_1 wird zum einen absolut beurteilt (**absolute FEV_1**), zum anderen in Bezug auf die Vitalkapazität (**relative FEV_1 = Tiffeneau-Wert**). Der Sollwert der relativen FEV_1 liegt altersabhängig zwischen 70 und 80% der Vitalkapazität. Bei normaler Lungenfunktion können also rund ¾ der Vitalkapazität in einer Sekunde ausgeatmet werden.

> Zur Differenzierung von reversiblen bzw. irreversiblen obstruktiven Ventilationsstörungen wird die Messung nach Gabe von bronchodilatatorischen Substanzen noch einmal durchgeführt (Bronchospasmolysetest).

Die in der Spirometrie gemessenen Werte werden in einer **Volumen-Zeit-Kurve** dargestellt (∎ Abb. 1 oben).

Fluss-Volumen-Kurven (∎ Abb. 1 unten) ergeben sich bei der **Pneumotachygrafie**. Dabei wird die exspiratorische Atemstromstärke gemessen und gegen das ausgeatmete Volumen aufgetragen. Der Fluss ist bei der frühen Exspiration am größten: maximaler

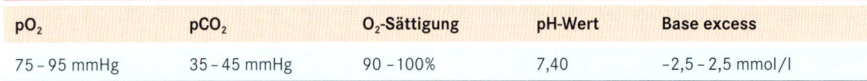

pO_2	pCO_2	O_2-Sättigung	pH-Wert	Base excess
75–95 mmHg	35–45 mmHg	90–100%	7,40	–2,5–2,5 mmol/l

∎ Tab. 1: Arterielle Blutgase, Normwerte.

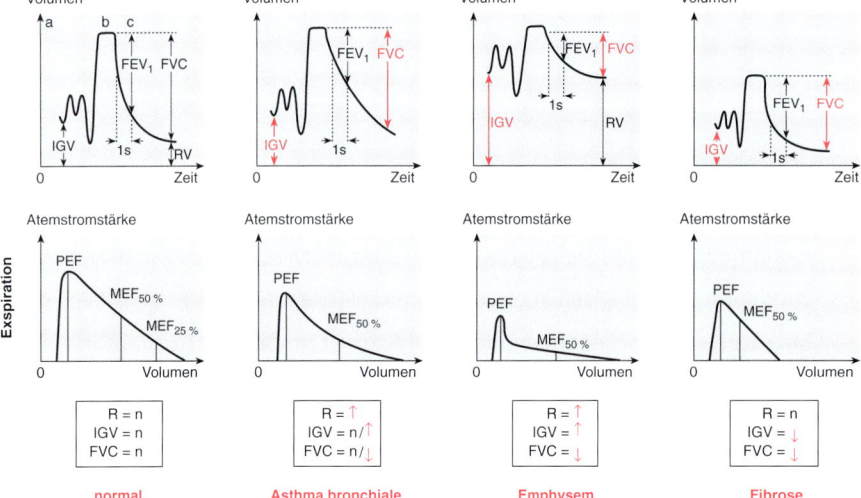

∎ Abb. 1: Spirometrie: IGV = intrathorakales Gasvolumen bei Ruheatmung, FEV_1 = Einsekundenkapazität, FVC = forcierte Vitalkapazität, RV = Residualvolumen, PEF = peak expiratory flow, $MEF_{25,50}$ = exspiratorischer Fluss bei 25 bzw. 50% des ausatembaren Volumens. [5]

exspiratorischer Fluss (peak expiratory flow = PEF). Im Lauf der Exspiration nimmt die Atemstromstärke ab. „MEF$_{50,25}$" steht für den maximalen exspiratorischen Fluss, wenn noch 50% bzw. 25% des Volumens auszuatmen sind. Dadurch lassen sich Aussagen über den Ort der Obstruktion machen: Sind die großen und kleinen Atemwege betroffen, sind FEV$_1$ und MEF zu jedem Zeitpunkt der Messung vermindert. Sind nur die peripheren kleinen Atemwege betroffen, können FEV$_1$ und MEF$_{50}$ normal sein, während der MEF$_{25}$ deutlich vermindert ist (small airway disease). Beim Lungenemphysem ist der Fluss insgesamt vermindert, er fällt aber abrupt in dem Moment ab, in dem die Atemwege kollabieren.

Cave:
▶ Da bei obstruktiven Lungenerkrankungen die Lunge überbläht sein kann (Residualvolumen ↑), wodurch die Vitalkapazität eingeschränkt ist, kann trotz Obstruktion, die mit erniedrigter absoluter FEV$_1$ einhergeht, die relative FEV$_1$ normal sein.
▶ Umgekehrt kann bei einer restriktiven Ventilationsstörung die Vitalkapazität so erniedrigt sein, dass die relative FEV$_1$ erhöht ist.

Peak-Flow-Messung

Eine einfachere Methode, die Atemwegsobstruktion zu bestimmen, ist die Messung des Peak-Flow (PF) mit kleinen, von Patienten selbst zu handhabenden Geräten: Sie messen den maximalen exspiratorischen Fluss. Farbkodiert lässt sich der Grad der Obstruktion ablesen (S. 42).

Bodyplethysmografie

Die Bodyplethysmografie ist weitgehend unabhängig von der Mitarbeit des Patienten. Es lassen sich damit zwei weitere wichtige Parameter der Lungenfunktion bestimmen: das intrathorakale Gasvolumen bei Ruheatmung und der Atemwegswiderstand (Resistance).
Der Patient sitzt in einer luftdicht verschlossenen Kabine und atmet über ein Mundstück mit Ventil in einen separaten Raum. Das Verfahren beruht auf dem Prinzip, dass das Produkt aus Druck und Volumen konstant ist (Boyle-Mariotte-Gesetz). Da sich mit den Thoraxbewegungen des Patienten der Druck in der Kammer ändert, können die intrathorakalen Gasvolumina und die Resistance berechnet werden (Abb. 2).

Das **intrathorakale Gasvolumen** wird über die Druckänderungen in der Kabine, die durch die Atemexkursionen bei verschlossenem Ventil entstehen, berechnet. Durch Abzug des exspiratorischen Reservevolumens ergibt sich das **Residualvolumen**. Das Residualvolumen ist bei obstruktiven Erkrankungen häufig erhöht, da die Patienten die inspirierte Luft nicht vollständig ausatmen können.

Für die Messung der **Resistance** werden bei normaler Atmung und offenem Ventil der Atemstrom am Mund und die durch die Atemexkursionen in der Kabine entstehenden Druckänderungen erfasst. Aus dem Kabinendruck lässt sich umgekehrt proportional auf den Alveolardruck schließen. Alveolardruck und Atemstromstärke werden in einer Atemschleife dargestellt, deren Steigung (α-Winkel) den Atemwegswiderstand repräsentiert.
Die Schleife weist bei Erkrankungen mit erhöhtem Atemwegswiderstand typische Formationen auf (Abb. 3): Beim Asthma bronchiale ist der α-Winkel verkleinert, die Schleife also flacher, weil aufgrund der Obstruktion für die gleiche Strömung mehr Druck nötig ist. Dieser Effekt verstärkt sich bei der Exspiration, weshalb der Abstand zwischen den beiden Kurven relativ groß ist. Bei der COPD bzw. beim Lungenemphysem ist die Schleife ebenfalls abgeflacht und weist die typische Keulenform auf, die durch den Kollaps von Alveolen und Bronchiolen bei der Exspiration hervorgerufen wird. Durch diesen hohen Atemwegswiderstand kann trotz hoher Drücke nur noch ein minimaler Atemstrom gemessen werden.

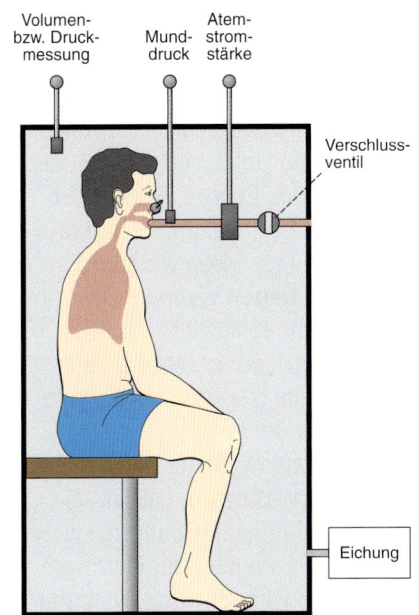

Abb. 2: Prinzip der Bodyplethysmografie. [8]

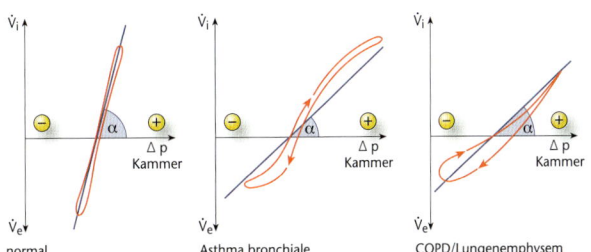

Abb. 3: Atemschleifen bei der Bodyplethysmografie. Δp: Druck in der Kabine entsprechend dem Alveolardruck, V̇$_{i,e}$: Atemstrom bei Inspiration und Exspiration. [modifiziert nach 5, 20]

Zusammenfassung

✖ **Pulsoxymetrie** und **Blutgasanalyse** sind einfache und rasche Verfahren, um die respiratorische Situation eines Patienten einzuschätzen.
✖ Die **Spirometrie** dient der Ermittlung der Vitalkapazität und der FEV$_1$: VC vermindert → Restriktion; FEV$_1$ vermindert → Obstruktion.
✖ Die **Pneumotachygrafie** gibt den maximalen Fluss während verschiedener Momente der Exspiration an.
✖ Mit der **Bodyplethysmografie** werden das Residualvolumen und der Atemwegswiderstand ermittelt.

Technische Untersuchungsverfahren II

Bildgebende Verfahren

Röntgen-Thorax

Eine der wichtigsten und standardmäßig durchgeführten Untersuchungen ist der Röntgen-Thorax. Er wird idealerweise im Stehen und bei maximaler Inspiration durchgeführt. Meist wird der Thorax in **zwei Ebenen** geröntgt. Die seitliche Aufnahme ermöglicht das Erkennen retrosternaler oder retrokardialer Prozesse, die im p.-a.-Strahlengang oft nicht zu sehen sind.

Die Röntgenuntersuchung ist ein **Summationsverfahren**, bei dem die Strahlung das lufthaltige Lungengewebe weitgehend ungehindert durchdringen kann und den Film schwärzt, während Strukturen wie Rippen, Herz, Gefäße oder Zwerchfell die Strahlung durch Absorption abschwächen und daher auf dem Röntgenbild weiß erscheinen. Ausführlicher dazu siehe Seite 22.

Die **Durchleuchtung** ist eine dynamische Röntgenuntersuchung, die mit einer höheren Strahlenbelastung für den Patienten verbunden ist und daher nur bei speziellen Fragestellungen angewandt wird (z. B. Beweglichkeit des Zwerchfells bei V. a. Phrenikusparese).

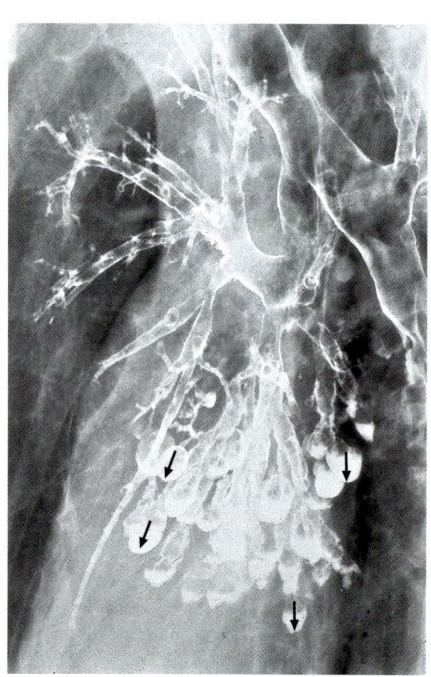

Abb. 4: Bronchografie mit Bronchiektasen im Unterlappen. [13b]

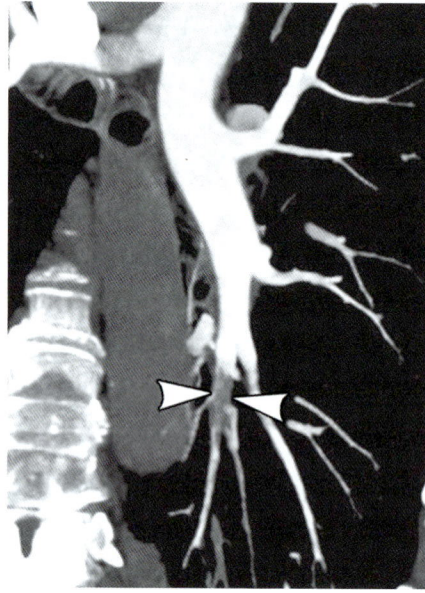

Abb. 5: Lungenembolie im Thorax-CT: Füllungsdefekt in einer Segmentarterie links. [12]

Bei der **Bronchografie** wird ein Röntgenkontrastmittel in die Bronchien appliziert (Abb. 4). Sie wird heute nur noch zur Diagnostik von Bronchiektasen (S. 48) oder anderen Bronchusanomalien (z. B. bedingt durch Tumorstenosierung) verwendet, wenn das CT keinen sicheren Befund liefert.

Thorax-CT

Die Computertomografie ist ein **Schnittbildverfahren**, das eine dreidimensionale Zuordnung von Strukturen im Thorax erlaubt. Es ist mit einer höheren Strahlenbelastung verbunden als das konventionelle Röntgen (400-fache Strahlendosis). Das Thorax-CT (Abb. 5) ist heute Standard bei allen unklaren Raumforderungen oder beim Staging maligner Erkrankungen. Durch i. v. Gabe eines Kontrastmittels lassen sich die Pulmonalgefäße und evtl. Füllungsdefekte darstellen. Dieses sogenannte Angio-CT ist Standard in der Diagnostik der Lungenembolie.

Pulmonalisangiografie

Die Pulmonalisangiografie wurde früher insbesondere bei V. a. Lungenembolie angewandt. Für diese Untersuchung wird über einen Katheter in der Arteria pulmonalis Röntgenkontrastmittel verabreicht und der Gefäßbaum unter Durchleuchtung dargestellt (Abb. 6). Füllungsdefekte des betroffenen Gefäßabschnitts und Minderperfusion weisen die Lungenembolie nach. Durch die Technik der digitalen Subtraktionsangiografie (DSA) kann die Kontrastmittelgabe peripher i. v. erfolgen und ist damit weniger invasiv. Die Pulmonalisangiografie ist heute weitgehend durch die technisch deutlich verbesserte Computertomografie mit Kontrastmittel abgelöst worden.

Magnetresonanztomografie

Die MRT ist ein **Schnittbildverfahren**, das mit **elektromagnetischen Wellen** arbeitet. Damit tritt keine Strahlenbelastung für den Patienten auf; allerdings ist für diese Untersuchung ein sehr starkes Magnetfeld notwendig, weshalb Metallteile (insbesondere Schrittmacher und Defibrillatoren) nicht in die Nähe der Untersuchungsröhre gelangen dürfen. Sie ist gut geeignet zur Darstellung von Weichteilen und wird daher v. a. bei Erkrankungen des Mediastinums oder großer thorakaler Gefäße angewandt.

Sonografie

Die Sonografie ist eine sehr sensitive Nachweismethode für kleine Pleuraergüsse (ab ca. 50 ml), die im Röntgen-Thorax oft nicht erkennbar sind (Abb. 7). Sie ist daneben zur gezielten Punktion eines Ergusses indiziert. Aber auch andere Prozesse der Pleura, der Thoraxwand oder des Zwerchfells können sonografisch diagnostiziert werden.

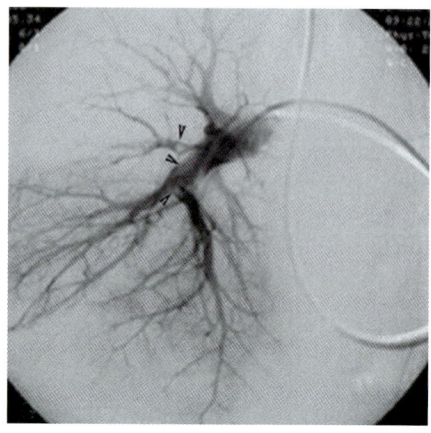

Abb. 6: Pulmonalisangiografie: Die Pfeile (>) zeigen kleinere Füllungsdefekte. [13b]

Diagnostik

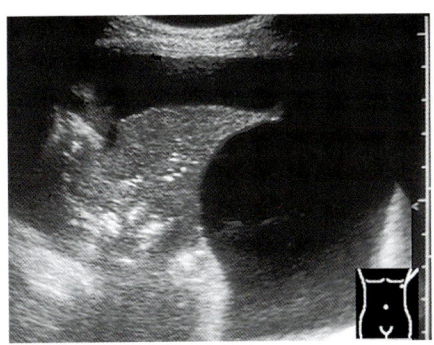

Abb. 7: Pleuraerguss sonografisch: Atelektatisches und atemsynchron bewegliches Lungengewebe umgeben von Flüssigkeit. [7]

Lungenszintigrafie

Die Lungenszintigrafie wird hauptsächlich für den Nachweis bzw. Ausschluss einer Lungenembolie eingesetzt, wenn ein Thorax-CT z. B. wegen Kontrastmittelunverträglichkeit nicht durchgeführt werden kann. Ihre Aussagekraft erhält die Lungenszintigrafie über die gleichzeitige Beurteilung der Ventilation und der Perfusion (Abb. 8):

▶ Zunächst wird die **Ventilationsszintigrafie** durchgeführt, für die Radionuklide (^{99m}Tc-Aerosole) inhaliert werden. Sie ist bei einer Lungenembolie unauffällig.
▶ Bei der anschließend durchgeführten **Perfusionsszintigrafie** werden radioaktiv markierte Albuminpartikel (^{99m}Tc-MAA) i. v. injiziert, die sich in den Lungenkapillaren anreichern.

Bei einer Lungenembolie zeigt sich dabei ein Perfusionsdefekt. Das typische Bild einer Lungenembolie ist also die eingeschränkte Perfusion bei erhaltener Ventilation (vgl. S. 68).

Positronenemissionstomografie (PET)

Die PET-Untersuchung dient der Abklärung verdächtiger Rundherde. Das Prinzip macht sich den erhöhten Stoffwechsel maligner Tumoren zunutze: Radioaktiv markierte Fluor-Desoxyglukose (^{18}FDG) wird intravenös verabreicht und besonders von schnell wachsenden malignen Tumoren aufgenommen. Es reichert sich also selektiv in vitalem Tumorgewebe an und kann mit einer speziellen Kamera nachgewiesen werden.

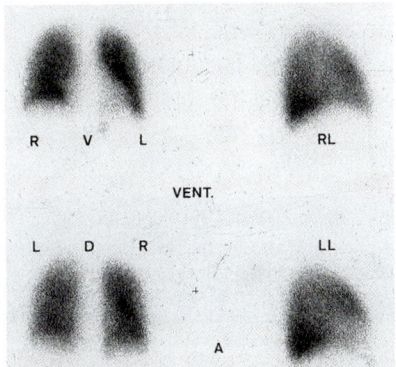
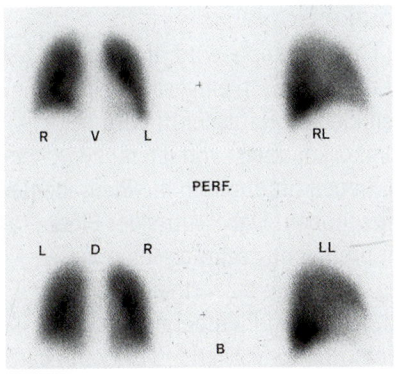

Abb. 8: Unauffälliger Befund im Ventilations- und Perfusionsszintigramm. [13b]

> ### Zusammenfassung
> ✱ Der **Röntgen-Thorax in zwei Ebenen** gehört zur Basisdiagnostik in der Pulmologie.
> ✱ Das **Thorax-CT** ist unverzichtbar in der Diagnostik von malignen Erkrankungen sowie zum Nachweis von Lungenembolien.
> ✱ Die **Pulmonalisangiografie** kam früher v. a. bei der Abklärung einer Lungenembolie zum Einsatz. Sie wurde inzwischen weitgehend durch das **Thorax-CT** ersetzt.
> ✱ Im **MRT** lassen sich insbesondere Weichteilveränderungen gut darstellen.
> ✱ **Weitere diagnostische Verfahren** sind: Sonografie zur Darstellung pleuraler Prozesse, Lungenszintigrafie bei V. a. Lungenembolie, PET zur Darstellung von Stoffwechselaktivität verdächtiger Rundherde.

Technische Untersuchungsverfahren III

Endoskopische Verfahren

Bronchoskopie
Bei der Bronchoskopie wird ein Endoskop in das Bronchialsystem eingeführt und damit die Schleimhaut von innen inspiziert (Abb. 9–11). Dabei sollte der Patient unter pulsoxymetrischer Überwachung adäquat analgesiert bzw. sediert werden.

Indikationen
Hauptindikation ist die **diagnostische Abklärung** verdächtiger klinischer Befunde wie länger anhaltender Husten oder blutiger Auswurf, unklarer radiologischer Befunde (Rundherde, Atelektasen, Infiltrate, diffuse Lungenparenchymerkrankungen), therapieresistenter Pneumonien oder der Nachweis maligner Zellen in Sputum oder Pleurapunktat. Über das Bronchoskop lassen sich Biopsien entnehmen und eine bronchoalveoläre Lavage (BAL) zur Gewinnung von zellulären und nicht zellulären Bestandteilen durchführen (s. u.).
Therapeutisch wird die Bronchoskopie zur Absaugung von Sekret, Schleim oder aspiriertem Material, zur Stillung von endobronchialen Blutungen, zur Tumorabtragung mittels Laser, Elektrokoagulation oder Bestrahlung (Brachytherapie) sowie zur Bronchusdilatation bzw. Implantation von Stents bei stenosierenden Prozessen genutzt.

Formen
Zu unterscheiden ist die flexible Bronchoskopie von der starren: Das **flexible Bronchoskop** ist dünner und kann ohne Intubation des Patienten in Lokalanästhesie des Rachens und der oberen Atemwege verwendet werden. Damit lassen sich die Segmentbronchien und teilweise auch noch die Subsegmentbronchien einsehen. Durch den Arbeitskanal können Schleim und Sekret abgesaugt, eine BAL durchgeführt sowie Probebiopsien entnommen werden.
Die **starre Bronchoskopie** hingegen erfordert eine Intubation des Patienten. Durch den größeren Umfang des Rohrs kann zwar nur in die zentralen Bereiche des Bronchialsystems eingegangen werden, dafür erlaubt aber der größere Arbeitskanal eine einfachere und übersichtlichere Handhabung bei interventionellen Maßnahmen.

Maßnahmen
Biopsie: Verdächtige Prozesse, die aufgrund ihrer zentralen Lage mit dem Bronchoskop direkt sichtbar sind, können unmittelbar mit Bürsten oder Zangen biopsiert werden. Liegt ein Rundherd weiter peripher und kann deswegen nicht direkt endoluminal biopsiert werden, kann eine transbronchiale Biopsie möglichst nah am verdächtigen Areal unter Durchleuchtung erfolgen.
Bei der **bronchoalveolären Lavage (BAL)** werden röntgenologisch auffällige Bereiche der Lunge mit isotoner Kochsalzlösung gespült, die dann abgesaugt und mikrobiologisch sowie zytologisch untersucht wird. Indikationen sind vor allem pulmonale Infektionen, die Bestimmung der vorherrschenden Zellpopulation bei interstitiellen Lungenerkrankungen sowie der Nachweis maligner Zellen (Abb. 12).

Komplikationen
Die Häufigkeit von Komplikationen der Bronchoskopie liegt bei 2–5%, wobei die meisten gut behandelbar sind. Möglich sind eine Verschlechterung der respiratorischen Situation mit Abfall der O_2-Sättigung, Laryngo- oder Bronchospasmus, Verschleppung von Keimen aus den oberen Atemwegen mit Ausbildung einer Bronchopneumonie sowie Blutungen und Verletzungen bis hin zum Risiko eines Pneumothorax, insbesondere bei transbronchialen Biopsien.

> Zum Ausschluss eines Pneumothorax sollte im Anschluss an eine transbronchiale Biopsie ein Röntgen-Thorax durchgeführt werden.

Thorakoskopie
Die Thorakoskopie wird diagnostisch und therapeutisch eingesetzt: Über einen kleinen Hautschnitt wird das Thorakoskop meist von lateral zwischen den Rippen hindurch in die Pleurahöhle vorgeschoben. Dabei muss der Pleuraspalt breit genug sein, um eine Verletzung der Lunge zu vermeiden. Sofern nicht schon ein Pleuraerguss oder ein Pneumothorax vorhanden ist, kann da-

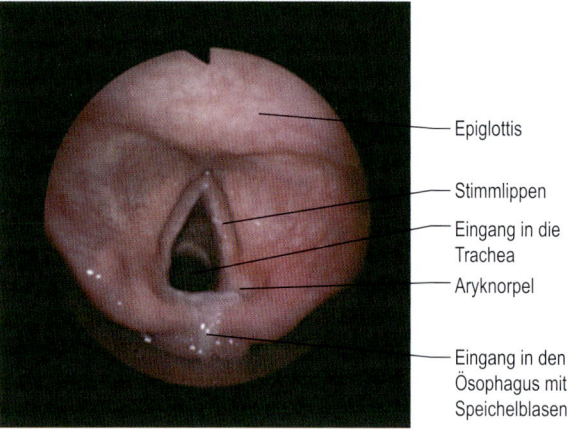

Abb. 9: Blick auf den Larynx. [31]
- Epiglottis
- Stimmlippen
- Eingang in die Trachea
- Aryknorpel
- Eingang in den Ösophagus mit Speichelblasen

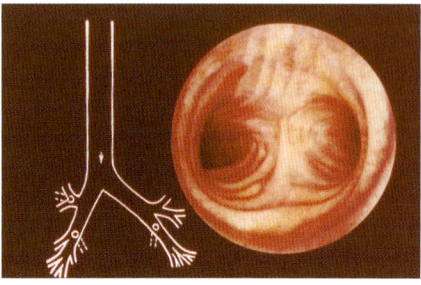

Abb. 10: Blick auf die Carina. [31]

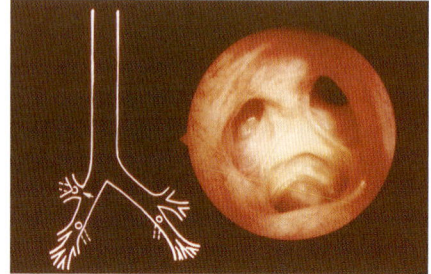

Abb. 11: Aufzweigung Oberlappenbronchus rechts. [31]

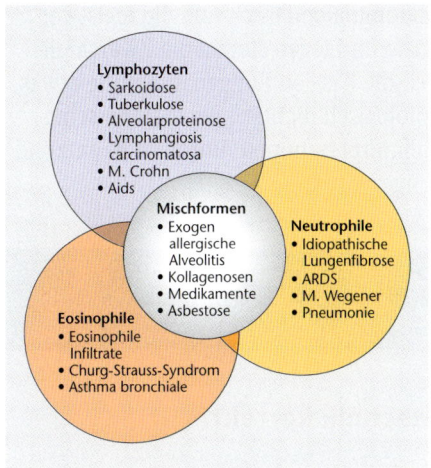

Abb. 12: Differenzialdiagnosen der BAL nach jeweils vorherrschender Zellpopulation. [24b]

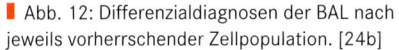

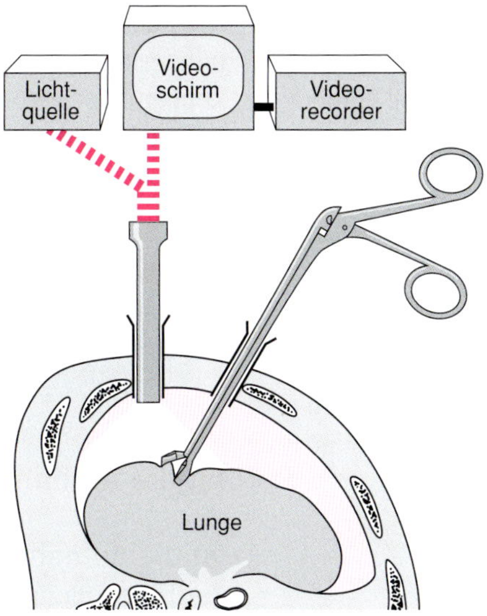

Abb. 13: Prinzip der Thorakoskopie. [3a]

her iatrogen ein Pneumothorax gesetzt werden, um die Lunge der betroffenen Seite kollabieren zu lassen und dadurch genug Raum für die Thorakoskopie zu gewinnen (Abb. 13).
Bei der **diagnostischen Thorakoskopie** werden der gesamte Pleuraraum und die Lungenoberfläche inspiziert. Unklare und rezidivierende Pleuraergüsse, Tumoren der Pleura, aber auch periphere Rundherde der Lunge oder diffuse Lungenparenchymerkrankungen können durch Biopsieentnahme und anschließende histologische, zytologische und mikrobiologische Aufarbeitung weiter abgeklärt werden. Zum **therapeutischen Einsatz** der Thorakoskopie siehe Seite 88.
Als **Komplikation** der Thorakoskopie kann ein persistierender Pneumothorax entstehen, zudem Blutungen, Infektionen, Pleuraempyem oder Ateminsuffizienz. Vor allem beim Pleuramesotheliom kann es durch Verschleppung von Tumorzellen in seltenen Fällen zu sog. Stichkanalmetastasen kommen.

Mediastinoskopie

Die Mediastinoskopie wird in der Pulmologie v. a. zur **Diagnostik** unklarer mediastinaler Lymphknotenvergrößerungen und zum Staging bei Bronchialkarzinom eingesetzt: In Intubationsnarkose wird das Mediastinoskop über einen Schnitt oberhalb des Jugulums in das vordere Mediastinum eingeführt. Die wesentlichen Lymphknotenstationen (paratracheal, prätracheal, tracheobronchial, subkarinal) können eingesehen und biopsiert werden.
Als **Komplikationen** können Blutungen, Infektion (Mediastinitis), Verletzungen benachbarter Organe, Pneumothorax, Rekurrensparese sowie Phrenikusparese auftreten. Nach 1–3 Tagen sollte eine Röntgenkontrolle des Thorax stattfinden.

Zusammenfassung

- Die **Bronchoskopie** dient der Beurteilung der Atemwege von innen. Dabei können Biopsien entnommen sowie kleinere therapeutische Eingriffe durchgeführt werden.
- Bei der **Thorakoskopie** wird der Pleuraraum inspiziert, und es können Biopsien und Resektionen an Pleura und peripheren Lungenanteilen vorgenommen werden.
- **Die Mediastinoskopie** kommt v. a. bei der Abklärung unklarer Lymphknotenvergrößerungen im Mediastinum sowie beim Staging beim Bronchial-Ca zum Einsatz.

Systematische Befundung Röntgen-Thorax

Röntgen-Thorax-Aufnahmen gehören zum klinischen Alltag, die grundlegenden Kenntnisse der Befundung und Interpretation sind deswegen sehr wichtig. Im Folgenden soll ein mögliches schrittweises Vorgehen vorgestellt werden.

Überprüfen von Patientennamen und Aufnahmedatum

Dieser Punkt klingt banal – man sollte es sich aber angewöhnen, immer den Namen und das Anfertigungsdatum der Röntgenaufnahme zu überprüfen, um Verwechslungen zu vermeiden.

Ist die Aufnahme im Stehen oder im Liegen gemacht?

Im Stehen wird eine Röntgen-Thorax-Aufnahme im **posterior-anterioren Strahlengang (p.-a.)** angefertigt, das heißt, der Patient steht mit der Brust zum Röntgenfilm, der Röntgenstrahl kommt von hinten (▌Abb. 1). Diese Anordnung dient der Abbildung des Herzens und des Mediastinums ohne artifizielle Vergrößerung, da sich das Herz dicht an der Röntgenkassette befindet. So werden möglichst wenige Lungenabschnitte durch das Herz verdeckt.
Die Aufnahme wird in tiefer Inspiration durchgeführt, damit alle Lungenabschnitte entfaltet sind (Ausnahme sind Röntgenuntersuchungen bei Verdacht auf Pneumothorax: Diese werden zur besseren Darstellung in Exspiration vorgenommen).
Bei den meisten Fragestellungen empfiehlt sich auch eine zusätzliche **seitliche Aufnahme** im Stehen, um eine dreidimensionale Darstellung zu erhalten und retrokardiale Prozesse zu erkennen (▌Abb. 2).
Bei **bettlägerigen** Patienten wird die Röntgenkassette dorsal platziert, der Röntgenstrahl kommt von vorne, die Aufnahme der Lunge wird also im **anterior-posterioren Strahlengang (a.-p.)** gemacht (sog. „Bettlunge"). Hierbei kommt es zur optischen Vergrößerung des filmferneren Herzens auf dem Röntgenfilm und damit auch zur Verdeckung von Lungenanteilen. Durch den abdominalen Druck und die meist verminderte Inspirationstiefe im Liegen stehen die Zwerchfellkuppen höher, wodurch die basalen Lungenabschnitte etwas gestaucht sind und radiologisch dichter („weißer") erscheinen. Dies kann zu Fehlinterpretationen führen, z. B. entzündliche Infiltrate oder Lungenstauung.

> Röntgen-Thorax-Aufnahmen im Liegen erzeugen einen größeren Herz- und Mediastinalschatten sowie dichtere basale Lungenabschnitte!

Ist die Aufnahmetechnik korrekt?

Ist die Aufnahme symmetrisch?
Zur Überprüfung werden die beiden Klavikulä verglichen. Falls der Patient verdreht vor dem Röntgenfilm stand, kann die Darstellung von Herzschatten oder Lungenhili verfälscht sein.

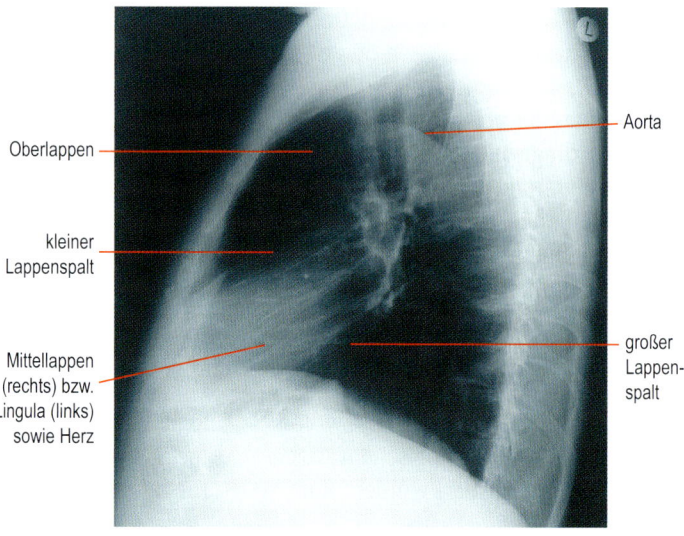

▌ Abb. 2: Röntgen-Thorax seitliche Aufnahme, Normalbefund. [24a]

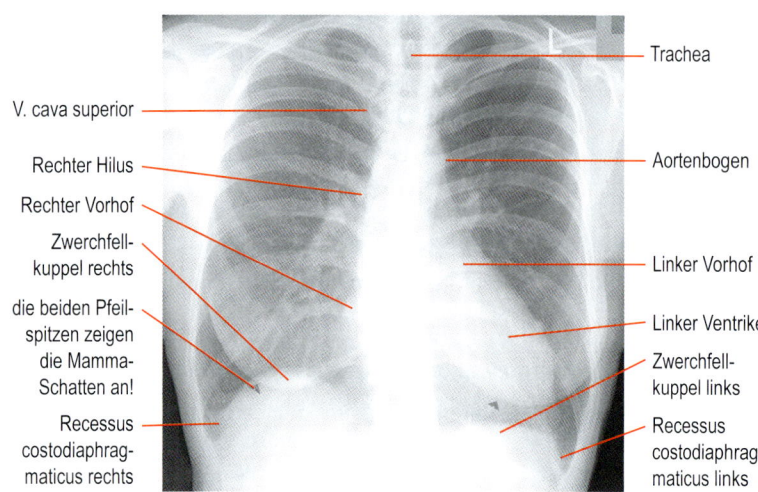

▌ Abb. 1: Röntgen-Thorax p.-a.-Aufnahme, Normalbefund. [13b]

Ist die Belichtung korrekt?
Normalerweise sollte die knöcherne Struktur der Wirbelsäule gerade noch durch den Herzschatten erkennbar sein.

Ist die gesamte Lunge abgebildet?
Basal muss die Begrenzung durch das Zwerchfell mit beiden Pleurawinkeln komplett abgebildet sein. In den oberen Lungenabschnitten auf eine vollständige Darstellung der Lungenspitzen achten!

> **Cave:**
> „Aufhellung" bezeichnet dunklere, „Verschattung" hellere Bezirke!

Beurteilung der abgebildeten Organe

Trachea
Der Verlauf der Trachea sollte in der Mitte des Mediastinums als Aufhellung zu sehen sein. Der normale Winkel der Bifurkation der Hauptbronchien beträgt 50–70°, wobei der rechte Hauptbronchus steiler verläuft.

Zwerchfell und Pleurawinkel
Das rechte Zwerchfell steht wegen der darunter liegenden Leber meist etwas höher. Links ist unterhalb des Zwerchfells häufig eine Luftblase zu erkennen, diese entspricht der Luft im Magen („Magenblase"). Unter dem rechten Zwerchfell erkennbare Luft, insbesondere eine Luftsichel, ist nahezu beweisend für freie intraabdominelle Luft!
Die Pleurawinkel sind normalerweise „frei", das heißt, die Transparenz entspricht der der gesamten Lunge. Eine Verschattung in diesem Bereich spricht für einen Pleuraerguss.

Lungenhilus
Im Lungenhilus treten Pulmonalarterie, Pulmonalvene und Bronchus in die Lunge ein. Außerdem befinden sich hier Lymphknoten. Bei Entzündungen oder Tumoren können die Hili durch vergrößerte Lymphknoten ein- oder beidseitig vergrößert oder verplumpt erscheinen. Verkalkungen im Hilus haben ähnliche Röntgendichten wie knöcherne Strukturen. Vergrößerte Hili kommen auch bei Linksherzinsuffizienz durch die Erweiterung der zentralen Gefäße zustande.

Lungenparenchym und Gefäße
Zu achten ist zunächst auf Seitengleichheit der Transparenz. Die Lungengefäße sollten schemenhaft bis in die Peripherie verfolgbar sein (auch hier auf Seitengleichheit und basale/apikale Abschnitte achten). Überdeutliche, bis in die Peripherie erkennbare Gefäßzeichnung größeren Kalibers deutet auf Lungenstauung hin. Ist die Gefäßzeichnung einseitig nicht bis in die Peripherie zu verfolgen, muss gezielt nach einer Pleuralinie als Ausdruck eines (Mantel-)Pneumothorax gesucht werden.
Flächige und unscharfe Verschattungen können z. B. durch Pneumonie (eher einseitig), Lungenstauung (eher beidseitig) oder Fibrose (eher beidseitig) entstehen.
Ein Pleuraerguss ist meist scharf nach kranial begrenzt und bildet im Stehen einen „Spiegel". Es kommen allerdings auch gekammerte Pleuraergüsse vor oder solche, die sich vor allem in den Interlobärspalten ausbreiten.
Gut abgrenzbare Rundherde sind primär verdächtig auf Metastasen oder ein Bronchialkarzinom, es können sich aber auch Granulome oder Verkalkungen dahinter verbergen.
Jegliche Auffälligkeit sollte einem Lappen zugeordnet werden.

Herzsilhouette

▶ Konturbildend sind rechts: kranial V. cava superior, kaudal rechter Vorhof.
▶ Konturbildend sind links von kranial nach kaudal: Aortenbogen, Arteria pulmonalis, linker Vorhof, linker Ventrikel (Abb. 3).

Das normale Herz ist schlank und liegt mittig bis leicht linksverlagert im Mediastinum.
Als Faustregel für die Herzgröße gilt: Das Herz darf halb so groß sein wie der Thorax-Innendurchmesser.

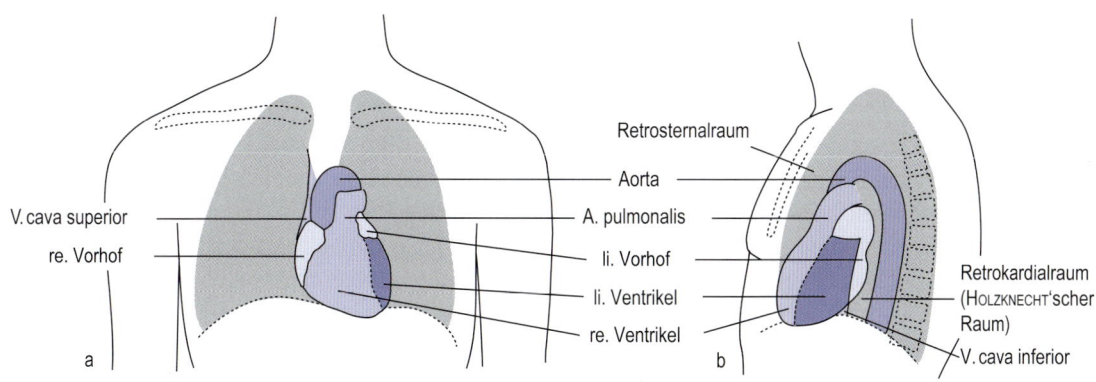

Abb. 3: Schematische Darstellung der konturbildenden Strukturen des Herzens und der großen Gefäße im p.-a.-Strahlengang (a) und in der seitlichen Aufnahme (b). [13b]

Leitsymptome

Dyspnoe

Mit „Dyspnoe" wird ein Zustand subjektiv empfundener, verschiedengradiger Atemnot beschrieben (Tab. 1), der bei vielen pulmologischen Erkrankungen, aber auch bei kardialen Krankheiten, Anämie, Fieber, Hyperthyreose, Aszites, Schwangerschaft etc. auftreten kann. Die Einstufung erfolgt aufgrund der Anamnese des Patienten.

Schweregrad	Beschreibung
Grad I	Dyspnoe bei schwerer körperlicher Belastung
Grad II	Dyspnoe bei mäßiger körperlicher Belastung
Grad III	Dyspnoe bei leichter körperlicher Belastung
Grad IV	Dyspnoe bereits in Ruhe

Tab. 1: Einteilung der Dyspnoe.

Das Auftreten und die Dauer der Beschwerden geben Hinweise auf die Art der Erkrankung (Tab. 2), wobei es im klinischen Erscheinungsbild häufig Überlappungen gibt. Bei **akuter Dyspnoe** ist zu unterscheiden, ob die Beschwerden plötzlich und schlagartig eingesetzt oder sich eher über Stunden bis Tage entwickelt haben. Die **chronische Dyspnoe** besteht schon seit mehreren Wochen bis Jahren und kann eine Progredienz zeigen.

Auftreten der Dyspnoe	Pulmologische Differenzialdiagnosen
Akut – schlagartig einsetzend	Asthmaanfall Lungenembolie Pneumothorax Fremdkörperaspiration Hyperventilation ARDS
Akut – sich über Stunden bis Tage entwickelnd	Pneumonie Lungenödem Pleuraerguss
Chronisch	COPD Lungenemphysem Interstitielle Lungenerkrankungen Lungenfibrose Tumor

Tab. 2: Pulmologische Differenzialdiagnosen der Dyspnoe.

Husten

Husten ist das häufigste Symptom bei Erkrankungen des Respirationstrakts (Abb. 1), tritt aber auch bei kardialen Erkrankungen, Erkrankungen des HNO-Bereichs, bei Struma, gastroösophagealem Reflux oder medikamenteninduziert (z. B. ACE-Hemmer) auf (Tab. 3). Zu unterscheiden sind der **akute Husten,** der seit weniger als 4 Wochen, und der **chronische Husten,** der länger als 4 Wochen besteht.

Dauer des Hustens	Pulmologische Differenzialdiagnosen
Akuter Husten	Atemwegsinfekte Pneumonie Tuberkulose Asthma bronchiale Lungenembolie Fremdkörperaspiration Pleuritis
Chronischer Husten	Chronische Bronchitis (häufig „Raucherhusten") COPD Tuberkulose Bronchialkarzinom Interstitielle Lungenerkrankungen Lungenfibrose Mukoviszidose Bronchiektasen

Tab. 3: Pulmologische Differenzialdiagnosen bei Husten.

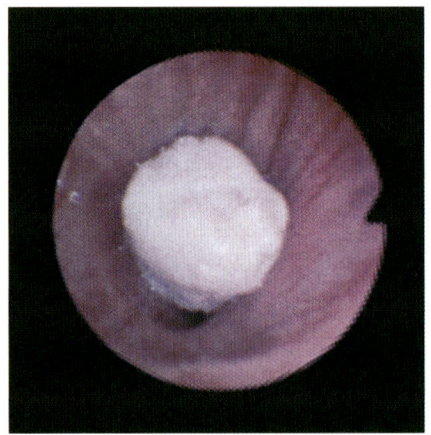

Abb. 1: Bronchialer Tumor in der Bronchoskopie. [31]

Auswurf

Auswurf oder Sputum entsteht durch gesteigerte Produktion von Bronchialsekret und tritt bei verschiedenen pulmologischen Erkrankungen auf. Das Vorhandensein von Auswurf unterscheidet den produktiven Husten vom trockenen Reizhusten. Art und Dauer des Auftretens sowie die Farbe lassen Rückschlüsse auf die zugrunde liegende Erkrankung zu:

▶ Chronische Bronchitis und COPD gehen mit weiß-gräulichem Auswurf einher, der bei Infektexazerbation durch Bakterien und Leukozyten gelb, z. T. auch grün wird. Ein ähnliches Sputum wird auch bei akuten Infektionen der Atemwege und der Lunge abgehustet.
▶ Bei Asthma bronchiale kann ein Auswurf produziert werden, der durch die Anwesenheit von eosinophilen Granulozyten ebenfalls gelblich sein kann.
▶ Für Bronchiektasen ist die Produktion großer Mengen von Sputum und Eiter typisch (Abb. 2).
▶ Schaumiges, manchmal blutig tingiertes Sputum kann beim Lungenödem auftreten.

Diagnostik

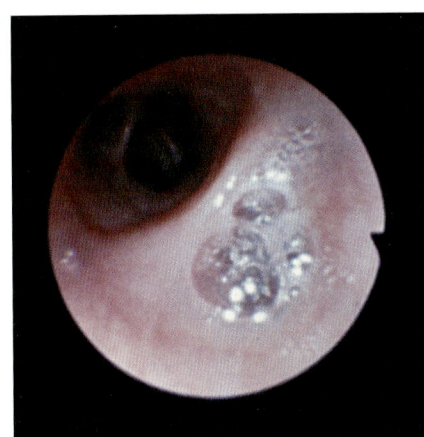

Abb. 2: Eitriges Sekret im Bronchialsystem bei Bronchitis. [31]

Wegweisend für eine Diagnose sind die **mikrobiologische** und die **zytologische** Untersuchung des Sputums (Identifizierung der Erreger, Nachweis von Entzündungszellen oder malignen Zellen).

Bluthusten

Das Abhusten von Blut bezeichnet man als **Hämoptysis** (beschränkte Menge) oder **Hämoptoe** (massives Bluten). Meist werden nur kleine Blutmengen in Form von blutig tingiertem Auswurf oder koaguliertem Sputum abgehustet, seltener kann aber auch ein massiver Bluthusten auftreten.
Manchmal schwer abzugrenzen von der Hämoptoe ist die obere gastrointestinale Blutung, z. B. die Ösophagusvarizenblutung (große Mengen an hell- bis dunkelrotem Blut), oder das Erbrechen von Blut (Hämatemesis, dabei sieht das erbrochene Blut durch die Einwirkung der Magensäure oft schwarz und kaffeesatzähnlich aus). Auch Blutungen aus dem Nasopharynx können eine Hämoptoe vortäuschen.
Blutiger Auswurf legt immer den Verdacht auf ein Bronchialkarzinom nahe, weswegen weiterführende Diagnostik unumgänglich ist. Daneben kann es bei Tuberkulose, schwerer Pneumonie, Lungenabszess, Lungenembolie, Lungenödem, Bronchiektasen, Wegener-Granulomatose oder Angiodysplasien der Bronchialschleimhaut zu Hämoptysen kommen. Sie können aber auch bei Patienten mit Blutverdünnung (z. B. Überdosierung Marcumar®) als einfache Schleimhautblutung auftreten.

Thoraxschmerz

Weder die Lunge noch die Pleura visceralis sind schmerzempfindlich, nur die Pleura parietalis sowie die A. pulmonalis, die großen Atemwege und die Brustwand weisen Schmerzrezeptoren auf.

▶ Pneumologisch bedingte Thoraxschmerzen treten v. a. bei Erkrankungen der Pleura auf (Pleuritis, Pleuropneumonie, Pneumothorax). Der Pleuraschmerz ist ein scharfer, stechender und häufig genau lokalisierbarer Schmerz, der bei tiefer Einatmung oder Husten stärker wird. Er wird durch Reibung der Pleurablätter hervorgerufen, daher gehen die Schmerzen bei größerer Ergussbildung meist zurück. Ist die diaphragmale Pleura betroffen, kann es über den N. phrenicus zu einer Schmerzausstrahlung in die gleichseitige Schulter kommen.
▶ Bei der Lungenembolie kann ein plötzlicher thorakaler Vernichtungsschmerz auftreten, der durch die akute Überdehnung der A. pulmonalis hervorgerufen wird.
▶ Schmerzen können ebenfalls bei Tracheitis und Bronchitis entstehen, wenn die Schleimhaut der großen Atemwege gereizt ist. Die Patienten beschreiben dabei häufig ein „Wundgefühl" hinter dem Sternum.

Weitere klinische Symptome

Weitere unspezifische Symptome können helfen, eine Verdachtsdiagnose zu stellen. So kann **Fieber** bei sämtlichen Infektionskrankheiten auftreten, aber auch im Rahmen der sog. B-Symptomatik bei Tumoren, interstitiellen Lungenerkrankungen oder Systemerkrankungen aus dem rheumatischen Formenkreis. **Nachtschweiß** und **Gewichtsverlust** gehören ebenfalls zur B-Symptomatik, die außer bei Tumoren auch bei Tuberkulose auftritt. **Müdigkeit, Abgeschlagenheit** und **Konzentrationsschwäche** können durch schlafbezogene Respirationsstörungen bedingt sein, kommen aber auch bei Infektionen vor. **Lymphknotenschwellungen** sind meist entzündlich-reaktiv im Rahmen von akuten Infekten, können aber auch Metastasen von malignen Tumoren sein oder bei Autoimmunprozessen auftreten.

Zusammenfassung

Die pulmologischen Leitsymptome sind: **Dyspnoe, Husten, Auswurf, Bluthusten** und **Thoraxschmerz**. Auftreten und Dauer der Beschwerden grenzen die Diagnose häufig ein, sodass in Kombination mit weiteren klinischen Merkmalen wie Fieber, Nachtschweiß, Gewichtsverlust, Abgeschlagenheit oder Lymphknotenschwellung oft eine Verdachtsdiagnose gestellt werden kann, die dann durch weitere Untersuchungen abgeklärt werden muss.

Infektionen

- 28 Infektionen der Atemwege
- 30 Pneumonie I
- 32 Pneumonie II
- 34 Pneumonie III
- 36 Tuberkulose I
- 38 Tuberkulose II

Obstruktive Lungenerkrankungen

- 40 Asthma bronchiale I
- 42 Asthma bronchiale II
- 44 Chronische Bronchitis, COPD und Lungenemphysem I
- 46 Chronische Bronchitis, COPD und Lungenemphysem II
- 48 Mukoviszidose und Bronchiektasen

Interstitielle Lungenerkrankungen

- 50 Interstitielle Lungenerkrankungen – Übersicht
- 52 Pneumokoniosen
- 54 Exogen allergische Alveolitis/ Idiopathische interstitielle Pneumonie
- 56 Interstitielle Lungenerkrankungen bei Systemerkrankungen I
- 58 Interstitielle Lungenerkrankungen bei Systemerkrankungen II

Neoplasien

- 60 Bronchialkarzinom I
- 62 Bronchialkarzinom II
- 64 Lungenmetastasen

Erkrankungen des pulmonalen Gefäßsystems

- 66 Lungenembolie I
- 68 Lungenembolie II
- 70 Pulmonale Hypertonie und chronisches Cor pulmonale
- 72 Lungenödem

Erkrankungen der Pleura

- 74 Pneumothorax
- 76 Pleuraerguss
- 78 Pleuritis, Pleuraempyem, Pleuratumoren

Spezielle Themen

- 80 Pulmonale Notfälle I
- 82 Pulmonale Notfälle II
- 84 Schlafassoziierte Respirationsstörungen
- 86 Höhenkrankheit und Taucherkrankheit
- 88 Chirurgische Eingriffe an der Lunge
- 90 Sicherung der Atemwege
- 92 Grundlagen der künstlichen Beatmung

B Spezieller Teil

Infektionen der Atemwege

Akute Virusrhinitis

Die akute Virusrhinitis tritt meist im Rahmen einer banalen Erkältungskrankheit (sog. „common cold") auf, die besonders in den Wintermonaten durch Tröpfcheninfektion übertragen wird. Ein breites Spektrum an Viren (Adeno-, Entero-, Rhino-, RS-, Reo-, Parainfluenzaviren) kann die typischen Symptome hervorrufen: entzündliche Schwellung der Nasenschleimhäute, Naselaufen und Niesreiz, häufig begleitet von Bronchitis, Hals- und Kopfschmerzen sowie Konjunktivitis. Die Erkrankung heilt innerhalb von Tagen ab und bedarf keiner kausalen Therapie. Sinusitiden mit bakterieller Superinfektion können eine Komplikation darstellen und bedürfen dann einer antibiotischen Behandlung (z. B. mit Amoxicillin/Clavulansäure oder Moxifloxacin).

Grippe

Auch im Rahmen der durch Influenzaviren (Influenza A, B) ausgelösten „echten" Grippe ist die Rhinitis häufiges Begleitsymptom neben systemischen Beschwerden wie Fieber, Kopf- und Gliederschmerzen. Eine Grippeschutzimpfung wird älteren Patienten und Patienten mit chronischen Grunderkrankungen sowie medizinischem Personal empfohlen. Sie ist jährlich zu wiederholen, da das Virus seine Oberflächenantigenität verändern kann und sich dadurch einer Bekämpfung durch das Immunsystem entzieht. Die WHO erlässt jährlich eine Empfehlung für die Zusammensetzung des aktuellen Impfstoffs. Eine spezifische Therapie der Grippe kann durch Virostatika wie Oseltamivir (Tamiflu®) oder Zanamivir (Relenza®) erfolgen (= Neuraminidasehemmer).

Akute Pharyngitis

Die akute Pharyngitis wird meist durch Viren ausgelöst und äußert sich durch Halskratzen, Schluckbeschwerden, evtl. begleitet durch Lymphknotenschwellung und Fieber. Die Rachenhinterwand und/oder Seitenstränge sind entzündlich gerötet.
Bakterielle Pharyngitiden und Tonsillitiden mit eitrigen Belägen (Abb. 1) können primär oder sekundär auf dem Boden einer viralen Pharyngitis entstehen. Das Erregerspektrum umfasst v. a. β-hämolysierende Streptokokken (A-Streptokokken), Pneumokokken und Staphylococcus aureus. Eine antibiotische Therapie ist v. a. bei einer Streptokokkenangina indiziert, um Folgeerkrankungen (akutes rheumatisches Fieber, akute Glomerulonephritis) zu verhindern. Therapie der Wahl: Penicillin.

Diphtherie

Das Toxin einiger Stämme des Corynebacterium diphtheriae wirkt auf die Epithelzellen des Pharynx sowie des Larynx, der Nasenschleimhaut und der Tonsillen zytotoxisch und führt zu Rötung und Schwellung der Rachenschleimhaut. Es kommt zur Ausbildung weiß-grauer bis bräunlicher Pseudomembranen, die beim Versuch der Ablösung bluten (Abb. 2). Symptome sind blutiger Schnupfen, Heiserkeit, bellender Husten, Stridor und zunehmende Atemnot bis hin zur Zyanose („echter" Krupp). Durch Toxinämie kann sich die Krankheit auch in anderen Organen manifestieren und zu Myokarditis, Nephritis oder Polyneuritis führen, was dann mit einer hohen Letalität verbunden ist. Aufgrund der in entwickelten Ländern durchgeführten Schutzimpfung gemäß dem Impfschema der STIKO ist die Diphtherie hier sehr selten geworden. Im Erkrankungsfall ist Therapie der Wahl die sofortige Gabe von Antitoxin und Penicillin.

Akute Laryngitis

Sowohl Viren als auch Bakterien können eine akute Laryngitis auslösen. Zum Beschwerdebild gehört Heiserkeit, die sich bis zur Aphonie steigern kann. Bei der Laryngoskopie zeigen sich Rötung und Schwellung der Stimmbänder, deren Beweglichkeit aber erhalten ist (DD: Rekurrensparese, Stimmbandkarzinom). Während die viral verursachte Laryngitis symptomatisch durch Schonung der Stimmbänder und Inhalation zu behandeln ist, kann bei bakterieller Genese zusätzlich eine antibiotische Therapie erforderlich sein.

Pseudokrupp (Laryngitis subglottica)

Dieses bei Kindern unter fünf Jahren relativ häufig auftretende Krankheitsbild wird meist durch Parainfluenza-, Influenza- oder RS-Viren ausgelöst. Auf Erkältungssymptome folgt ein bellender Husten sowie ein durch die Schleimhautschwellung ausgelöster, bedrohlich wirkender inspiratorischer Stridor mit Atemnot, der selten bis zu Zyanose und Sopor führen kann. Therapeutisch wirksam sind Luftbefeuchtung, bei

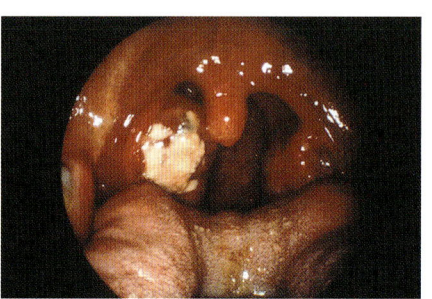

Abb. 1: Streptokokkenangina mit eitrigen Stippchen und Fibrinbelägen. [32]

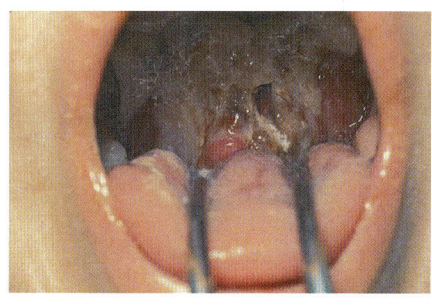

Abb. 2: Pharynx bei Rachendiphtherie: grau-weiße Beläge. [22]

Pneumonie II

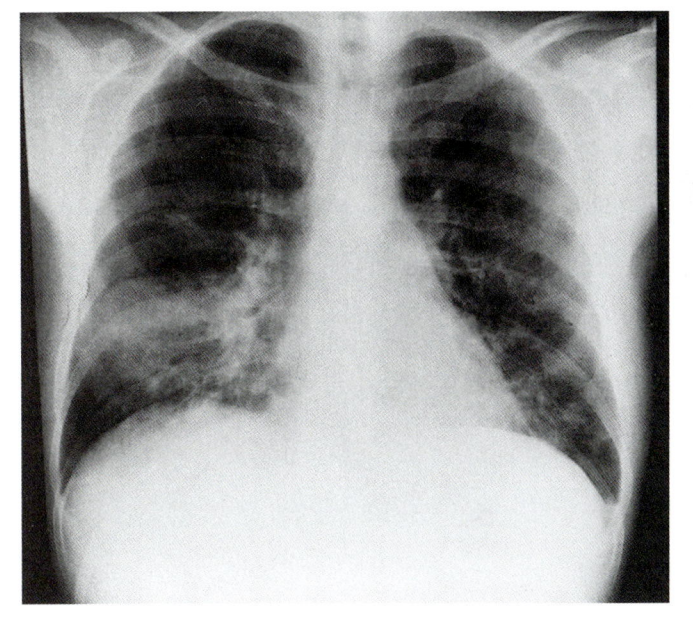

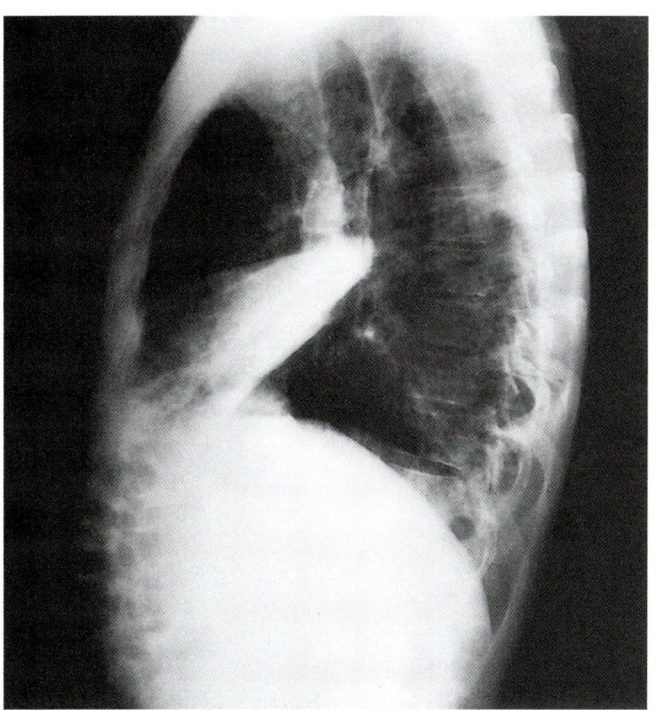

Abb. 5: Lobärpneumonie rechter Mittellappen in zwei Ebenen. [17]

Therapie

Allgemeine Maßnahmen
O_2 per Nasenbrille oder Maske, ausreichende Flüssigkeitsversorgung, Antipyretika, Thromboseprophylaxe, Atemgymnastik, ggf. Expektoranzien (z. B. N-Acetylcystein). Bettruhe nur bei schwerem Verlauf.

Antibiotische Therapie
Hauptkriterium für die Entscheidung, welche antimikrobielle Substanz verwendet wird, ist die Unterscheidung in ambulant und nosokomial erworbene Pneumonie.

Die Therapie erfolgt zunächst kalkuliert, d. h. ohne Identifizierung des auslösenden Erregers, und muss somit ausreichend breit sein, um die wahrscheinlichsten Keime zu beinhalten. Bei Vorliegen des Erregernachweises mit Antibiogramm wird die begonnene Therapie dann ggf. korrigiert (typische Lobärpneumonie, Abb. 5).

Ambulant erworbene Pneumonie
Zur Einschätzung des Schweregrades, des damit verbundenen Risikos sowie zur Therapieentscheidung wird ein sehr einfach zu verwendender Score aus vier klinischen Variablen herangezogen: der **CRB-65-Score**. Pro erfülltes Kriterium gibt es einen Punkt.

- ▶ „C" steht für „Confusion", also eine durch die Pneumonie verursachte Verwirrung oder Desorientierung zu Person, Ort oder Zeit. Cave bei vorbestehender Demenz!
- ▶ „R" steht für „Respiratory rate": Atemfrequenz ≥ 30/min.
- ▶ „B" steht für „Blood pressure": systolischer Blutdruck < 90 mmHg oder diastolischer Blutdruck ≤ 60 mmHg.
- ▶ **65** bezieht sich auf das Alter ≥ 65 Jahre.

Bei einem CRB-65-Score von 0 kann der Patient **ambulant** behandelt werden, es sei denn, es sprechen andere Gründe dagegen. Dann sollte aber eine Nachuntersuchung innerhalb der nächsten 1–2 Tage erfolgen (sog. second look), da eine klinische Verschlechterung in diesem Zeitraum möglich und häufig ist. Ab einem Score von 1 Punkt sollte der Patient **stationär** aufgenommen werden, ab einem Score von 2 Punkten ist eine **intensivmedizinische** Überwachung zu diskutieren.

Ambulante Therapie (CRB-65 = 0) → orale Applikation (Tab. 1).

Patienten ohne Risikofaktor (keine antibiotische Vortherapie, keine Begleitkrankheiten)	Patienten mit Risikofaktoren (antibiotische Vortherapie, Begleitkrankheiten)
Aminopenicillin z. B. Amoxicillin	Aminopenicillin und β-Lactamase-Inhibitor z. B. Amoxicillin und Clavulansäure z. B. Sultamicillin
Makrolide z. B. Azithromycin, Clarithromycin, Roxithromycin	Gyrasehemmer Gruppe 3/4 z. B. Levofloxacin/Moxifloxacin
Tetrazyklin z. B. Doxycyclin	Oralcephalosporine Gruppe 2 z. B. Cefuroxim-Axetil

Tab. 1: Ambulante orale Therapie der ambulant erworbenen Pneumonie.

Infektionen

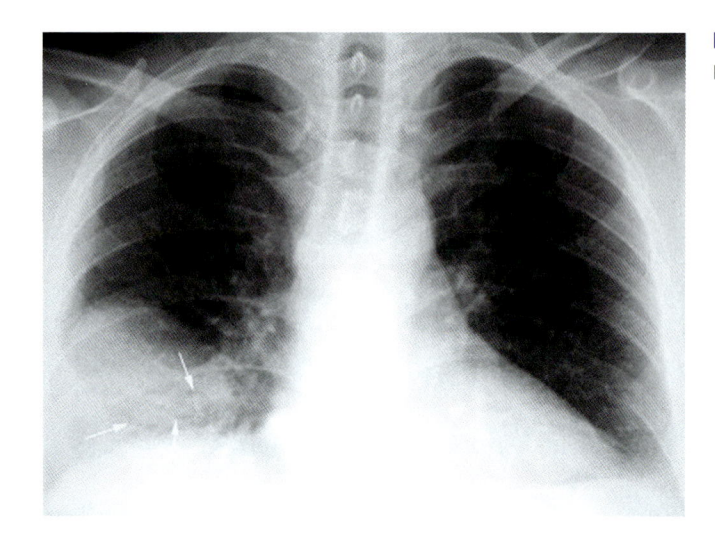

Abb. 2: Rö-Thorax bei Lobärpneumonie im rechten Unterlappen mit positivem Bronchopneumogramm (→). [13b]

lobulärer Befall sichtbar. Es finden sich v. a. basal konfluierende Fleckschatten (Abb. 3).

Interstitielle Pneumonie

Sie entspricht häufig einer atypischen Pneumonie. Im Röntgen-Thorax erkennbar ist eine streifige, netz- oder schleierartige Verschattung, die häufig verstärkt perihilär und symmetrisch auftritt (Abb. 4).

Diagnostik

▶ **Anamnese** nach oben genannten Kriterien
▶ **Untersuchung:** Bei der Perkussion ergibt sich über dem pneumonischen Infiltrat ein gedämpfter Klopfschall, der Stimmfremitus ist verstärkt. Bei der Auskultation sind feinblasige, klingende Rasselgeräusche und Bronchialatmen hörbar. Bei der interstitiellen Pneumonie können diese Befunde fehlen. Häufig sind Fieber, Tachykardie und Tachypnoe.
▶ **Röntgen-Thorax** in zwei Ebenen (siehe oben genannte röntgenologische Kriterien)
▶ **Labor:** Entzündungsparameter (BB, CRP), arterielle Blutgasanalyse. Eine Erhöhung des Procalcitonins macht eine schwere, bakteriämisch verlaufende Pneumonie wahrscheinlich, ist aber ein teurer Parameter und deswegen nicht routinemäßig zu bestimmen.
▶ **Mikrobiologie:** Der Erregernachweis sollte – insbesondere bei Fieber – unbedingt mittels mehrmaliger Blutkultur erfolgen! Bei begleitendem Pleuraerguss ist eine Punktion und mikrobiologische Kultur des Punktats angezeigt. Der Erregernachweis aus Sputum oder Bronchialsekret ist häufig durch Mundflora verunreinigt und daher nicht sehr verlässlich. Bei Verdacht auf atypische Erreger sollten serologische Untersuchungen erfolgen.

> Material für Erregernachweis stets vor antibiotischer Therapie gewinnen!

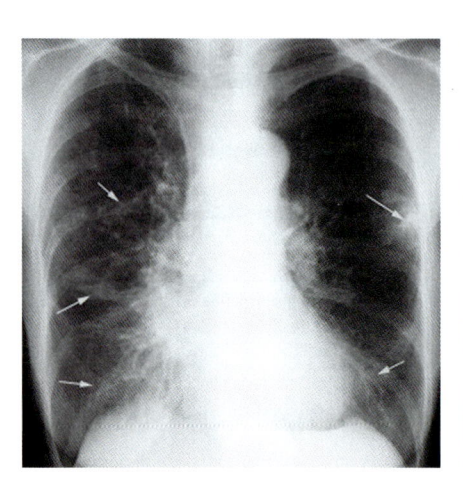

Abb. 3: Rö-Thorax bei Bronchopneumonie: multilokuläre Verschattungen (→). [13b]

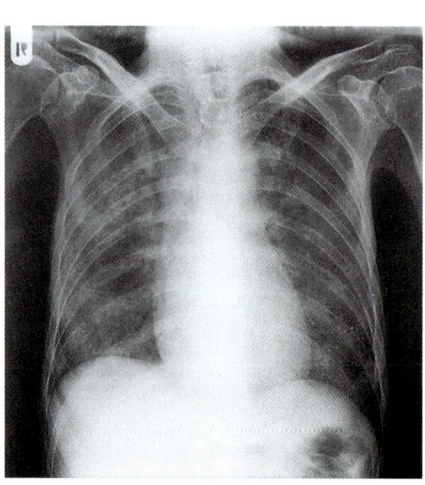

Abb. 4: Rö-Thorax bei interstitieller Pneumonie durch Zytomegalieviren bei immunsupprimiertem Patienten: beidseits flaue retikuläre Zeichnungsvermehrung. [5]

Pneumonie I

Grundlagen

Klassifikation

Die Einteilung der Pneumonien erfolgt nach verschiedenen Kriterien, von denen letztlich auch die Therapieform, insbesondere die Auswahl der Antibiotika, abhängig ist:

Nach Epidemiologie

Ambulant erworbene Pneumonie (= CAP: community acquired pneumonia)

Das Erregerspektrum variiert abhängig von Alter und Komorbidität des Patienten.

Bei Kindern kommen Pneumonien aufgrund von Pneumokokken, Haemophilus influenzae, Staphylococcus aureus, Chlamydien, Mykoplasmen und RS-Viren vor.

Bei jüngeren Patienten (< 65 Jahre) sind die häufigsten Erreger Pneumokokken (in 30–60% der Fälle). Daneben finden sich Haemophilus influenzae, „atypische" Pneumonieerreger (z. B. Mykoplasmen, Legionellen, Chlamydien) und Viren (Adeno-, Influenza-, Parainfluenzaviren) als Infektionsauslöser.

Bei Patienten über 65 Jahren oder chronisch kranken Patienten kommen zusätzlich gramnegative Erreger (z. B. Klebsiellen, E. coli) in Betracht. Pseudomonas aeruginosa kommt als Erreger der CAP fast nur bei Patienten mit struktureller Lungenerkrankung vor (z. B. fortgeschrittene COPD) – deswegen werden solche Patienten in eine andere Risikogruppe eingeordnet und antibiotisch breiter behandelt (S. 32).

Bei der ambulant erworbenen Pneumonie sollte zur Risikoabschätzung der CRB-65-Score angewandt werden (S. 32).

Nosokomial erworbene Pneumonie

Werden erst nach > 48 Std. Krankenhausaufenthalt als solche bezeichnet. Prädisponierend sind hohes Alter und Bettlägerigkeit, besonders gefährdet allerdings sind Patienten, die über einen endotrachealen Tubus beatmet werden. Das Risiko einer nosokomialen Pneumonie beim beatmeten Patienten beträgt 10–20%, es steigt proportional zur Beatmungsdauer.

Als Erreger überwiegen **gramnegative Keime**, typisch sind Pseudomonas aeruginosa, Enterobakterien, aber auch Staphylococcus aureus. Diese Erreger sind häufig gegen multiple Antibiotika resistent.

Nach Klinik

Typische Pneumonie

Hier ist die Begrifflichkeit nicht eindeutig: Einerseits ist die typische Pneumonie gekennzeichnet durch den akut einsetzenden, klinisch schweren Verlauf mit Schüttelfrost, hohem Fieber, Husten mit eitrigem Auswurf, Dyspnoe, Tachykardie, evtl. Begleitpleuritis mit Thoraxschmerz. Andererseits charakterisiert diese Einteilung auch das Erregerspektrum: Die typische Pneumonie wird meist durch Pneumokokken (oder andere Bakterien) ausgelöst.

Atypische Pneumonie

Die Erkrankung beginnt langsam und ist in ihrem klinischen Verlauf weitaus milder als die typische Pneumonie. Auch hier wird neben dem klinischen Erscheinungsbild das Erregerspektrum berücksichtigt: Mykoplasmen, Chlamydien, Legionellen, Viren, Rickettsien und Pneumocystis carinii sind die vorherrschenden Keime.

> Eine typische Pneumonie kann auch durch atypische Erreger ausgelöst werden und vice versa.

Nach Ausbreitungsmuster und Röntgenbefund

Lobärpneumonie

Dies ist die häufigste Form der Pneumonie. Die Infektion und damit radiologische Verschattung ist auf ein Segment bzw. einen Lappen begrenzt (Abb. 1). Typischerweise findet sich ein positives Bronchopneumogramm, dies entspricht einem luftgefüllten Bronchus im flüssigkeitsverschatteten Parenchym (Abb. 2).

Bronchopneumonie

Eine über die Bronchien absteigende Infektion greift auf das Parenchym über. Im Röntgen-Thorax ist häufig ein multi-

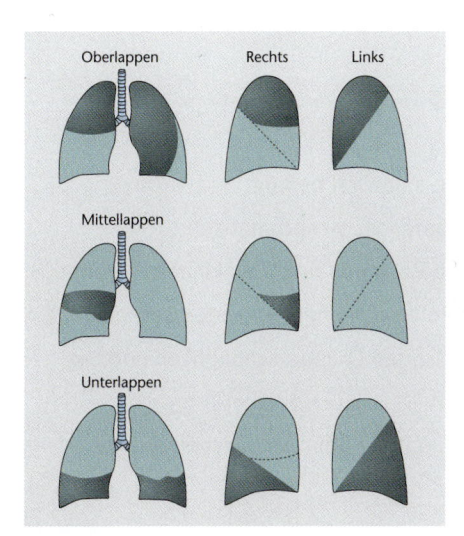

Abb. 1: Lokalisationen der Lobärpneumonie in a.-p.- und Seitaufnahme. [24]

schwereren Fällen Inhalationen mit Adrenalin und die rektale Verabreichung von Kortikosteroiden.

Akute Epiglottitis

Erreger ist meist **Haemophilus influenzae Typ B.** Die bei Kindern zwischen 2 und 6 Jahren auftretende akute Epiglottitis kann sich schnell zu einem bedrohlichen Krankheitsbild mit Stridor und schwerer Atemnot bis hin zur Notwendigkeit einer Intubation entwickeln (Abb. 3). Die Kinder sind bei hohem Fieber, Halsschmerzen und starkem Speichelfluss schwer krank. Typisch ist die „kloßige Sprache". Die Behandlung besteht in rascher Einleitung einer antibiotischen Therapie (Cephalosporine). Die akute Epiglottitis ist ein pädiatrischer Notfall! Die Impfung (Hib) im ersten Lebensjahr gehört zum von der STIKO empfohlenen Impfkalender für Kinder.

Akute Bronchitis, akute Tracheitis

Je nach Lokalisation der Entzündung unterscheidet man zwischen **Tracheitis, Tracheobronchitis, Bronchitis und Bronchiolitis.**
In 90% der Fälle ist die Ursache eine Virusinfektion (RS-, Rhino-, Adeno-, Influenza-, Parainfluenzaviren), auf die eine sekundäre bakterielle Besiedelung (Haemophilus influenzae, Pneumokokken, Staphylococcus aureus) folgen kann. Die Symptomatik beginnt zunächst mit trockenem Husten und häufig atem- oder hustenabhängigen retrosternalen Schmerzen („Wundgefühl"). Es entwickelt sich ein heller schleimiger Auswurf, der bei bakterieller Besiedelung eitrig werden kann (gelblich-grünes Sputum). Vorläufer und Begleiterscheinung ist häufig ein grippaler Infekt mit Schnupfen, Pharyngitis, Kopfschmerzen, Fieber und einem allgemeinen Krankheitsgefühl. Als Folge kann ein wochenlang anhaltender Hustenreiz aufgrund einer bronchialen Hyperreagibilität bestehen bleiben.
Die rein virale Infektion ist symptomatisch zu therapieren (Inhalation, evtl. Antitussiva), während eine bakterielle Superinfektion meist eine Antibiose erfordert (z. B. Amoxicillin/Clavulansäure oder Moxifloxacin).
Rezidivierende Bronchitiden sollten bei Kindern an einen Immundefekt oder an zystische Fibrose denken lassen, bei Erwachsenen an eine obstruktive Lungenerkrankung.
Mögliche Komplikation: Bronchopneumonie (S. 30).

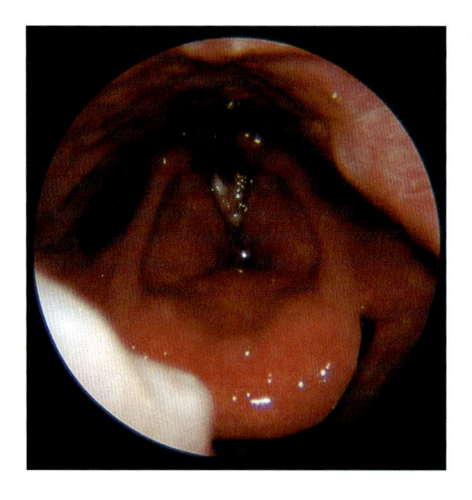

Abb. 3: Epiglottisschwellung bei akuter Epiglottitis. [21]

Keuchhusten (Pertussis)

Erreger dieser vor allem im Kindesalter auftretenden Erkrankung ist das Bakterium **Bordetella pertussis**. Die Übertragung erfolgt durch Tröpfcheninfektion. Das anfangs unspezifische grippeartige Krankheitsbild geht nach ein bis zwei Wochen in den charakteristischen anfallsartigen Keuchhusten über, der durch die Bildung eines zähen Schleims sowie durch das toxinbedingt übererregte Hustenzentrum verursacht wird. Die bis zu 50-mal pro Tag auftretenden Hustenanfälle können zu apnoischen Zuständen führen (sog. Stickhusten). Therapie der Wahl ist die Gabe von Erythromycin oder Cotrimoxazol. Der von der STIKO empfohlene Impfkalender beinhaltet die Schutzimpfung im ersten Lebensjahr mit dem Kombinationsimpfstoff Diphtherie-Tetanus-Pertussis (DTaP), da die Erkrankung insbesondere für Säuglinge lebensbedrohlich sein kann.

Zusammenfassung

✖ Die meisten Infektionen der Atemwege sind viral bedingt.
✖ Die Therapie bei unkomplizierten Verläufen ist symptomatisch.
✖ Komplikationen können vor allem bei Säuglingen und Kleinkindern bedingt durch Schleimhautschwellungen (anatomische Enge) auftreten sowie bei älteren Patienten, Patienten mit chronischen Grunderkrankungen und bei immunsupprimierten Patienten.
✖ Bakterielle Infektionen und Superinfektionen bedürfen meist einer antibiotischen Therapie.

Stationäre Therapie (CRB-65 = 1) → parenterale Applikation (Tab. 2).

Patienten ohne Risiko für eine Pseudomonaden-Pneumonie	Patienten mit Risiko für eine Pseudomonaden-Pneumonie
Aminopenicillin und β-Lactamase-Inhibitor z. B. Amoxicillin und Clavulansäure oder Ampicillin und Sulbactam **evtl. plus** Makrolid	Acylaminopenicillin und β-Lactamase-Inhibitor z. B. Piperacillin und Tazobactam **evtl. plus** Makrolid
Cephalosporine Gruppe 2/3a z. B. Cefuroxim/Cefotaxim oder Ceftriaxon **evtl. plus** Makrolid	Cephalosporin Gruppe 3b z. B. Cefepim **evtl. plus** Makrolid
Gyrasehemmer Gruppe 3/4 z. B. Levofloxacin/Moxifloxacin	Carbapenem z. B. Meropenem, Imipenem **evtl. plus** Makrolid

Tab. 2: Parenterale Therapie der ambulant erworbenen Pneumonie.

Intensivmedizinische Therapie (CRB-65 ≥ 2) → parenterale Applikation (Tab. 3).

Patienten ohne Risiko für eine Pseudomonaden-Pneumonie	Patienten mit Risiko für eine Pseudomonaden-Pneumonie
Acylaminopenicillin und β-Lactamase-Inhibitor z. B. Piperacillin und Tazobactam **plus** Makrolid	Acylaminopenicillin und β-Lactamase-Inhibitor z. B. Piperacillin und Tazobactam **plus** Makrolid oder Gyrasehemmer 3/4
Cephalosporin Gruppe 3a z. B. Cefotaxim oder Ceftriaxon **plus** Makrolid	Cephalosporin Gruppe 3b z. B. Cefepim **plus** Makrolid oder Gyrasehemmer 3/4
Gyrasehemmer Gruppe 3/4 z. B. Levofloxacin/Moxifloxacin	Carbapenem z. B. Meropenem, Imipenem **plus** Makrolid oder Gyrasehemmer 3/4

Tab. 3: Parenterale Therapie der schweren ambulant erworbenen Pneumonie.

Nosokomiale Pneumonie

Die kalkulierte antibiotische Therapie erfolgt unter Berücksichtigung verschiedener Risikofaktoren, zu deren wichtigsten die maschinelle Beatmung zählt. Darüber hinaus spielen das Alter des Patienten, vorbestehende strukturelle Lungenerkrankungen, antibiotische Vorbehandlung, extrapulmonales Organversagen sowie der Erkrankungszeitpunkt eine Rolle: Bei Erkrankungsbeginn > 4 Tage nach Krankenhausaufnahme muss mit einem erweiterten Erregerspektrum gerechnet werden (MRSA, Pseudomonas, Proteus vulgaris etc.). Den genannten Kriterien werden Punkte zugeordnet. Aus der Summe der Punkte ergibt sich dann eine Empfehlung für die kalkulierte Antibiotikatherapie gemäß der Leitlinie der Deutschen Gesellschaft für Pneumologie (Tab. 4 u. 5).

Verlauf und Prognose

Die Letalität der Pneumonie ist bei vorher gesunden und immunkompetenten Patienten gering (1–5%). Nosokomiale Infektionen bei intensivpflichtigen Patienten haben dagegen eine Letalität von bis zu 50%.

Risikofaktor	Punkte
Alter > 65 Jahre	1 Punkt
Vorbestehende strukturelle Lungenerkrankung	2 Punkte
Antibiotische Vorbehandlung	2 Punkte
Erkrankungsbeginn > 4 Tage nach Krankenhausaufnahme	3 Punkte
Schwere respiratorische Insuffizienz/Beatmung	3 Punkte
Extrapulmonales Organversagen (Sepsis)	4 Punkte

Tab. 4: Risikofaktoren bei der nosokomialen Pneumonie.

1–2 Punkte	3–5 Punkte	≥ 6 Punkte
Monotherapie	**Monotherapie**	**Kombinationstherapie**
Aminopenicillin und β-Lactamase-Inhibitor z. B. Amoxicillin und Clavulansäure	Acylaminopenicillin und β-Lactamase-Inhibitor z. B. Piperacillin und Tazobactam	Acylaminopenicillin und β-Lactamase-Inhibitor **oder** Cephalosporin Gruppe 3b **oder** Carbapenem
Cephalosporin Gruppe 2/3a z. B. Cefuroxim/Ceftriaxon	Cephalosporin Gruppe 3b z. B. Ceftazidim	**plus**
Gyrasehemmer Gruppe 3/4 z. B. Levofloxacin/Moxifloxacin	Gyrasehemmer Gruppe 2/3 z. B. Ciprofloxacin/Levofloxacin	Gyrasehemmer Gruppe 2/3 **oder** Aminoglykosid
	Carbapenem z. B. Meropenem	

Tab. 5: Risikoadaptierte Therapieoptionen bei der nosokomialen Pneumonie.

Differenzialdiagnose

Als Differenzialdiagnosen der aufgeführten Pneumonieformen kommen in Betracht: Aspirationspneumonie, Lungentuberkulose, Bronchialkarzinom mit Retentionspneumonie, interstitielle Lungenerkrankungen oder Lungeninfarkt nach Lungenembolie.

Formen der Pneumonie

Aspirationspneumonie

Die Aspirationspneumonie ist eine häufige Diagnose bei älteren Patienten mit Apoplex-Anamnese, bei denen eine Schluckstörung besteht. Sie tritt aber auch beim bewusstseinsgestörten Patienten z. B. nach Trauma oder bei Intoxikationen auf. Meist manifestiert sich die Aspirationspneumonie in der rechten Lunge (Steilstellung des rechten Hauptbronchus) in einem Zeitraum von Stunden bis Tagen nach Aspiration.

Diagnostik und Therapie richten sich im Wesentlichen nach den oben genannten Kriterien, wobei auch hier die Differenzierung in ambulante oder nosokomiale Aspiration in Hinblick auf das Erregerspektrum von entscheidender Bedeutung ist.

Pneumonie III

Pneumonien bei Immunschwäche

Bei stark immungeschwächten Patienten, z. B. bei HIV-Infektion, während aggressiver Chemotherapie oder unter Immunsuppressiva, unterscheidet sich das Spektrum Pneumonie auslösender Erreger: Es umfasst zusätzlich Pilze (Pneumocystis carinii, Aspergillus, Candida), atypische Mykobakterien (z. B. M. avium, M. intracellulare) und Viren (Zytomegalie-, Herpes-simplex-, Herpes-zoster-Viren).

Pneumonie durch Pilze

Erreger von Lungenmykosen treten ubiquitär auf und sind für den Immunkompetenten in der Regel nicht pathogen. Bei Patienten mit geschwächtem Immunstatus können diese Erreger allerdings zu schweren Erkrankungen führen.
Die für Europa relevanten opportunistischen Pilzarten sind Candida, Aspergillus, Cryptococcus und Pneumocystis carinii.

Pulmonale Candidose

Diese Erkrankung tritt nur auf, wenn das Immunsystem sehr stark geschwächt ist. Zu 80% ist der Erreger Candida albicans, ein Pilz, der auch bei einem erheblichen Teil von Gesunden ohne jeden Krankheitswert im Oropharynx zu finden ist (Kolonisation). Seltener und immer pathologisch bei Nachweis in der Lunge ist Candida glabrata.
Eine Candidiasis (Soor) der Mundschleimhaut oder des Ösophagus findet sich bei AIDS-Patienten häufig. Relativ selten jedoch kommt es zu einer Candida-Pneumonie, die dann besonders durch weitere Risikofaktoren wie längere Antibiotikatherapie oder chronische Atemwegserkrankungen begünstigt wird.
Therapeutisch kommen Antimykotika zum Einsatz: Fluconazol, Voriconazol oder Caspofungin. Die Letalität einer pulmonalen Candidose liegt bei 80%.

Pulmonale Aspergillose

Aspergillus fumigatus, der häufigste Erreger der Aspergillose, kommt überall vor: Für immungeschwächte Patienten im Klinikbereich sind insbesondere Zimmerpflanzen, Blumenerde, aber auch Staub im Rahmen von Umbaumaßnahmen eine Gefahr.
Im Gegensatz zur Candidose, die eine typische Erkrankung bei AIDS ist, kommt es in der Regel v. a. bei stark immunsupprimierten oder bei leukämischen Patienten zu einer invasiven pulmonalen Aspergillose und Aspergillus-Pneumonie. In manchen Fällen kann es schwierig sein, eine bloße Pilzbesiedelung der Atemwege von einer manifesten Pneumonie zu unterscheiden. Im Zweifel kann eine bronchoskopisch gewonnene Biopsie durch Beurteilung der Schleimhautinvasion Aufschluss bringen (Abb. 6).
Klinisch imponieren die Patienten durch einen schwer kranken Eindruck mit Fieber, Husten, Dyspnoe, Tachykardie und Thoraxschmerz. **Therapie** der Wahl ist Amphotericin B, Voriconazol oder Flucytosin.
Weitere Erkrankungen können – auch bei guter Immunlage – durch Aspergillen ausgelöst werden und zu unterschiedlichen klinischen Bildern führen:

▶ Allergische Reaktionen auf Aspergillus fumigatus können sich in Form eines Asthma bronchiale (S. 40 ff.), einer exogen allergischen Alveolitis (S. 54) oder einer allergischen bronchopulmonalen Aspergillose manifestieren.
▶ Ein Aspergillom ist ein Pilzknäuel, das sich in Kavernen nach durchgemachter Lungentuberkulose bilden kann. Röntgenologisch imponiert es als Rundherd mit typischer Luftsichel. Es verursacht klinisch kaum Beschwerden, kann jedoch bei plötzlichem Aushusten zu bedrohlicher Hämoptyse führen.

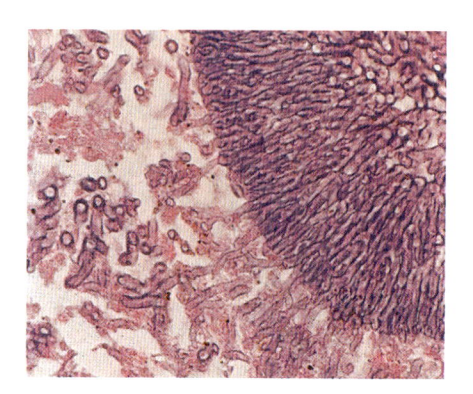

Pulmonale Kryptokokkose

Der in Erde und Vogelmist vorkommende Hefepilz, meist Cryptococcus neoformans, kann besonders bei AIDS-Patienten zu schweren Komplikationen führen.
Klinik: Primär ist oft die Lunge befallen, es entsteht die pulmonale Kryptokokkose, die oft einen klinisch milden und uncharakteristischen Verlauf hat. Sekundär kann sich der Erreger im ZNS manifestieren und zu Meningitis bzw. Enzephalitis führen (häufigste Manifestation einer Kryptokokkose).
Therapie: Amphotericin B

Pneumocystis-carinii-Pneumonie (PCP)

Der Nachweis einer Pneumocystis-carinii-Pneumonie ist nicht selten der erste Hinweis auf eine AIDS-Erkrankung und mit über 80% die häufigste opportunistische Infektion bei AIDS.
Klinik: Das klinische Spektrum reicht von einer schleichenden Verlaufsform mit uncharakteristischen Symptomen bis zum akut-fulminanten Krankheitsbild mit hoher Letalität. Typisch bei Letzterem ist die Diskrepanz zwischen der Schwere der Klinik und der verzögerten Ausprägung eines auskultatorischen und radiologischen Befunds. Wichtig ist eine rasche Diagnosestellung, denn eine fortgeschrittene Erkrankung mit Beatmungspflichtigkeit hat eine hohe Letalität.
Therapie: Da sich eine PCP bei einer T-Helferzellen-Zahl von < 200/μl häufig manifestiert, wird ab diesem Stadium einer AIDS-Erkrankung prophylaktisch Cotrimoxazol gegeben. Hoch dosiertes Cotrimoxazol ist auch Mittel der Wahl

Abb. 6: Histologisches Bild einer Aspergillose bei Befall der Lunge. [25]

bei bereits ausgebrochener Pneumocystis-carinii-Pneumonie.

Komplikation der Pneumonie: Lungenabszess

▶ Ein **Abszess** ist ein durch Gewebeeinschmelzung (Nekrose) entstandener Hohlraum, der mit Eiter gefüllt und von einer Abszessmembran (Abkapselung des nicht zu beseitigenden Prozesses durch den Körper) umgeben ist.
▶ Bei einem **Empyem** handelt es sich um eine Eiteransammlung in einem physiologischerweise existierenden Hohlraum (z. B. Pleurahöhle → Pleuraempyem S. 78).

Pathogenese

Ein Lungenabszess entsteht im Rahmen eines Entzündungsgeschehens der Lunge: Häufigste Ursachen sind Pneumonien v. a. durch Staphylokokken, Klebsiellen oder Anaerobier sowie Aspirationspneumonien (Magensaft).
Eine Nekrotisierung des Parenchyms mit bakterieller Besiedelung kann aber auch durch lokale Minderperfusion der Lunge bei Lungeninfarkt oder durch ein tumoröses Geschehen entstehen.
Ein Abszess tritt oft solitär auf, unter bestimmten Bedingungen können sich aber auch multiple Abszesse bilden.

Klinik

Die Symptome ähneln denen einer Pneumonie: Die Patienten fühlen sich abgeschlagen und haben Fieber, Husten, Dyspnoe und oft übel riechenden Auswurf, bei Pleurabeteiligung auch Thoraxschmerzen. Bricht der Abszess in das Bronchialsystem ein, kommt es zu massiv eitrigem Auswurf.

Diagnostik

Abhängig von Größe, Lage und Füllungszustand der Abszesshöhle können sich verschiedene Befunde ergeben: Bei der **Perkussion** ist oft eine lokale Dämpfung aufgrund der Eiteransammlung zu erwarten. **Auskultatorisch** können lokale Rasselgeräusche und evtl. über größeren Abszesshöhlen amphorische Atemgeräusche hörbar sein.
Labor: Leukozytose mit Linksverschiebung, CRP-Erhöhung

Im **Röntgen-Thorax** finden sich Verschattungen (▮ Abb. 7), teilweise ist bei Anschluss an das Bronchialsystem eine Spiegelbildung erkennbar. Zur genaueren Abklärung des röntgenologischen Befunds ist meist ein **Thorax-CT** notwendig, insbesondere bei Verdacht auf ein ursächliches Neoplasma.
Wichtig sind **mikrobiologische Untersuchungen:** bei Fieber Blutkulturen, bei technischer Durchführbarkeit Punktion des Abszesses oder **Bronchoskopie** mit Abstrich bzw. alveolärer Lavage. Eine mikrobiologische Untersuchung des Sputums ist nur bei Purulenz des Sputums sinnvoll. Das Verfahren ist aber wenig sensitiv und das Sputum zudem häufig durch Keime der Mundflora verunreinigt.

Therapie

Eine breite antibiotische Therapie ist unverzüglich nach Materialgewinnung einzuleiten, auch wenn der Erreger noch nicht identifiziert ist. Die Behandlung muss dann bei Vorliegen des Erregernachweises gezielt korrigiert werden. Zusätzlich kommen physiotherapeutische Maßnahmen (Atemgymnastik, Inhalationen) sowie bronchoskopisches Absaugen zum Einsatz. 80% der Lungenabszesse lassen sich durch die Kombination von systemischer Antibiotikatherapie und Absaugen heilen.
Bei chronischem oder therapieresistentem Krankheitsverlauf ist eine Drainage der Abszesshöhle nach außen (z. B. CT-gesteuerte Pigtail-Katheter-Einlage) oder eine operative Sanierung des Abszesses (Lobektomie) indiziert.

Differenzialdiagnose

Differenzialdiagnostisch muss an ein Bronchialkarzinom, eine Lungentuberkulose mit Kavernenbildung oder auch an einen Morbus Wegener gedacht werden.

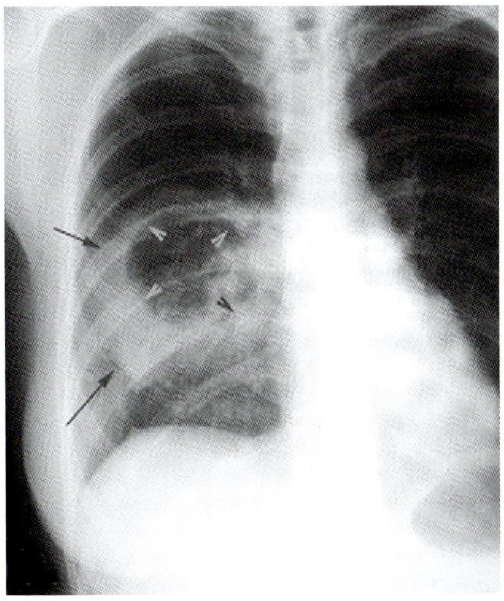

▮ Abb. 7: Rö-Thorax bei Lungenabszess: im rechten Mittel-/Unterfeld gelegene Verschattung (→) mit zentraler, rundlich begrenzter Aufhellung (>). [13]

Zusammenfassung

- ✖ Leitsymptome der Pneumonie sind Husten mit Auswurf, Dyspnoe, Fieber.
- ✖ Diagnostik: Rasselgeräusche in der Auskultation, Erhöhung der Entzündungsparameter und Infiltrate im Röntgen-Thorax
- ✖ Von wesentlicher Bedeutung für die Therapie ist die Differenzierung in ambulant erworbene Pneumonie oder nosokomiale Pneumonie.
- ✖ Die antibiotische Therapie erfolgt zunächst empirisch nach Einteilung in verschiedene Risikogruppen und wird bei Vorliegen des erregerspezifischen Antibiogramms modifiziert.

Tuberkulose I

Mykobakterien sind säurefeste Stäbchen, die sich sehr langsam vermehren und mikroskopisch nur mit spezieller Färbung (Ziehl-Neelsen) nachweisbar sind. Sie können intrazellulär in Makrophagen persistieren und sich so einer Immunreaktion entziehen. Damit haben mykobakterielle Erkrankungen die Tendenz zur Chronifizierung und erfordern einen langfristigen Therapieplan. Neben Mycobacterium tuberculosis spielen M. bovis und M. africanum eine – untergeordnete – Rolle als Erreger der Tuberkulose.
Die Tuberkulose kann sich in nur einem Organ manifestieren (in 80 % in der Lunge), aber auch generalisiert auftreten.

> Eine Tuberkuloseerkrankung sowie der Tod durch Tuberkulose sind meldepflichtig!

Epidemiologie

Ein Drittel der Weltbevölkerung ist mit M. tuberculosis infiziert, jedoch erkranken nur 5–10 % an aktiver Tuberkulose. Die Erkrankung tritt vor allem in Entwicklungsländern auf und hat dort die höchste Letalität. In Deutschland ist die Tuberkulose rückläufig, kommt aber insbesondere bei Risikogruppen (AIDS-Erkrankte, Drogenabhängige, Obdachlose, Flüchtlinge, ältere Patienten) immer wieder vor. Besonders problematisch ist die zunehmende Resistenzentwicklung der Mykobakterien v. a. im Osten Europas.

Ätiologie und Pathogenese

Die Übertragung der Tuberkulose erfolgt hauptsächlich durch Tröpfcheninfektion: Durch Husten und Niesen erkrankter Patienten mit **„offener" Tuberkulose** (definiert als Tuberkulose, bei der Erreger vom infizierten Patienten in die Umwelt gelangen) werden bakterienhaltige Aerosole ausgeschleudert und können so in die Atemwege Gesunder gelangen. Die Inkubationszeit beträgt 6–12 Wochen. Selten ist eine orale Übertragung von M. bovis durch den Genuss von Milch. Zwei Faktoren entscheiden nach Infektion mit M. tuberculosis darüber, ob die Krankheit ausbrechen wird oder nicht: zum einen die Menge und Virulenz der aufgenommenen Erreger, zum anderen die Immunlage und Resistenz des Infizierten.

Von einer **aktiven** Erkrankung spricht man bei Ausscheidung von Bakterien und/oder bei Veränderungen des Röntgenbefunds, während sich die **inaktive** Tuberkulose durch Konstanz des pathologischen Röntgen-Thorax ohne Erregerausscheidung oder Entzündungszeichen auszeichnet.

Primärtuberkulose

Nach Eintritt und Niederschlag in den Alveolen nehmen Alveolarmakrophagen die Erreger auf und werden durch T_2-Lymphozyten in ihrer Phagozytoseaktivität gesteigert. Es kommt jedoch meist nicht zu einer völligen Vernichtung der Tuberkelbakterien, sondern lediglich zu einer Abschottung durch Bildung von spezifischen **epitheloidzelligen Granulomen**. Diese zeigen eine zentrale Nekrose (Verkäsung) und beinhalten persistierende vitale Mykobakterien (Abb. 1). Werden sie verflüssigt und über einen Anschluss an das Bronchialsystem ausgehustet **(offene Tuberkulose)**, entstehen Hohlräume, die sog. **Kavernen**. **Tuberkulome** entstehen durch die Verschmelzung mehrerer Granulome. Später können die Granulome verkalken und radiologisch als **Ghon-Herde** nachweisbar sein. Auf diese Weise dämmt ein intaktes Immunsystem die Infektion ein – in den meisten Fällen kommt es hierdurch zu einem Stillstand der Erkrankung und zur Ausheilung.

Manchmal kann es bereits im Primärstadium der Tuberkulose zu einer diskreten hämatogenen Streuung von

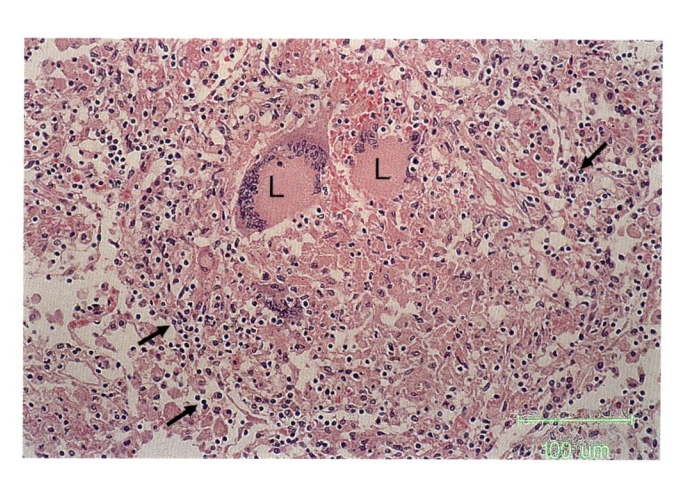

Abb. 1: Tuberkulöses Granulom mit Langhans-Riesenzellen (L), Epitheloidzellen und zahlreichen Lymphozyten im Randbereich (→). [4]

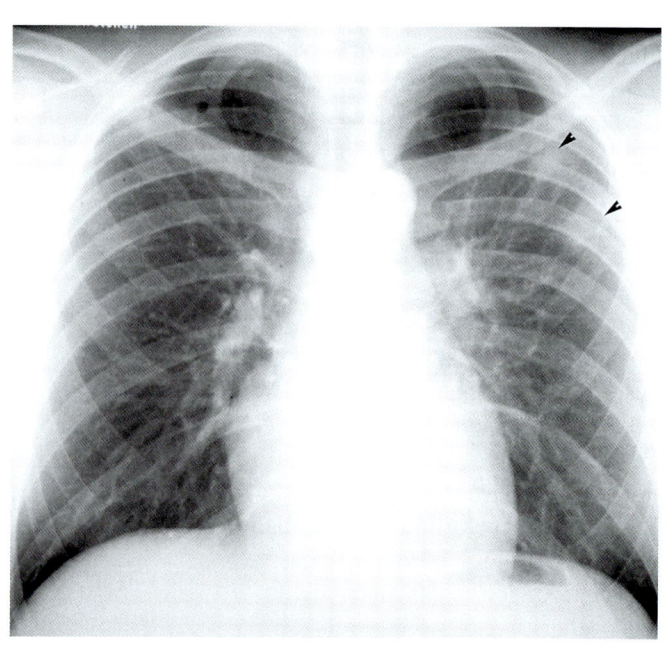

Abb. 2: Rö-Thorax: Die zwei diskreten knotigen Verschattungen im linken Oberfeld (>) entsprechen einer Primärtuberkulose. [13b]

Infektionen

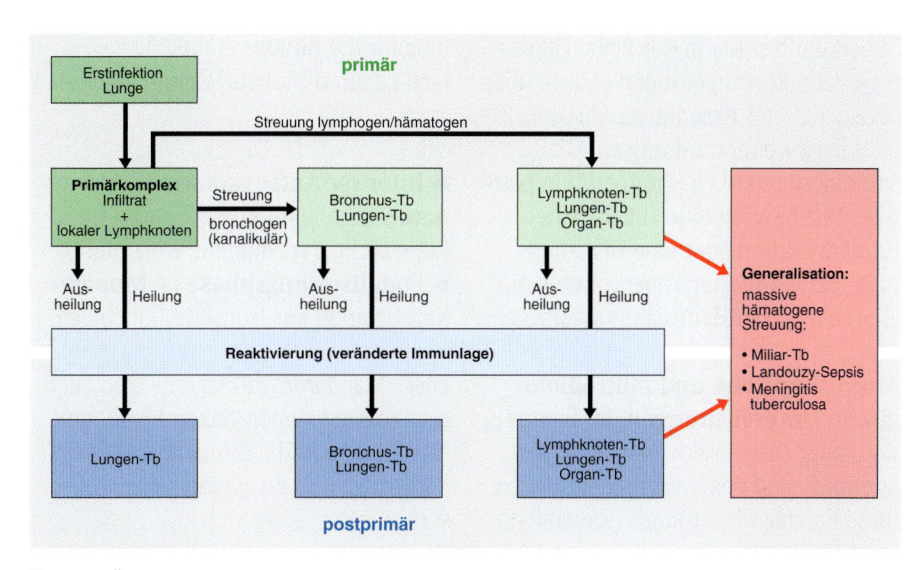

Abb. 3: Übersicht zur Lungentuberkulose. [5]

Tuberkelbakterien kommen (Abb. 2). Diese sog. „minimal lesions" finden sich meist in den Lungenspitzen (in verkalktem Zustand dann als **Simon-Spitzenherde** bezeichnet), können aber auch in anderen Organen auftreten. Sie sind zunächst harmlos, können jedoch bei veränderter Immunlage durch Reaktivierung zum Ausgangspunkt der postprimären Lungen- bzw. Organtuberkulose werden (Abb. 3).

Progrediente Primärtuberkulose

Wenn die Immunreaktion des Körpers durch vorbestehende Erkrankungen wie z. B. AIDS (Reduktion der T_2-Lymphozyten!), hohes Alter oder Malnutrition reduziert ist, kann es im Rahmen der Primärtuberkulose zu einer hämatogenen, bronchogenen oder lymphogenen Aussaat der Erreger kommen. Gefürchtet sind dabei die Miliartuberkulose, die tuberkulöse Meningitis und die Landouzy-Sepsis, die rapide und letal verlaufen können (s. u.).

Postprimäre Tuberkulose

Die postprimäre Tuberkulose entsteht durch endogene Reinfektion alter Organherde mit persistierenden vitalen Tuberkelbakterien. Ursache ist meist eine Verschlechterung der Immunabwehr, z. B. durch hämatologische Erkrankungen, Diabetes mellitus, Niereninsuffizienz, Alkoholmissbrauch, langfristige Steroidtherapie oder HIV-Infektion. Exogene Reinfektionen sind selten, kommen aber vor. In über 80 % der Fälle betrifft die postprimäre Tuberkulose die Lunge, eine extrapulmonale Manifestation (Lymphknoten, ZNS, Urogenitaltrakt, Knochen) ist aber ebenfalls möglich.

Klinik

Die Primärtuberkulose ist klinisch oft stumm, es können aber auch unspezifische Symptome wie subfebrile Temperaturen, Husten, Nachtschweiß oder Appetitverlust auftreten. Auch eine Schwellung der regionalen Lymphknoten ist möglich.

Die manifeste und aktive Lungentuberkulose äußert sich durch Husten, evtl. mit Auswurf oder Hämoptysen. Finden die Nekroseherde mit eingeschlossenen Tuberkelbakterien Anschluss an das Bronchialsystem, entsteht die hochinfektiöse Form der offenen Tuberkulose. Ein allgemeines Krankheitsgefühl mit Leistungseinbuße, Schwäche, Nachtschweiß und Gewichtsverlust kommt hinzu und entwickelt sich bei schwerem progredientem Verlauf zum Vollbild einer konsumierenden Erkrankung, die deshalb früher als Schwindsucht bezeichnet wurde.

Formen thorakaler Tuberkulosen

Neben der oben beschriebenen klassischen und am häufigsten vorkommenden Lungentuberkulose gibt es auch andere Verlaufsvarianten. So kann die primäre Tuberkulose bei schlechter Abwehrlage unter dem Bild einer **käsigen Pneumonie** verlaufen, der sog. galoppierenden Schwindsucht. Hier breitet sich die Erkrankung ohne Granulombildung über einen gesamten Lungenlappen oder -flügel aus und führt zu dessen Zerstörung.

Die **Miliartuberkulose** kann bei schlechter Resistenzlage des Patienten sowohl im Rahmen einer Primär- als auch einer Postprimärinfektion auftreten. Es handelt sich um eine generalisierte Erkrankung mit massiver Aussaat der Tuberkelbakterien in zahlreiche Organe, wobei Lunge, Meningen, Leber und Milz am häufigsten betroffen sind. Man unterscheidet verschiedene Verlaufsformen: In 90 % der Fälle handelt es sich um die pulmonale Form mit feinkörniger Streuung in die Lunge (Abb. 4). Daneben gibt es eine meningitische Form mit vorwiegend Symptomen der Meningitis und eine typhöse Form, die sich durch hohes Fieber und schlechten Allgemeinzustand auszeichnet. Bei besonders schlechter Immunlage kann die Miliartuberkulose zu einer Sepsis (**Landouzy-Sepsis**) führen, deren Letalität sehr hoch ist.

Im Rahmen einer Primärtuberkulose kann es auch zu einer Beteiligung der Pleura kommen: Bei der **Pleuritis exsudativa** bestehen atemabhängige thorakale Schmerzen, die durch einen Pleuraerguss verursacht werden (S. 76).

Wenn die Hiluslymphknoten bei einer Tuberkuloseerkrankung stark anschwellen, entsteht das Bild einer **Hiluslymphknoten-Tbc.** Mögliche Komplikation ist eine Atelektase durch das Abdrücken eines Bronchus.

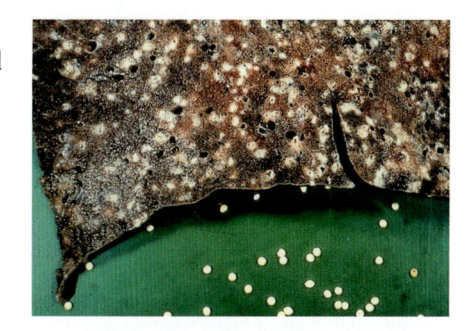

Abb. 4: Lungenpräparat bei Miliartuberkulose mit zahlreichen hirsekorngroßen Infiltraten (Hirsekörner daneben zum Größenvergleich). [4]

Tuberkulose II

Diagnostik

Zunächst sollte durch gezielte **Anamnese** nach den oft unspezifischen Symptomen einer Tuberkulose gefragt werden. Daneben kann die Erforschung des sozialen Umfelds Hinweise auf eine mögliche Infektionsquelle geben.

Die **körperliche Untersuchung** muss sich auf alle Organe erstrecken. Auskultation und Perkussion der Lunge können je nach Befall verschiedene Befunde ergeben. Haben sich oberflächennah größere Kavernen gebildet, so wird oft ein amphorisches Atemgeräusch bzw. Kavernenjuchzen auskultierbar sein.

Auch die Befunde beim **Röntgen-Thorax** können sehr variabel sein: Tuberkulome, Verkalkungen, Kavernen, bronchopneumonische Infiltrate, Fibrosierungen, Pleuraerguss (▌Abb. 5–7 und S. 36, ▌Abb. 2).

Der **Tuberkulintest** beruht auf der Immunreaktion vom verzögerten Typ (Typ IV): Durch den Tine-Test (Stempeltest) oder Mendel-Mantoux-Test (intrakutane Injektion steigender Konzentrationen von Tuberkulin), die beide an der Beugeseite des Unterarms durchgeführt werden, lässt sich nach 3 Tagen anhand der Hautreaktion ein einmal erfolgter Kontakt mit Tuberkelbakterien nachweisen: Als positives Testergebnis gilt eine tastbare Induration von mehr als 6 mm Durchmesser (▌Abb. 8). Bei negativem Tuberkulintest hat in der Regel kein Erregerkontakt stattgefunden (Ausnahmen bei hochakuter exsudativer Verlaufsform oder bei Zweiterkrankung an AIDS, Sarkoidose oder Lymphomen). Ein positiver Test beweist eine abgelaufene Primärinfektion oder eine BCG-Impfung. Bei manifester Tuberkulose kann eine sehr starke Hautreaktion auftreten.

Mikroskopische und mikrobiologische Untersuchungen des Sputums und/oder Magensafts (verschlucktes Sputum!) sind von wesentlicher Bedeutung: Bei der Mikroskopie (Ziehl-Neelsen-Färbung) können lediglich säurefeste Stäbchen ohne genauere Identifizierung nachgewiesen werden. Dagegen kann bei Bakterienkulturen zwischen verschiedenen Mykobakterien unterschieden werden. Allerdings kann die Kultur aufgrund des langsamen Wachstums der Erreger erst nach ca. 6 Wochen abgelesen werden. Schneller ist der Nachweis tuberkulöser DNA durch die PCR.

Therapie

Neben allgemeinen Maßnahmen wie körperlicher Schonung und geregelter Lebensführung (ausreichend Ernährung und Schlaf, Alkohol- und Nikotinkarenz) ist jede aktive Tuberkulose mit einer antibiotischen Kombinationstherapie zu behandeln. Die Therapieempfehlung für die Bundesrepublik Deutschland ist ein 6-Monats-Regime bestehend aus:

- **Intensiv-Anfangsphase (2 Monate):** Kombination aus Isoniazid, Rifampicin, Pyrazinamid, Ethambutol
- **Stabilisierungsphase (4 Monate):** Kombination aus Isoniazid, Rifampicin

Diese Standardmedikamente sind auch als fixe Medikamentenkombinationen erhältlich, was die Einnahme deutlich erleichtert und die Compliance verbessert.

Wichtig ist eine regelmäßige Einnahme, um Resistenzbildung zu vermeiden.

Die Verträglichkeit der Präparate ist insgesamt relativ gut, empfohlen sind Kontrolle der Leberwerte (Hepatotoxizität von Isoniazid, Rifampicin, Pyrazinamid), der Nierenfunktion und des Sehvermögens (Optikusschädigung durch Ethambutol).

Mikroskopische Kontrollen des Sputums sollten monatlich erfolgen, eine erneute kulturelle Untersuchung nach 8–12 Wochen. Röntgenkontrollen sollten nach 4, 8 und 12 Wochen, im weiteren Verlauf nach 4 und 6 Monaten durchgeführt werden.

Prophylaxe

An erster Stelle steht eine Expositionsprophylaxe durch Isolation der Patien-

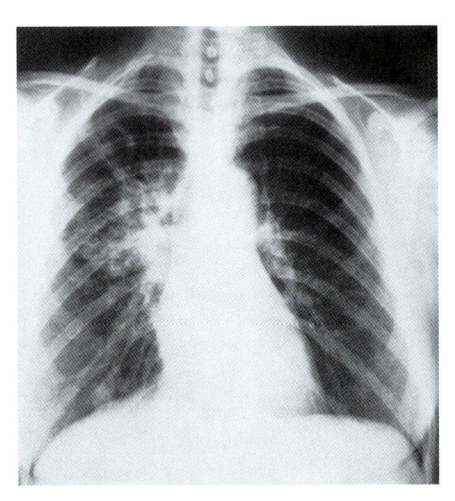

▌ Abb. 5: Rö-Thorax bei Lungentuberkulose mit bronchogener Streuung in der rechten Lunge. [17]

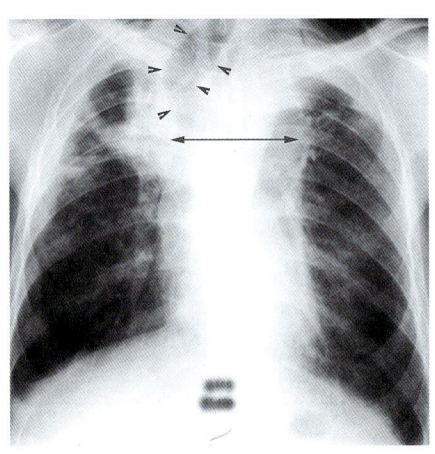

▌ Abb. 6: Rö-Thorax mit späten tuberkulösen Veränderungen: Die narbige Schrumpfung in beiden Oberlappen führt zu kompensatorischer Überblähung der Unterlappen, zum Hochzug der Lungenhili (↔) und zur Verziehung der Trachea nach rechts (>). [13b]

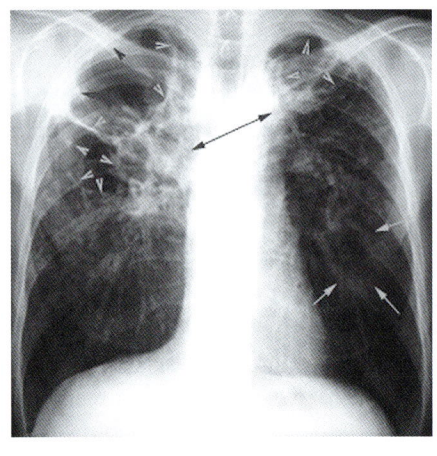

▌ Abb. 7: Rö-Thorax eines Patienten mit rascher und schwerer Verlaufsform der Tuberkulose: Die ausgedehnten Kavernen (> und →) sind teilweise von großflächigen Infiltraten umgeben. Die Lungenhili sind asymmetrisch hochgezogen (↔). [13b]

ten mit offener Lungentuberkulose, die so lange aufrechterhalten werden muss, bis drei mikroskopische Sputumuntersuchungen negativ sind. Bei exponierten Personen kann eine Chemoprophylaxe mit Isoniazid über 8 Wochen durchgeführt werden.
Hat sich ein vormals Gesunder bereits infiziert, kann eine 6–12 Monate andauernde Isoniazidgabe den Ausbruch einer manifesten Tuberkulose verhindern helfen – dieses Vorgehen wird als Chemoprävention bezeichnet.
Die aktive Schutzimpfung (BCG-Impfung) wird von der STIKO seit 1998 nicht mehr empfohlen, da sie nicht sicher wirksam ist, viele Nebenwirkungen zeigt und die Inzidenz der Tuberkulose in Deutschland insgesamt gering ist.

Verlauf und Prognose

▶ 90% aller Infektionen verlaufen klinisch stumm.
▶ Wird eine manifeste Lungentuberkulose nicht oder nicht adäquat behandelt, so liegt die Letalität bei ca. 50%.
▶ Aufgrund des dem Verlauf zugrunde liegenden schlechten Immunstatus ist die Miliartuberkulose auch heute unter optimaler Therapie noch immer mit einer Letalität von über 50% behaftet.

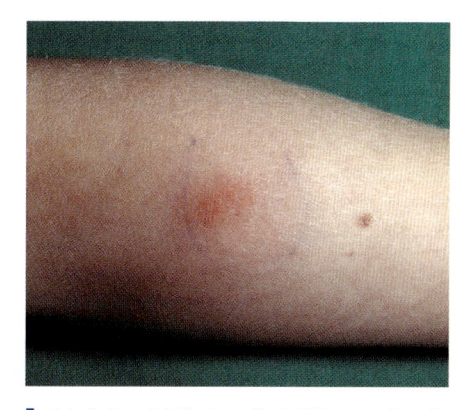

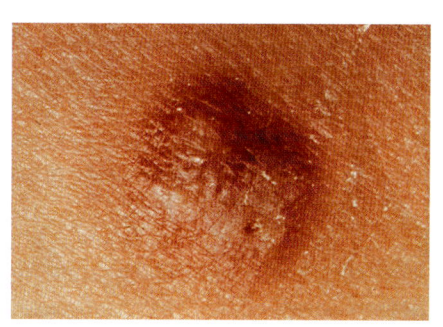

■ Abb. 8: Mendel-Mantoux-Test: Rötung und tastbare Induration > 6 mm. [24b]

Differenzialdiagnose

Wird der Erreger mikroskopisch oder kulturell nachgewiesen, so ist die Diagnose eindeutig. Gelingt der Erregernachweis nicht, so muss abhängig vom Röntgenbefund an chronische **Bronchitis** oder **Pneumonie,** bei Tuberkulomen oder starker Lymphknotenschwellung im Röntgen-Thorax auch an ein **Bronchialkarzinom** gedacht werden.

Atypische Mykobakteriosen

Atypische Mykobakterien (MOTT = **m**ycobacteria **o**ther **t**han **t**ubercle bacilli) sind ubiquitär und für den Immunkompetenten meist nicht pathogen. Sie werden über Staub oder Nahrungsmittel, nicht jedoch von Mensch zu Mensch übertragen.
Probleme können atypische Mykobakterien, insbesondere **M. avium** und **intracellulare,** bei Patienten mit AIDS (oder Immunschwäche anderer Genese) bereiten: Es kommt zur Dissemination der Erreger in zahlreiche Organe mit folgenden möglichen Symptomen: Fieber, Nachtschweiß, Lymphknotenvergrößerung, Abdominalschmerzen mit Diarrhö, Gewichtsverlust. Auffällige Röntgenbefunde der Lunge sind seltener als bei der Tuberkulose.
Die Mehrzahl der Antituberkulotika ist bei diesen Erkrankungen unwirksam. Im Vordergrund stehen die Behandlung der Grunderkrankung und eine Verbesserung des Immunstatus.

Zusammenfassung

✖ Die Tuberkulose ist eine insbesondere in Entwicklungsländern häufig auftretende Erkrankung.
✖ Erreger ist Mycobacterium tuberculosis (säurefestes Stäbchen), die Übertragung erfolgt per Tröpfcheninfektion.
✖ Nur bei 5–10% der Infektionen kommt es zur manifesten Erkrankung mit den typischen Symptomen wie chronischem Husten, Auswurf, Gewichtsverlust, Nachtschweiß und Leistungsknick.
✖ Zur Diagnose dienen der Röntgen-Thorax und der mikroskopische sowie mikrobiologische Erregernachweis, zum Screening eignet sich der Tuberkulintest.
✖ Therapie: 6-monatige Kombinationstherapie mit Tuberkulostatika (Isoniazid, Rifampicin, Pyrazinamid, Ethambutol).

Asthma bronchiale I

Asthma bronchiale ist eine chronisch-entzündliche Atemwegserkrankung, die zu anfallsweise auftretender Atemnot führt. Ursache ist eine Überempfindlichkeit der Atemwege mit Schleimhautschwellung, vermehrter und zäher Schleimbildung (Hyper- und Dyskrinie) sowie Konstriktion der glatten Bronchialwandmuskulatur, was zu einer Atemwegsverengung führt. Es handelt sich also um eine **obstruktive Lungenfunktionsstörung.** Die Anfälle sind spontan oder medikamentös reversibel, und die Patienten können im Intervall beschwerdefrei sein, obwohl eine chronische Entzündung und Hyperreaktivität der Schleimhaut weiter besteht.

Mit 5% (Erwachsene) bis 10% (Kinder) Prävalenz in der Bevölkerung ist Asthma bronchiale eine der häufigsten chronischen Erkrankungen mit weiterhin zunehmender Tendenz. Sie betrifft alle Altersstufen, bevorzugt aber Kinder und Jugendliche. Genetische Faktoren spielen über polygene Vererbung in der Pathogenese eine wichtige Rolle.

Ätiologie und Pathogenese

> Die Kombination aus genetischer Prädisposition und exogenen Auslösern bedingt die drei typischen Merkmale des Asthma bronchiale:
> ▶ Bronchiale Entzündung
> ▶ Unspezifische Hyperreaktivität des Bronchialsystems
> ▶ Bronchiale Obstruktion

Dabei werden zwei Arten des Asthma bronchiale unterschieden: eine allergische und eine endogene Form. Die meisten Patienten (80% der Fälle) leiden an einer **Mischform** aus beiden.

Exogen-allergisches Asthma

Das exogen-allergische Asthma **(extrinsic asthma)** beginnt häufig in der Jugend. Es handelt sich um eine allergische Sofortreaktion vom Typ I (IgE-vermittelt), die wenige Minuten nach Antigenkontakt beginnt. Typische Auslöser sind inhalierte Fäzes der Hausstaubmilbe, Gräserpollen, Tierhaare oder Schimmelpilze. Die Antigene binden über IgE-Rezeptoren an Mastzellen und basophile Granulozyten, die dadurch große Mengen an Histamin und anderen Entzündungsmediatoren ausschütten. Diese Mediatoren bewirken durch erhöhte Durchlässigkeit der Kapillarwände eine ödematöse Schwellung der Bronchialschleimhaut, verbunden mit einer Stimulation der schleimproduzierenden Drüsen. Auch die Muskularis reagiert auf den Reiz und kontrahiert. Diese drei Faktoren führen zu einer Verengung der Atemwege und es kommt zum Asthmaanfall, der sich nach ca. einer Stunde zurückbildet (▮ Abb. 1).

Durch Rekrutierung von Leukozyten kann es nach einigen Stunden zu einer länger anhaltenden asthmatischen Spätreaktion kommen, denn die Leukozyten setzen ihrerseits wieder Entzündungsmediatoren frei und die Reaktion der Bronchialschleimhaut beginnt erneut. Zudem kommt es zu einer Hemmung der Flimmertätigkeit und zur Zerstörung von Epithelien.

Nicht allergisches endogenes Asthma

Das nicht allergische endogene Asthma **(intrinsic asthma)** tritt meist erst nach dem 40. Lebensjahr auf und kann durch verschiedene Faktoren ausgelöst werden (▮ Tab. 1).
Die Pathogenese ist uneinheitlich, letztlich kommt es aber bei allen Aktivierungswegen zu ähnlichen Immunmechanismen wie beim allergisch induzierten Asthma (allerdings **ohne IgE!**) mit vermehrter Präsenz von Entzündungszellen in der Bronchialschleimhaut. Dies führt zu einer entzündlichen Reaktion des Epithels und zu einer Hyperreaktivität der Bronchialwand.

Klinik

Die Anfälle treten bei allergischem Asthma nach Antigenexposition, bei endogenem Asthma gehäuft in der Nacht oder in den frühen Morgenstunden auf. Je nach Art des Asthmas können die Anfälle über das ganze Jahr verteilt oder aber nur zu bestimmten Jahreszeiten auftreten.

Bei leichtem Asthma kann ein **trockener Reizhusten** das einzige Symptom sein.

Das typische Bild eines akuten Asthmaanfalls ist gekennzeichnet durch plötzlich einsetzende **Dyspnoe,** die mit **Husten, exspiratorischem Brummen und Giemen** sowie **verlängertem Exspirium** einhergeht, was oft schon auf Distanz zu hören ist. Der Patient ist agitiert, sitzt aufrecht und stützt sich mit den Armen ab, um unter Inanspruchnahme der Atemhilfsmuskulatur besser atmen zu können. Auch ein Engegefühl in der Brust wird häufig angegeben. Die Atem- und Pulsfrequenz sind – abhängig von der Schwere des Anfalls – erhöht.

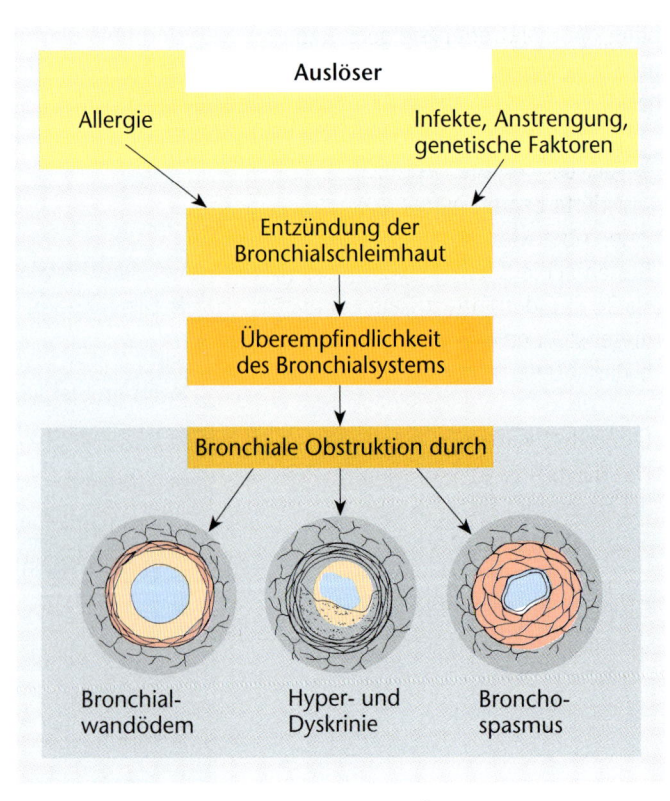

▮ Abb. 1: Entstehung des Asthma bronchiale im Überblick. [24b]

Infektionen	In 90% der Fälle durch Viren ausgelöst: RS-, Rhino-, Influenza-, Parainfluenzaviren
Belastung/Kaltluft	Schleimhautirritation durch Austrocknung und/oder Temperatursprung
NSAID/Aspirin	Durch Blockade der Cyclooxygenase werden vermehrt Leukotriene produziert, was zur Erhöhung des Atemwegswiderstands führen kann
Chemisch-irritativ	z. B. Zigarettenrauch, Ozon
β-Blocker	Hemmung der durch $β_2$-Rezeptoren vermittelten bronchodilatativen Wirkung
Emotionale Faktoren	Als alleinige Auslöser unwahrscheinlich, aber als endogene Komponente erschwerend bei allergisch ausgelöstem Anfall

Tab. 1: Reiz und Reaktion beim endogenen Asthma.

Schweregrad	Häufigkeit	Symptome, tagsüber	Symptome, nachts	LuFu im Intervall
Leicht, intermittierend	75%	Max. 1×/Woche	Max. 2×/Monat	PEF/FEV_1 ≥ 80% vom Sollwert PEF-Tagesvariabilität < 20%
Leicht, persistierend		Max. 1×/Tag	> 2×/Monat	PEF/FEV_1 ≥ 80% vom Sollwert PEF-Tagesvariabilität 20–30%
Mäßig, persistierend	20%	Täglich	> 1×/Woche	PEF/FEV_1 60–80% vom Sollwert PEF-Tagesvariabilität > 30%
Schwer, persistierend	5%	Ständig	Häufig	PEF/FEV_1 ≤ 60% vom Sollwert PEF-Tagesvariabilität > 30%

Tab. 2: Schweregradeinteilung des Asthma bronchiale.

> Exspiratorisches Brummen und Giemen entsteht bei Obstruktion der unteren Luftwege (so beim Asthma bronchiale), während ein inspiratorischer Stridor durch Obstruktion der oberen Luftwege verursacht wird.

Bei der schwersten Form des asthmatischen Anfalls bestehen eine ausgeprägte Ruhedyspnoe und Tachykardie, der Patient muss nach jedem Wort Luft holen. Hier sind oft keine Atemgeräusche zu hören („stille Lunge" oder „silent chest"), weil der Luftstrom nicht mehr ausreicht, um Geräusche zu erzeugen. Solch eine Situation kann lebensgefährlich werden, wenn trotz extrem gesteigerten Atemantriebs der Gasaustausch nicht mehr ausreichend ist und der Patient in die Hypoxämie (pO_2 erniedrigt) und Hyperkapnie (pCO_2 erhöht) fällt. Aufgrund der zunehmenden Erschöpfung des Patienten ist hier bei Versagen der medikamentösen Therapie eine assistierte Beatmung indiziert (z. B. NIV: nicht invasive Ventilation über Mund-Nasen-Maske).
Bestehen die Beschwerden trotz Therapiemaßnahmen länger als 24 Stunden fort, so liegt ein **Status asthmaticus** vor – dieser stellt einen höchst lebensbedrohlichen Zustand dar und bedarf intensivmedizinischer Überwachung.

Diagnostik

Das diagnostische Vorgehen richtet sich danach, ob sich der Patient im Intervall oder während des Asthmaanfalls in ärztliche Behandlung begibt.

Diagnostik im Intervall

Bei der Diagnostik im Intervall steht die Suche nach den Ursachen für die Anfälle im Vordergrund. In der **Anamnese** müssen die Beschwerden auf zeitlichen Verlauf, Häufigkeit und auslösende Faktoren hin genau exploriert werden: Es ist besonders nach Allergien, bekannten Stressoren wie Infekten, Sport oder Kaltluft, Begleiterkrankungen und Medikamenteneinnahme sowie nach tageszeitlichem und saisonalem Auftreten der Beschwerden zu fragen. Darüber hinaus ist eine Familienanamnese von Bedeutung, da die Erkrankung zu einem erheblichen Prozentsatz vererbt wird.
Die **Lungenfunktionsprüfung** ergibt verminderte FEV_1 und verminderten PEF. Bei ausgeprägter Obstruktion finden sich zusätzlich durch intrathorakal „gefesselte" Luft eine Verminderung der Vitalkapazität und eine Zunahme des Residualvolumens. Im Intervall wird ein unspezifischer bronchialer Provokationstest mit anschließendem **Bronchospasmolysetest** durchgeführt: Ein Reizstoff (z. B. Methacholin) wird inhaliert, anschließend werden FEV_1 und Resistance (Parameter der Obstruktion) gemessen. Damit lassen sich Obstruktion und bronchiale Hyperreagibilität nachweisen. Nun wird nach Inhalation eines $β_2$-Mimetikums überprüft, ob und um wie viel Prozent die Obstruktion reversibel ist.
Das Asthma bronchiale wird nach verschiedenen Kriterien in Schweregrade eingeteilt (Tab. 2).
Die **Allergiediagnostik** umfasst Hauttests (Prick-Test oder Intrakutantest), Karenzversuche (Vermeiden des vermuteten Allergens), Laboruntersuchungen (Bestimmung des Gesamt-IgE sowie allergenspezifischer IgE-Antikörper mittels Radio-Allergo-Sorbent-Test = RAST) und im Einzelfall auch inhalative Provokationstests (cave: der Test ist nicht ungefährlich – Notfallmedikamente müssen bereitliegen!). Wichtig ist dabei, dass alle Medikamente, die antiallergisch wirken oder eine Wirkung auf das Bronchialsystem haben, je nach Wirkdauer 1–4 Wochen vorher abgesetzt werden.

Asthma bronchiale II

Diagnostik im akuten Asthmaanfall
Bei der **körperlichen Untersuchung** sind trockene Rasselgeräusche (Giemen, Brummen) auskultierbar, die vor allem im verlängerten Exspirium auftreten. Die Perkussion kann aufgrund der Überblähung der Lunge einen hypersonoren Klopfschall sowie einen Tiefstand des Zwerchfells ergeben. Bei der **Blutdruckmessung** zeigt sich häufig ein Pulsus paradoxus, d.h. ein Abfall des systolischen Blutdrucks im Inspirium um ≥ 10 mmHg durch den erhöhten intrathorakalen Druck. Eine Tachykardie besteht fast immer.

Eine wichtige Methode zur Überprüfung der Lungenfunktion im Anfall ist die Messung des Atemspitzenstoßes **(peak expiratory flow, PEF)**. Dafür gibt es einfach zu handhabende Messgeräte, mit denen ein Asthmatiker den Schweregrad des Anfalls selbst ermitteln kann:

- „Grüner Bereich": PEF 80–100% des individuellen Sollwerts: keine Maßnahmen erforderlich.
- „Gelber Bereich": PEF 50–80% des individuellen Sollwerts: Handlungsbedarf. Eigentherapie erhöhen und Kontakt mit dem behandelnden Arzt aufnehmen.
- „Roter Bereich": PEF < 50% des individuellen Sollwerts: Notfallsituation. Einnahme der Notfallmedikamente und sofort Arzt aufsuchen.

Im **Röntgen-Thorax** kann sich als Ausdruck der Lungenüberblähung eine vermehrt strahlentransparente Lunge mit tief stehendem Zwerchfell zeigen.

Dringend anzuraten ist stets eine arterielle **Blutgasanalyse**, um das Ausmaß der Ventilationsstörung abzuschätzen und ggf. frühzeitig Schritte für eine assistierte Beatmung einzuleiten.

Therapie und Prophylaxe
Eine konsequente Therapie ist das oberste Gebot, da ein inadäquat behandeltes Asthma Lebensfreude und Aktivitäten stark einschränkt, insbesondere wenn sich die ursprünglich reversible Atemwegsobstruktion zu einer strukturellen Fixierung entwickelt. Daher ist die Schulung des Patienten über notwendige Therapiemaßnahmen sehr wichtig!

Kausale Therapie
- Das Vermeiden von auslösenden Allergenen kann bei **exogen-allergischem Asthma** die Häufigkeit und Schwere von Anfällen vermindern. Die Allergenreduktion im Haushalt erfordert allerdings gewisse Umständlichkeiten: Teppiche, Vorhänge und sonstige „Staubfänger" reduzieren, feucht wischen, spezielle antiallergische Bettwäsche verwenden und häufig bei 60 °C waschen, Stofftiere monatlich im Tiefkühlschrank übernachten lassen, um die Milbendichte zu reduzieren. Feuchte Wände sanieren, keine Luftbefeuchter verwenden und keine Topfpflanzen halten, um Schimmelpilze zu vermeiden. Von der Haltung eines Haustiers ist auch dann abzuraten, wenn (noch) keine Allergie gegen Tierhaare besteht. Kindliche Asthmaerkrankungen sind zu ca. 50% vermeidbar, wenn in der Säuglingszeit möglichst lange gestillt und auf Haustiere und Rauchen im Haushalt verzichtet wird.
- Eine Möglichkeit zur De- oder Hyposensibilisierung besteht v.a. bei jüngeren Patienten, die erst seit wenigen Jahren an einer möglichst monovalenten Allergie leiden: Durch subkutane Gaben des auslösenden Allergens in steigender Dosierung kann durch Bildung von IgG eine Toleranz gegenüber dem Allergen erreicht werden. Die Therapie geht über 3 Jahre, die Erfolgsrate liegt bei etwa 70%.
- Bei **endogen ausgelöstem Asthma** sind respiratorische Infekte konsequent zu vermeiden (z. B. Sanierung oft vorhandener Sinusitiden, jährliche Grippeschutzimpfung), bei Refluxbeschwerden sind diese zu behandeln. Das Betreiben von Sport in kalter Luft sowie die Inhalation irritativer Noxen (Rauchen!) sollten vermieden werden.

Medikamentöse Therapie
Es wird zwischen Bedarfsmedikation im Anfall (sog. Reliever) und Dauermedikation zur Vermeidung von Anfällen (sog. Controller) unterschieden. Der Patient muss diesen Unterschied verstehen, da Dauermedikation wegen der langfristigen Wirkung regelmäßig eingenommen werden muss, auch wenn aktuell keine Beschwerden bestehen.

Die **Stufentherapie** des Asthma bronchiale richtet sich nach dem Schweregrad der Erkrankung (Tab. 3).

Prinzipiell sind inhalative Medikamente zu bevorzugen, weil sie besser und schneller wirken, und ihre Nebenwirkungen geringer sind:

- β_2**-Mimetika:** Es gibt a) kurzwirksame und b) langwirksame β_2-Mimetika zur inhalativen oder intravenösen Applikation: a) rasche Bronchodilatation durch Erschlaffung der Bronchialmuskulatur; b) als Dauertherapie und nur in Kombination mit inhalativen Kortikosteroiden.
- **Kortikosteroide:** hemmen die Entzündungsreaktion durch Beeinflussung der Entzündungszellen und Zytokin-

	Dauermedikation	Bedarfsmedikation
Leichtes Asthma	Keine	Inhalatives β_2-Mimetikum mit kurzer HWZ
Mildes Asthma	Niedrigdosierte inhalative Kortikoide Kinder: Cromoglicinsäure/Nedocromil	Inhalatives β_2-Mimetikum mit kurzer HWZ
Mäßiges Asthma	Inhalative Kortikoide in mittlerer Dosis **plus** inhalatives, lang wirkendes β_2-Mimetikum (Theophyllin, Leukotrien-Rezeptor-Antagonisten als Alternative)	Inhalatives β_2-Mimetikum mit kurzer HWZ
Schweres Asthma	Inhalative Kortikoide in hoher Dosis **plus** inhalatives, lang wirkendes β_2-Mimetikum **plus** eine der folgenden Optionen: zusätzlich orale Kortikoide oder Theophyllin	Inhalatives β_2-Mimetikum mit kurzer HWZ

Tab. 3: Stufentherapieplan bei Asthma bronchiale.

produktion und verbessern die Wirkung von β₂-Mimetika; zur inhalativen, oralen oder i. v. Applikation
▶ **Cromoglicinsäure/Nedocromil:** Mastzellstabilisierung → Hemmung der Mediatorenfreisetzung; nur prophylaktisch wirksam, bei Kindern besser als bei Erwachsenen; inhalative Applikation
▶ **Leukotrien-Rezeptor-Antagonisten:** Hemmung der Leukotriene → Bronchodilatation, zusätzlich antiinflammatorische Wirkung durch Hemmung der Leukozytenimmigration; nur prophylaktisch wirksam; Applikation per os
▶ **Theophyllin:** antiinflammatorisch, auch bronchospasmolytisch; cave: geringe therapeutische Breite, darum Spiegelbestimmung! Applikation: per os oder i. v., wird aber nur noch in seltenen und schweren Fällen verwendet.

Therapie des akuten Asthmaanfalls
Eine sofortige und großzügige **Sauerstoffgabe** per Nasensonde ist der erste Schritt in der Versorgung, gefolgt von der Gabe eines schnell wirkenden β₂-Mimetikums per Inhalation (Wiederholung alle 10–15 Min.). Oral sollte ein Kortikoid (z. B. Prednisolon 25–100 mg) verabreicht werden. Wird durch diese Maßnahmen keine Besserung erzielt, ist ein β₂-Mimetikum i. v. zu applizieren. Auch kann die Vernebelung und Inhalation von Ipratropiumbromid (Anticholinergikum) helfen. Theophyllin steht als Notfallpräparat beim schweren Asthmaanfall ebenfalls zur Verfügung.
Unbedingt zu vermeiden ist eine Sedierung des Patienten, auch wenn er sehr agitiert und voller Angst ist. Diese Maßnahme kann zu einer Atemdepression führen, die die respiratorische Situation noch verschlechtert.
Die Indikation zur intensivmedizinischen Therapie mit mechanischer Beatmung (NIV-Beatmung oder Intubation) steht, wenn es trotz Therapie zu einer Verschlechterung der Blutgase (pO₂, pCO₂, pH) kommt, der Patient erschöpft ist, zyanotisch wird oder es zu Bewusstseinsstörungen, Koma oder Atemstillstand kommt.

> Jeder Asthmaanfall ist ernst zu nehmen! Der Patient muss unter notärztlicher Begleitung in die Klinik gebracht werden. Intubation und Beatmung sollten erst nach Ausschöpfen aller sonstigen Möglichkeiten durchgeführt werden.

Verlauf und Komplikationen

▶ Bei Kindern heilt das Asthma in 50% der Fälle aus, kann aber später wieder auftauchen. Bei Erwachsenen ist eine Ausheilung zwar deutlich seltener (20%), bei 40% der Betroffenen tritt aber eine Besserung ein.
▶ Akutkomplikationen sind selten, können aber lebensbedrohlich sein: respiratorische Insuffizienz mit Bewusstseinstrübung und Beatmungspflicht, Status asthmaticus, Pneumothorax.
▶ Längerfristige Komplikationen können sich aus den Nebenwirkungen der eingesetzten Medikamente (vor allem Kortikosteroide) ergeben. In seltenen Fällen kann sich auch eine fixierte Atemwegsobstruktion ausbilden, die in eine COPD übergehen und zum Lungenemphysem und/oder Cor pulmonale führen kann.

Differenzialdiagnose
Differenzialdiagnostisch muss eine **COPD** anhand der Vorgeschichte (chronische Bronchitis mit Husten und Auswurf, Raucheranamnese) und der LuFu (keine vollständige Reversibilität der Obstruktion im Bronchospasmolysetest) abgegrenzt werden (S. 44).
„Asthma cardiale" bezeichnet die Atemnot bei Patienten mit Linksherzinsuffizienz und Lungenstauung.
Ein v. a. bei jüngeren Menschen auftretendes funktionelles Krankheitsbild der Stimmbänder kann eine kurze, aber bedrohliche Atemnot hervorrufen: Bei der **Stimmbanddysfunktion** legen sich die Stimmbänder bei Inspiration und/oder Exspiration paradoxerweise aneinander, sodass Stridor und Dyspnoe entstehen. Logopädische Übungen sind Therapie der Wahl, eine Asthmatherapie ist wirkungslos.
Auch **rezidivierende Lungenembolien, Aspiration von Fremdkörpern, bronchiale Tumoren** sowie **Hyperventilationssyndrome** können asthmatische Anfälle vortäuschen.

Zusammenfassung

✱ Auslöser des exogen-allergischen Asthmas sind Hausstaub, Pollen, Tierhaare und Schimmelpilze.

✱ Auslöser des endogenen Asthmas sind virale Infekte, Sport v. a. in kalter Luft, Medikamente, inhalative Noxen.

✱ Entzündungsprozess mit typischer Trias: Schleimhautschwellung, Dys- und Hyperkrinie, Obstruktion durch Kontraktion der Bronchialwandmuskulatur

✱ Symptome eines akuten Asthmaanfalls sind plötzliche Atemnot, Husten, exspiratorischer Stridor und die typische Haltung des Patienten mit aufgestützten Armen, um die Atemhilfsmuskulatur ausnutzen zu können.

✱ Diagnostik: Anamnese, Lungenfunktionsdiagnostik und allergische Austestung

✱ Therapie: Vermeiden von Auslösern. Abhängig vom Schweregrad der Erkrankung kommen β₂-Mimetika, Kortikosteroide und eine Reihe weiterer antiinflammatorischer und bronchodilatatorischer Medikamente zum Einsatz (Stufentherapie).

Chronische Bronchitis, COPD und Lungenemphysem I

Definition
Diese drei Krankheitsbilder hängen eng zusammen, wobei die ersten beiden zwei Stufen einer Erkrankung sind und das Emphysem eine mögliche Komplikation ist:

▶ Die **chronische Bronchitis** ist durch produktiven Husten an den meisten Tagen der Woche über mindestens 3 Monate eines Jahres in zwei aufeinanderfolgenden Jahren definiert. Es besteht keine Obstruktion der Atemwege.
▶ Die **chronisch-obstruktive Lungenerkrankung (COPD)** ist die häufigste Erkrankung der Atemwege. Sie nimmt im Alter zu und betrifft mehr Männer. In Industrieländern nimmt sie den 4. Platz in der Todesursachenstatistik ein, da sie zu respiratorischer Insuffizienz und Entwicklung eines Cor pulmonale führen kann. Es handelt sich um eine chronische Lungenkrankheit mit progredienter Atemwegsobstruktion, die auf dem Boden einer chronischen Bronchitis entsteht. Die Obstruktion ist durch Inhalation von Bronchodilatatoren nicht oder nur zum Teil reversibel.
▶ Das **Lungenemphysem** entwickelt sich als Spätkomplikation der COPD. Dabei handelt es sich um eine irreversible Überblähung der Lunge durch Zerstörung von Alveolen und Lungensepten.

Chronische Bronchitis und COPD

Ätiologie und Pathogenese
In über 90% der Fälle ist das **Rauchen** die Ursache für die Entwicklung einer chronischen Bronchitis sowie einer COPD (▌Abb. 1). Eine direkte Proportionalität zu Dauer und Menge des Zigarettenkonsums ist nachgewiesen. Daneben spielen auch Verunreinigung der Atemluft (z. B. im Bergbau), häufige Infekte oder endogene Faktoren (z. B. Antikörpermangelsyndrom) eine Rolle bei der Entstehung der chronischen Bronchitis und der COPD.
Genese und Verlauf der Erkrankung folgen einem pathogenetischen und zeitlichen Muster, das durch folgende Schritte gekennzeichnet ist: chronische Bronchitis → COPD → Lungenemphysem.

Chronische Bronchitis: Jeder zweite Raucher über 40 Jahre leidet an chronischer Bronchitis („Raucherhusten"). Die ständige Irritation der Bronchialschleimhaut durch den inhalierten Rauch führt zu einer Entzündungsreaktion, die mit Hypertrophie der Schleimhaut, Becherzellvermehrung und erhöhter, zäher Schleimproduktion einhergeht. In Kombination mit der Schädigung des Flimmerepithels kommt es zu einer Abnahme der mukoziliären Clearanceleistung. In den kleineren Atemwegen führen diese strukturellen und funktionellen Veränderungen bald zu einer Obstruktion (**„small airway disease"**). Zusätzlich begünstigt das in den Bronchien verbleibende Sekret die Entstehung von Infekten.

COPD: Im chronischen Verlauf sind reparative Entzündungsprozesse für die Entwicklung einer progredienten obstruktiven Atemwegseinschränkung verantwortlich: Fibrosierung und Narbenbildung führen zur Deformation erst kleiner, dann auch großer Atemwege. Die anfängliche Hypertrophie der Schleimhaut weicht zunehmend einem atrophischen Prozess, der die Bronchialwand dünner und schlaffer werden lässt. Dadurch kommt es besonders bei Exspiration zum Kollaps der Wand.

Lungenemphysem: Greifen die Entzündungsprozesse auf die Alveolarsepten über, entwickelt sich ein Lungenemphysem. Dabei zerstören aus Entzündungszellen freigesetzte gewebetoxische Substanzen wie Elastase die Alveolarsepten, sodass diese – vorzugsweise im Bereich der zuführenden Bronchiolen – rarefizieren. Die Folge ist eine Überblähung der Lunge mit einem erhöhten Totraumvolumen.

Klinik
Bei der einfachen nicht obstruktiven **chronischen Bronchitis** besteht ein produktiver Husten, der besonders morgens zum Auswurf von zähem Schleim führt. Dieser Zustand kann jahrelang bestehen und sich schleichend in eine obstruktive Bronchitis umwandeln. Durch rezidivierende bronchopulmonale Infekte kann die Krankheit in Schüben fortschreiten, sodass der Übergang zur COPD schneller erfolgt. Die sog. **Exazerbation** ist definiert als akute Verschlechterung der chronisch bestehenden Symptomatik mit Zunahme von Husten, Dyspnoe und Auswurf. Sie tritt gehäuft im Herbst/Winter auf und wird vor allem durch virale und bakterielle Infekte, aber auch durch Luftverunreinigung (Smog) oder Begleiterkrankungen (z. B. kardial) verursacht.
Im Verlauf der Erkrankung kommt es zunehmend zu Beschwerden durch die Obstruktion der Atemwege, die sich zunächst als Belastungsdyspnoe, später aber auch als Ruhedyspnoe äußert. Der Patient setzt die sog. Lippenbremse (Ausatmen gegen fast geschlossene Lippen) ein, um bei forcierter Exspiration das Kollabieren der Luftwege zu vermeiden. Das fortgeschrittene Stadium der **COPD** schließlich ist gekennzeichnet durch eine respiratorische Insuffizienz mit Tachypnoe, Zyanose und Zeichen

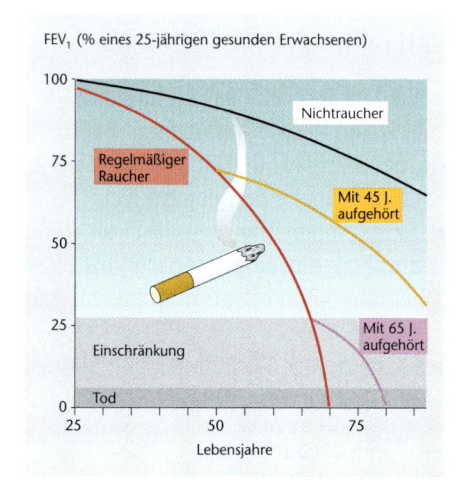

▌Abb. 1: Veränderung der FEV$_1$ bei Nichtrauchern und Rauchern in Abhängigkeit vom Alter. [24b]

Obstruktive Lungenerkrankungen

Abb. 2: „Pink Puffer" und „Blue Bloater". [5, 24a]

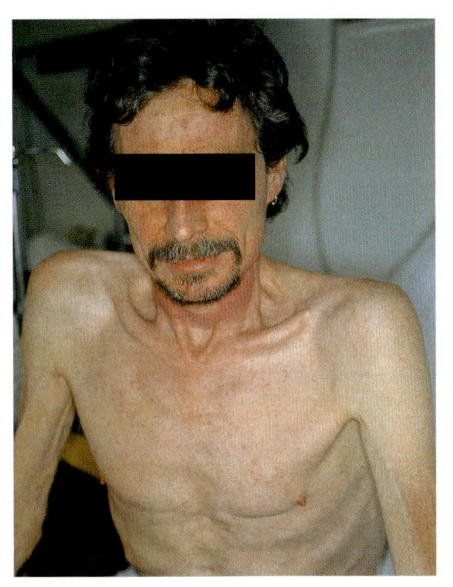

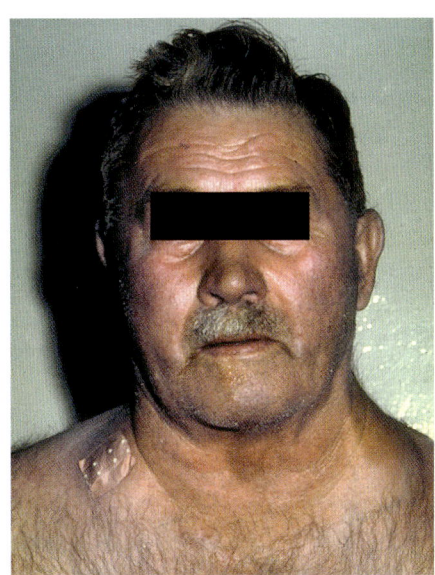

der Hyperkapnie (pCO$_2$↑): Unruhe, Tremor sowie venöse Dilatation mit der Ausbildung sog. Kaninchenaugen. Im Spätstadium gehört die Entwicklung eines Cor pulmonale mit Einflussstauung und peripheren Ödemen zum klinischen Bild.
Zwei klinische „Prototypen" lassen sich bei der COPD unterscheiden: Der **„Pink Puffer"** ist ein eher kachektischer Typ, der stark mit der Atemnot zu kämpfen hat, durch Hyperventilation aber seine Blutgase relativ gut im Normbereich halten kann. Bei ihm tritt höchstens eine respiratorische Partialinsuffizienz auf (pO$_2$↓, pCO$_2$ normal). Anders ist die Situation beim **„Blue Bloater"**: Dieser eher adipöse Typ zeigt kaum dyspnoische Beschwerden, obwohl bei ihm eine respiratorische Globalinsuffizienz mit Hypoxämie und Hyperkapnie besteht: Dadurch sind bei ihm auch eher Sekundärveränderungen wie Zyanose, Polyglobulie und pulmonaler Hypertonus zu erwarten.
Es ist unklar, durch welche Faktoren beeinflusst wird, zu welchem Typus ein Patient neigt. Ein individuell unterschiedlicher Atemantrieb scheint eine Rolle zu spielen. Die meisten Patienten sind allerdings nicht einem dieser „Prototypen" zuzuordnen, sondern bewegen sich zwischen beiden Extremen (Abb. 2).

Diagnostik

Die **Anamnese** umfasst Fragen nach Art und Häufigkeit der Beschwerden: Husten, Auswurf, Beschaffenheit des Auswurfs, Belastungsdyspnoe, Ruhedyspnoe? Daneben steht das Erfragen beruflicher Exposition und vor allem der Rauchgewohnheiten: Quantifiziert werden diese in sog. Pack years: 6 Pack years entsprechen z. B. 6 Jahre lang je einer Schachtel täglich oder 3 Jahre lang 2 Schachteln täglich.
Bei der **körperlichen Untersuchung** fallen abhängig vom Stadium der Erkrankung ein hypersonorer Klopfschall und ein Zwerchfelltiefstand als Zeichen der Lungenüberblähung auf. Es können trockene Rasselgeräusche wie Giemen und Brummen auskultierbar sein.

Die **Lungenfunktionsprüfung** ist wichtig, um das Stadium und das Fortschreiten der Erkrankung abschätzen zu können: Die einfache chronische Bronchitis zeigt keine wesentlichen Veränderungen, es ist allenfalls im unspezifischen bronchialen Provokationstest eine Hyperreagibilität der Schleimhaut nachweisbar. Liegt jedoch schon eine Obstruktion der Atemwege vor, spricht man von COPD. Die FEV$_1$ ist vermindert, die Resistance der Bronchien erhöht. Die FEV$_1$ wird dabei zum einen in Bezug auf den alters- und geschlechtsspezifischen Sollwert beurteilt, zum anderen in Bezug auf die Vitalkapazität des Patienten. Im Bronchospasmolysetest wird meist keine (vollständige) Reversibilität der Obstruktion erreicht, was differenzialdiagnostisch das Asthma bronchiale abgrenzt. Die FEV$_1$ dient als Parameter für die Schweregradeinteilung der COPD (Tab. 1).
Das **Röntgen-Thorax** dient v. a. dem Ausschluss eines Bronchialkarzinoms, das sich durch ähnliche Symptomatik (Husten, Dyspnoe) bemerkbar machen kann (S. 60). Radiologische Befunde einer COPD sind interstitielle Zeichnungsvermehrung aufgrund der chronischen Entzündung („dirty chest") sowie eine Überblähung der Lunge.

Schweregrad	Klinik	FEV$_1$ in Bezug auf Sollwert	FEV$_1$ in Bezug auf Vitalkapazität
0 (Risikogruppe)	Husten, Auswurf (= chronische Bronchitis)	Normal	Normal
I (mild)	Belastungsdyspnoe	> 80 %	< 70 %
II (mäßig)	Zunehmende Belastungsdyspnoe	50 – 80 %	< 70 %
III (schwer)	Zunehmende Dyspnoe	30 – 50 %	< 70 %
IV (sehr schwer)	Chronische respiratorische Insuffizienz	< 30 %	< 70 %

Tab. 1: Schweregrad-Einteilung der stabilen COPD (nach GOLD 2004 = Global Initiative for Chronic Obstructive Lung Disease).

Chronische Bronchitis, COPD und Lungenemphysem II

Therapie
Die Therapie der Erkrankung besteht aus zwei Säulen: Es gibt zum einen die Langzeittherapie der stabilen COPD, zum anderen die Prophylaxe und Therapie der akuten Exazerbation.

Therapie der stabilen chronischen Bronchitis/COPD
Die wichtigste Maßnahme bei der Behandlung der chronischen Bronchitis und der COPD ist das **Aufgeben des Rauchens,** denn dies ist die einzige Möglichkeit, die Entwicklung und den progredienten Verlauf der COPD zu verhindern. Dazu sind eine umfassende Schulung des Patienten und evtl. Hilfsmittel wie Nikotinpflaster erforderlich.
Die antiobstruktive **medikamentöse Therapie** richtet sich nach einem Stufenplan, der auf der Schweregradeinteilung der COPD beruht (Tab. 2): Dabei werden bedarfsweise kurz wirkende β_2-Mimetika per Inhalation eingesetzt. Die Dauertherapie erfolgt mit inhalativen β_2-Mimetika und/oder Anticholinergika, evtl. zusätzlich Theophyllin. Ein Therapieversuch mit inhalativen Steroiden über 3 Monate ist möglich und wird bei gutem Ansprechen fortgesetzt. Eine Langzeittherapie mit oralen Kortikosteroiden wird nicht empfohlen.
Die **Sauerstofflangzeittherapie** muss täglich mindestens 12–16 Stunden durchgeführt werden. Speziell beim „Blue Bloater" müssen die Blutgase initial gut überwacht werden, da der Atemantrieb bei dem lange bestehenden hohen pCO_2 über den pO_2 geregelt wird – wird nun Sauerstoff gegeben, kann der Atemantrieb sistieren und eine CO_2-Narkose die Folge sein. Bei starkem Anstieg des pCO_2 unter Sauerstofftherapie muss auf **künstliche Beatmung** mittels Maske oder gar Intubation umgestiegen werden, um eine Dekompensation der Atemsituation zu vermeiden.
Physiotherapie und Atemtraining (z. B. Erlernen der Lippenbremse) sowie Inhalation von 0,9%iger NaCl-Lösung und Klopfmassagen zur Schleimlösung sollten ebenfalls zum Behandlungsplan gehören.

Prophylaxe und Therapie der akuten Exazerbation
Vorhandene Infektquellen wie chronische Sinusitiden, die zu Exazerbationen führen können, müssen saniert werden.

	COPD	Asthma bronchiale
Ursache	Meist Rauchen	Meist Allergie
Alter bei Diagnose	Höheres Alter	Kindheit oder Jugend
Beschwerden	Bei Belastung bzw. permanent	Anfallsartig
Lungenüberblähung	Permanent	Nur im Anfall
Obstruktion	Kaum reversibel	Reversibel
Ansprechen auf Kortikosteroide	Gelegentlich	Regelhaft

Tab. 3: Differenzialdiagnose Asthma bronchiale und COPD.

Dazu kommt eine Infektprophylaxe durch Impfung gegen Pneumokokken und die jährliche Grippeschutzimpfung.
Die Therapie einer **akuten Exazerbation** besteht in der Intensivierung der bronchodilatatorischen Medikation. Hier werden zusätzlich auch systemische Kortikosteroide eingesetzt, allerdings für maximal 14 Tage. Antibiotika sind indiziert bei V. a. einen bakteriellen Infekt (vermehrtes und purulentes Sputum), in Betracht kommen z. B. Amoxicillin, Cephalosporine Gruppe 2 oder Makrolide.

Komplikationen, Verlauf und Prognose
Komplikationen der chronischen Bronchitis und der COPD sind eitrige Bronchitis, Pneumonie, Lungenabszess sowie die Entwicklung sekundärer Bronchiektasen.
Die chronische Bronchitis ist nach konsequenter Aufgabe des Rauchens oft noch reversibel. Besteht hingegen bereits eine Obstruktion, ist die Prognose ungünstiger: Die mögliche Entwicklung einer pulmonalen Hypertonie mit zunehmender Rechtsherzbelastung bis hin zum Cor pulmonale einerseits und die Weiterentwicklung der COPD zum Lungenemphysem andererseits sind lebenslimitierende Faktoren. Als Prognosefaktor wird die Reversibilität der Obstruktion im Bronchospasmolysetest eingesetzt.

Differenzialdiagnose
Die wichtigste Differenzialdiagnose ist das Asthma bronchiale (Tab. 3). Auch ein Lungenemphysem anderer Genese, Bronchialkarzinom, Tuberkulose sowie kardial bedingte Lungenstauung mit Obstruktion müssen ausgeschlossen werden.

Lungenemphysem

Das Lungenemphysem ist gekennzeichnet durch eine irreversible Erweiterung der terminalen Bronchiolen und Alveolen, die durch Zerstörung der Alveolarsepten bedingt ist. Verschiedene Ursachen können zu unterschiedlichen Formen des Emphysems führen:

▶ **Zentroazinäres/zentrilobuläres Emphysem:** häufigste Emphysemform, meist aus der Weiterentwicklung einer COPD entstanden
▶ **Panazinäres/panlobuläres Emphysem:** bevorzugt in

Schweregrad	Dauermedikation	Bedarfsmedikation
I	Keine	Kurzwirksame inhalative β_2-Mimetika
II	Langwirksame inhalative β_2-Mimetika u./o. Anticholinergika	Kurzwirksame inhalative β_2-Mimetika
III	Langwirksame inhalative β_2-Mimetika u./o. Anticholinergika. Inhalative Steroide (falls guter Therapieeffekt)	Kurzwirksame inhalative β_2-Mimetika
IV	Langwirksame inhalative β_2-Mimetika u./o. Anticholinergika Inhalative Steroide (falls guter Therapieeffekt) Langzeit-O_2-Therapie	Kurzwirksame inhalative β_2-Mimetika

Tab. 2: Therapie der COPD nach Stufenplan.

basalen Lungenabschnitten, charakteristisch bei α_1-Antitrypsin-Mangel
▶ **Andere Formen des Emphysems:**
- Altersbedingter Elastizitätsverlust („Altersemphysem")
- Fibrosebedingtes Emphysem („Narbenemphysem"), bei fibrotisch-destruktiven Architekturstörungen
- Überdehnungsemphysem (z. B. infolge Ausdehnung der Restlunge nach Resektion)

Ätiologie und Pathogenese
Die Parenchymdestruktion bei einem Lungenemphysem ist bedingt durch das Fehlen oder die Inaktivierung von Proteaseinhibitoren. Normalerweise schützen diese das Lungengewebe vor dem proteolytischen Abbau durch Enzyme wie Elastase oder Kollagenase, die aus Leukozyten oder Bakterien freigesetzt werden.

Bei einem Lungenemphysem, das auf dem Boden einer **COPD** entsteht, kommt es durch die ständige Reizung der Schleimhaut beim Rauchen zu einem kontinuierlichen Entzündungsprozess, wodurch Leukozyten vermehrt Elastase freisetzen. Zudem scheint Zigarettenrauch die Proteaseinhibitoren zu inaktivieren – es überwiegen also die aggressiven gegenüber den schützenden Faktoren.

Beim autosomal vererbten α_1-**Antitrypsin-Mangel** fehlt der wichtigste Proteaseinhibitor, sodass auch hier durch das Überwiegen von destruktiven Enzymen eine Zerstörung der Alveolarsepten mit Entwicklung eines Lungenemphysems die Folge sein kann. Bei diesen Patienten kann zusätzlich eine Leberzirrhose auftreten.

Klinik und Diagnostik
Die klinischen und diagnostischen Charakteristika eines Lungenemphysems sind im Vergleich mit chronischer Bronchitis und COPD in ❚ Tabelle 4 dargestellt. Neben klinischen und spirometrischen Befunden sind Röntgen-Thorax und insbesondere das CT die Methode zum Nachweis eines Lungenemphysems (❚ Abb. 3)

Therapie
Die Behandlung eines Emphysems, das auf dem Boden einer COPD entstanden ist, entspricht auch der Therapie der COPD. Ein schwerer α_1-Antitrypsin-Mangel wird durch Substitution mit α_1-Antitrypsin-Konzentraten therapiert. Wichtig sind strikte Rauchkarenz, Physiotherapie, Atemgymnastik, broncholytische Behandlung sowie gegebenenfalls Sauerstofflangzeittherapie.

Chirurgische Möglichkeiten sind die Volumenreduktion der Lunge oder bei jüngeren Patienten eine Lungentransplantation, die mit hohen Risiken und nur begrenzten Erfolgen verbunden sind.

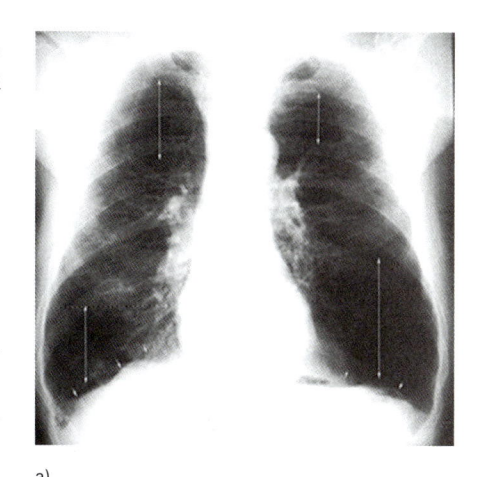

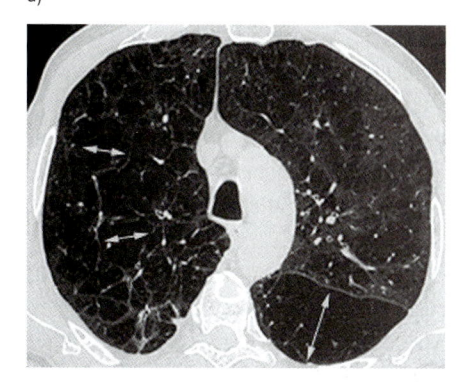

❚ Abb. 3: a) Rö-Thorax bei Lungenemphysem: erhöhte Transparenz des Parenchyms v. a. in den Oberfeldern und basal (↔). Periphere Gefäßrarefizierung, Zwerchfelltiefstand, Fassthorax (Sagittaldurchmesser vergrößert, Interkostalräume verbreitert, horizontal verlaufende Rippen).
b) CT in Höhe des Aortenbogens: zahlreiche gefäßlose luftgefüllte Hohlräume (↔). [13b]

	Chronische Bronchitis	COPD	Lungenemphysem
Typisches Alter	> 35 Jahre	> 45 Jahre	> 50 Jahre
Husten	Regelmäßig, produktiv	Regelmäßig, produktiv oder trocken	Selten
Dyspnoe	Keine	Bei Infektexazerbation/ bei Belastung	Bei Belastung/ in Ruhe
Zyanose	Keine	Meist	Regelmäßig
Fassthorax	Keiner	Beginnend	Ausgeprägt
Klopfschall	Sonor	Sonor	Hypersonor
Atemgeräusch	Vesikulär	Vesikulär, trockene Rasselgeräusche	Abgeschwächt, verlängertes Exspirium
FEV_1	Normal	Erniedrigt, evtl. Besserung nach Bronchospasmolyse	Erniedrigt, keine Besserung nach Bronchospasmolyse
Residualvolumen	Normal	Reversibel erhöht	Irreversibel erhöht

❚ Tab. 4: Gegenüberstellung chronische Bronchitis, COPD, Lungenemphysem.

Zusammenfassung
✱ Häufigste Ursache einer **COPD** ist das Rauchen.
✱ Krankheitsverlauf: chronische Bronchitis → COPD (plus Exazerbationen) → Lungenemphysem
✱ Symptome sind Husten, Auswurf, zunehmende Dyspnoe, verlängertes Exspirium.
✱ Diagnostisch wegweisend sind Anamnese, klinischer Befund und Lungenfunktion.
✱ Therapie: strikte Raucherentwöhnung, Antiobstruktiva, Atemtherapie, O_2-Therapie
✱ Komplikationen entstehen durch das gehäufte Auftreten von Atemwegsinfekten sowie durch die Entwicklung eines pulmonalen Hypertonus mit Ausbildung eines Cor pulmonale.

Mukoviszidose und Bronchiektasen

Mukoviszidose

Bei der Mukoviszidose (Synonym: zystische Fibrose) handelt es sich um eine autosomal-rezessiv vererbte Erkrankung der exokrinen Drüsen verschiedener Organe. Sie ist die häufigste angeborene Stoffwechselerkrankung der weißen Bevölkerung Europas und der USA mit einer Inzidenz von 1:2.500 der Neugeborenen. Die Heterozygotenhäufigkeit in der Bevölkerung liegt bei 4%. Mukoviszidose gehört zu den im Neugeborenenscreening erfassten Krankheiten.

Ätiologie und Pathogenese
Der Erkrankung liegt eine Mutation im **CFTR-Gen** (Cystic-fibrosis-transmembrane-regulator-Gen) zugrunde, das für einen Chloridkanal kodiert. Durch den Defekt dieses Chloridkanals kommt es zu einer Störung des Elektrolyttransports. Es entsteht ein hochviskoser, zäher Schleim, der zu einer Obstruktion der Drüsenausführungsgänge durch Sekretstau führt. Betroffen sind insbesondere Lunge und Pankreas, aber auch andere Organe wie Dünndarm, Gallenwege, Gonaden und Schweißdrüsen. In der Lunge führt der zähe Schleim zur Obstruktion vor allem der unteren Atemwege mit der Folge rezidivierender Infekte. Das Pankreas fibrosiert durch den Rückstau des Sekrets, was letztlich in der Insuffizienz der exokrinen und endokrinen Funktionen endet.

Klinik und Komplikationen
Der klinische Befund kann je nach zugrunde liegendem Gendefekt sehr unterschiedlich sein und reicht von der bloßen Infertilität bis hin zu schweren Organveränderungen. Im Vordergrund stehen aber häufig die pulmonale und die pankreatische Problematik.

Atemwege und Lunge
Schon von frühester Kindheit an kommt es zu rezidivierenden Infekten der Atemwege und der Lunge: Bronchiolitis, Bronchitis und Pneumonien führen zu chronischem, produktivem Husten und es entwickeln sich häufig Bronchiektasen (s. u.). Diese fördern wiederum weitere bronchiale Infekte, wobei häufige und problematische Keime Staphylococcus aureus und Pseudomonas aeruginosa sind. Klinische Zeichen der daraus entstehenden chronisch schlechten respiratorischen Situation sind Dyspnoe, Zyanose, Trommelschlägelfinger und Uhrglasnägel sowie Leistungsschwäche und Kopfschmerzen. Schließlich resultiert aufgrund von obstruktiven Umbauvorgängen eine schwere Gasaustauschstörung mit Überblähung der Lunge. Eine sekundäre pulmonale Hypertonie mit Ausbildung eines Cor pulmonale kann die Folge sein. Relativ häufige Komplikationen der pulmonalen Mukoviszidose sind Hämoptysen und die Entwicklung eines Pneumothorax. Im oberen Respirationstrakt bestehen häufig chronische Sinusitiden sowie nasale Polypen.

Bauchspeicheldrüse
Aufgrund mangelnder Pankreasenzyme im Dünndarm kommt es zu Diarrhöen, Fettstühlen und Maldigestionssyndromen. Vitaminmangel (fettlösliche Vitamine E, D, K, A) und Gedeihstörungen sind die Folge. Im Zuge der Destruktion des Pankreas können auch die endokrinen Inseln betroffen sein, was dann – meist im 2. Lebensjahrzehnt – zu einem insulinpflichtigen Diabetes mellitus führt.

Sonstige Organbeteiligungen
Im **Intestinaltrakt** kann die Mukoviszidose beim Neugeborenen zum Mekoniumileus führen sowie bei älteren Kindern zum distalen intestinalen Obstruktionssyndrom (DIOS). Erwachsene können aufgrund der Drüsenfunktionsstörung in **Leber** und **Gallenwegen** eine Cholelithiasis sowie eine biliäre Zirrhose entwickeln. Infolge einer Obliteration und Atresie des **Ductus deferens** kann es bei männlichen Patienten zur Sterilität kommen. Auch bei Frauen kann die Fertilität vermindert sein. Im **Schweiß** der Patienten findet sich eine erhöhte Salzkonzentration, was klinisch nur wenig bedeutsam ist, aber diagnostisch genutzt wird.

Diagnostik
Durch das **Neugeborenenscreening** werden heute die meisten Patienten schon sehr früh entdeckt. Eine erhöhte Albuminkonzentration im Mekonium aufgrund fehlender Verdauung durch Pankreasenzyme ist der entscheidende Parameter.
Ein (Pilocarpin-Iontophorese-)**Schweißtest** dient der Diagnosesicherung: Der Chloridgehalt des Schweißes wird analysiert. Pathologisch ist eine Konzentration von > 60 mmol/l, bei Neugeborenen von > 90 mmol/l.
Auch **molekulargenetische Diagnostik** kommt zum Einsatz, um den genauen Gendefekt zu bestimmen und daraus prognostische Angaben machen zu können.
Die Untersuchung der Lunge erfolgt mittels Röntgen-Thorax und Lungenfunktionsprüfung. Im **Röntgen-Thorax** sind tiefstehende, abgeflachte Zwerchfellhälften sowie verbreiterte Interkostalräume sichtbar, die ein Zeichen der Lungenüberblähung sind. Die Lunge selbst kann zystisch oder wabig umgebaut sein und Verschattungen aufgrund von Infiltrationen oder Pneumonien zeigen. Zahlreiche unscharf begrenzte Ringstrukturen, die zum Teil Flüssigkeitsspiegel enthalten, sowie kleinfleckige Verdichtungen sind radiologische Korrelate der Bronchiektasen. Die Befunde sind besonders in den Ober- und Mittelfeldern ausgeprägt (❙ Abb. 1).

Therapie
Die Therapie der Mukoviszidose ist aufwendig und konsequent durchzuführen, was eine gute Compliance des Patienten voraussetzt. Die Behandlung ist rein symptomatisch – eine ursächliche Therapie des Gendefekts durch den Transfer gesunder CFTR-Gene war bisher noch nicht erfolgreich.
Physiotherapeutische Maßnahmen wie Atemtherapie, Klopfmassagen und Lagerungsdrainage zur Mobilisierung des zähen Schleims müssen mehrmals täglich angewandt werden. Dazu kommen **Inhalationen** mit schleimlösenden Medikamenten wie N-Acetylcystein, Amilorid oder rekombinanter humaner Desoxyribonuklease (DNAsen).

Obstruktive Lungenerkrankungen

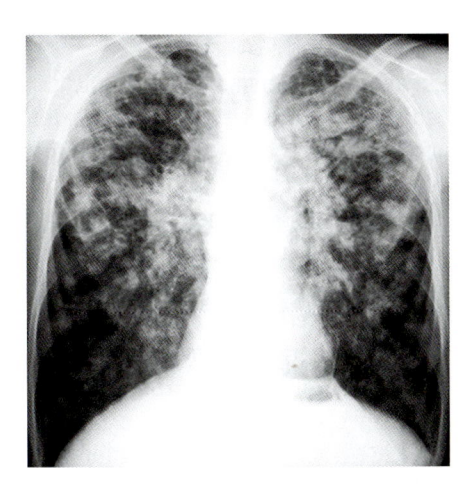

Abb. 1: Rö-Thorax bei Mukoviszidose mit zahlreichen Ringstrukturen und Rundherden als Korrelat der Bronchiektasen sowie dichten alveolären Infiltraten. [13a]

Bakterielle Bronchialinfekte müssen **antibiotisch** behandelt werden. Verschlechtert sich die respiratorische Situation, wird eine **Sauerstofflangzeittherapie** durchgeführt, evtl. kann eine Lungentransplantation erwogen werden. Bei Pankreasinsuffizienz sind die orale Gabe von **Pankreasenzymen** sowie die parenterale Verabreichung fettlöslicher Vitamine indiziert.

Verlauf und Prognose
Die mittlere Lebenserwartung bei Mukoviszidose hat sich in den letzten Jahren durch die intensive Therapie und Betreuung deutlich verbessert, sodass die meisten Patienten das 4. Lebensjahrzehnt erreichen. Die pulmonalen Komplikationen sind meist der begrenzende Faktor. Unbehandelt führt die Erkrankung noch im Kindesalter zum Tod.

Bronchiektasen

Bronchiektasen sind irreversible, zylindrische oder sackförmige Erweiterungen der Bronchien (S. 18). Angeboren sind sie äußerst selten, meist werden sie erworben.
Ätiologie: Ursachen sind vor allem nicht ausreichend behandelte Pneumonien im Zusammenhang mit einer Bronchusobstruktion (z. B. durch bronchiale Fehlbildungen, Mukoviszidose, vergrößerte Lymphknoten, abnorm verlaufende Gefäße, Tumor, Fremdkörper). Besonders in der Kindheit erworbene intensive Entzündungen, die sich über die ganze Bronchialwand ausdehnen, können durch Vernarbung zur Bildung von Bronchiektasen führen. Seit der antibiotischen Ära sind Bronchiektasen deutlich seltener geworden. Weitere Ursache können sein: Asthma bronchiale, COPD, Immundefektsyndrome, Tracheobronchomalazie, Bronchuszysten oder Ziliendyskinesien.
Klinik: Typische Symptome sind chronischer Husten mit Auswurf („maulvolles" Sputum), Foetor ex ore, rezidivierende Pneumonien, Dyspnoe, in 50 % der Fälle auch Hämoptysen. Mögliche Komplikationen sind die Entwicklung eines Lungenabszesses, eines Pleuraempyems oder einer Sepsis sowie einer chronisch respiratorischen Insuffizienz mit Ausbildung eines Cor pulmonale.

Als **Therapie** stehen konservative Behandlungsmethoden mit Physiotherapie, rigoroser Infektvermeidung und -bekämpfung und evtl. β$_2$-Mimetika als Bronchodilatatoren zur Verfügung. Bei lokal begrenzten Bronchiektasen ist eine chirurgische Resektion möglich.

Zusammenfassung
- **Mukoviszidose** ist eine autosomal-rezessive Erbkrankheit, bei der ein defekter Chloridkanal pathogenetisch ist (CFTR-Gen). Die Folge ist die Bildung eines zähen Schleims.
- Durch Obstruktion der Atemwege kommt es zu chronischem Husten mit Auswurf und rezidivierenden Infekten. Weitere klinische Befunde sind Pankreasinsuffizienz, intestinale Beschwerden, Gallenwegsobstruktion sowie Infertilität.
- Die Diagnostik erfolgt per Neugeborenenscreening, Schweißtest und Genetik.
- Therapie: Atemtherapie, Mukolyse, Antibiose
- **Bronchiektasen** sind Erweiterungen der Bronchien, die meist erworben sind.
- Symptome sind chronischer Husten mit Auswurf sowie rezidivierende Pneumonien.

Interstitielle Lungenerkrankungen – Übersicht

Die interstitiellen Lungenerkrankungen (ILE) sind eine heterogene Gruppe mit mehr als 150 einzelnen Krankheitsbildern, deren Differenzialdiagnose sehr schwierig sein kann. Folgende Bezeichnungen werden synonym benutzt: diffuse Lungenparenchymerkrankungen (DPLD), nicht infektiöse Lungenparenchymerkrankungen, nicht infektiöse Alveolitiden.
Gemeinsames Merkmal ist eine Zerstörung des Lungenparenchyms, die mit einer Bindegewebsvermehrung im interstitiellen und/oder alveolären Kompartiment der Lunge einhergeht – es handelt sich also um **restriktive Lungenerkrankungen**, das heißt, die Dehnbarkeit (Compliance) des Lungengewebes ist herabgesetzt.

> Der Begriff „interstitielle Lungenerkrankung" ist irreführend, da es sich meist primär um eine Entzündung des Alveolarraums handelt, die auf das Interstitium übergreifen kann.

Einteilung
Die Ätiologie der einzelnen Erkrankungen ist in vielen Fällen bekannt, teilweise aber auch (noch) unklar. Daraus ergibt sich eine grobe Einteilung der ILE (Tab. 1).

Ätiologie und Pathogenese
Ein durch Inhalation bzw. durch nicht inhalative Faktoren bedingter Reiz führt zu einer Entzündungsreaktion, die sich primär im Bereich des alveolären Epithels (bei inhalativen Noxen) oder der Alveolarkapillaren (bei nicht inhalativen Noxen und Systemerkrankungen) abspielt. Es entsteht eine Alveolitis, wobei je nach Krankheitsbild verschiedene Entzündungszellen dominieren. Die von ihnen ausgeschütteten Zytokine und Mediatoren bewirken eine Proliferation von Fibroblasten, sodass vermehrt Matrixmaterial gebildet und abgelagert wird – es kommt zu einer Fibrosierung. Die Zunahme des Bindegewebes kann letztlich zu einer **Lungenfibrose** mit typischer Honigwabenstruktur führen.
Neben der diffusen Fibrosierung werden bei einzelnen interstitiellen Lungenerkrankungen auch Granulome gebildet, so z. B. bei der Silikose, der exogenen allergischen Alveolitis, der rheumatoiden Arthritis, der Wegener-Granulomatose, beim Churg-Strauss-Syndrom oder bei der Sarkoidose.

> Nicht alle ILE führen immer und zwangsläufig zu einer Fibrose.

Klinik
Die Patienten haben einen meist trockenen Reizhusten, der mit Fieber und anderen grippalen Symptomen einhergehen kann. Durch die zunehmende Fibrosierung vermindert sich die Dehnbarkeit des Lungenparenchyms es resultiert eine restriktive Ventilationsstörung, die sich zunächst unter Belastung, später aber auch in Ruhe durch Dyspnoe bemerkbar macht. In spätem Stadium kann eine respiratorische Insuffizienz mit Zyanose, Trommelschlägelfingern, Uhrglasnägeln und sekundärer pulmonaler Hypertonie mit Cor pulmonale auftreten.

Diagnostik
Eine ausführliche **Anamnese** kann den entscheidenden Hinweis auf eine interstitielle Lungenerkrankung geben. Deshalb ist besonders nach Beruf, Freizeitgestaltung, Haustierhaltung und Medikamenteneinnahme zu fragen, um eine mögliche Exposition gegenüber Noxen herauszufinden. Auch ist eine genaue Anamnese vorbestehender Erkrankungen notwendig.
Die **körperliche Untersuchung** sollte alle Organsysteme umfassen. Bei der Perkussion kann ein hoch stehendes, wenig verschiebliches Zwerchfell auffallen. Auskultatorisch ist v. a. basal auf ein inspiratorisches Knisterrasseln (Sklerophonie) zu achten.
Zur Abschätzung des Krankheitsverlaufs und des Fibrosierungsgrades dient die **Lungenfunktionsdiagnostik:**
Bei einer restriktiven Ventilationsstörung sind alle Lungenvolumina vermindert, insbesondere die Vitalkapazität. Auch die Bestimmung des Atemgrenzwerts (Atemzeitvolumen bei maximal gesteigerter Atmung) fällt deutlich niedriger aus als beim Gesunden, wohingegen die FEV_1 im normalen Bereich liegen kann.
Labortechnische Untersuchungen sollten neben Entzün-

ILE durch inhalative Noxen	Anorganische Stäube	Pneumokoniosen
	Organische Stäube	Exogen allergische Alveolitis
	Infektionen	▶ Pneumocystis carinii ▶ Viren
	Gase, Dämpfe, Rauch, Aerosole	
ILE durch nicht inhalative Noxen	Medikamente	Bsp.: Bleomycin, Busulfan
	Strahlentherapie	
ILE bei Systemerkrankungen	Sarkoidose	
	Rheumatoide Arthritis	
	Kollagenosen	▶ Lupus erythematodes ▶ Sklerodermie ▶ Sjögren-Syndrom ▶ Polymyositis/Dermatomyositis
	Vaskulitiden	▶ Wegener-Granulomatose ▶ Goodpasture-Syndrom ▶ Churg-Strauss-Syndrom ▶ Polyarteriitis nodosa
	Histiocytosis X	
	Morbus Gaucher	
	Amyloidose der Lunge	
Idiopathische ILE = idiopathische interstitielle Pneumonie (IIP) (Die Ursache ist unbekannt.)	IPF = UIP (usual interstitial pneumonitis)	
	DIP (desquamative interstitial pneumonitis)	
	AIP (acute interstitial pneumonitis)	
	NSIP (nonspecific interstitial pneumonitis)	
	RB-ILD (respiratory bronchiolitis interstitial lung disease)	
	BOOP = COP (kryptogene organisierende Pneumonie)	
	LIP (lymphozytäre idiopathische Pneumonie)	

Tab. 1: Einteilung der interstitiellen Lungenerkrankungen nach der Ätiologie.

Interstitielle Lungenerkrankungen

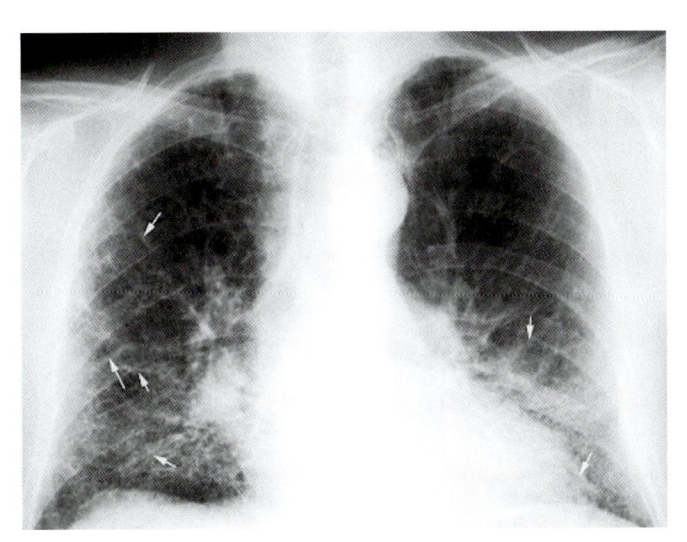

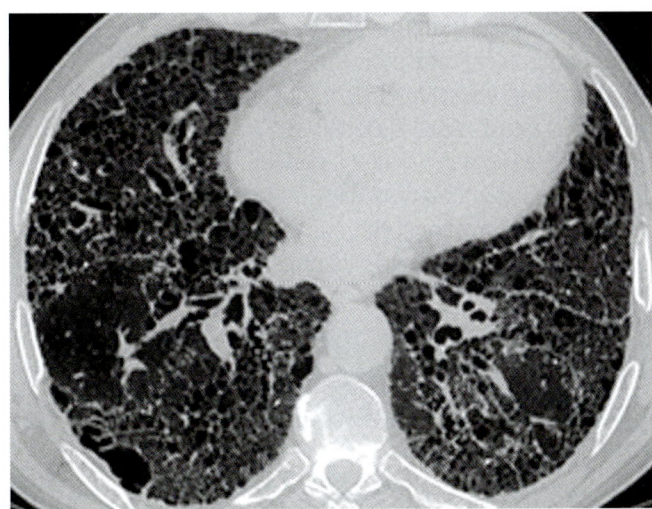

Abb. 1: Rö-Thorax bei Lungenfibrose: ausgeprägte grobretikuläre Zeichnungsvermehrung in beiden Lungen (→). [13]

Abb. 2: CT in Höhe der Unterfelder: honigwabenartige Lungenfibrose. [13b]

dungsparametern, Allergiediagnostik und Rheumaserologie auch eine **Blutgasanalyse** einschließen, da abhängig vom Grad der Fibrosierung die Diffusionskapazität als sehr sensitiver Parameter reduziert ist: In frühen Stadien findet sich nur unter Belastung ein Abfall des pO_2, während in fortgeschrittenen Stadien der pO_2 auch in Ruhe pathologisch vermindert ist.

Im **Röntgen-Thorax** und **Thorax-CT** findet sich beidseitig eine milchglasartige streifige oder noduläre Verschattung. Im Endstadium zeigt sich eine Schrumpfung der Lunge mit v. a. basal gelegenen zystischen Veränderungen (Honigwabenlunge, Abb. 1 und 2). Darüber hinaus kann als Folge der Volumenverminderung ein Zwerchfellhochstand erkennbar sein.

Durch **Bronchoskopie** gewonnenes Material wird zytologisch und/oder histologisch aufgearbeitet. Dabei können sich anhand der vorherrschenden Entzündungszellen Hinweise auf die Ursache und Art der interstitiellen Lungenerkrankung ergeben (S. 20).

Therapie

Ist die Ursache einer ILE bekannt, so richtet sich die Therapie daran aus, den Kontakt zu gewissen Noxen und Allergenen zu meiden (Expositionsprophylaxe) oder die verantwortliche Grunderkrankung zu behandeln.

Symptomatisch können je nach Aktivität und Schwere der Erkrankung eine antiinflammatorische (NSAID) oder immunsuppressive Therapie (Kortikosteroide, Azathioprin, Cyclophosphamid) sowie eine Sauerstofflangzeittherapie indiziert sein. Bei akuten bakteriellen Infekten der Atemwege und der Lunge sollten frühzeitig Antibiotika verabreicht werden, um eine Verschlechterung der respiratorischen Situation zu vermeiden.

Noch gibt es kein wirksames Medikament, das die Fibrosierung des Lungenparenchyms aufhalten oder gar rückgängig machen könnte – solche antifibrotischen Stoffe sind noch in der Erprobung.

Sollten die konservativen Maßnahmen nicht greifen und schreitet die Erkrankung weiter fort, so ist bei geeigneten Patienten auch eine Lungentransplantation in Erwägung zu ziehen.

Differenzialdiagnose

Differenzialdiagnostisch kommen Infektionen wie virale oder bakterielle Pneumonien, Tuberkulose oder Mykosen in Betracht. Darüber hinaus sollte an maligne Erkrankungen wie das (allerdings seltene) Alveolarzellkarzinom oder die Lymphangiosis carcinomatosa sowie an kardiale Ursachen einer Stauungslunge gedacht werden.

Zusammenfassung

- Interstitielle Lungenerkrankungen sind eine heterogene Gruppe von Krankheitsbildern unterschiedlichster, nur zum Teil bekannter Ätiologie.
- Sie gehen einher mit zunehmender Fibrosierung des Lungenparenchyms und gehören somit zu den restriktiven Lungenerkrankungen.
- Klinische Zeichen sind trockener Husten und eine sich schleichend entwickelnde Dyspnoe.
- Diagnostisch kommt das ganze Repertoire der Pulmologie zum Einsatz: Neben Anamnese und Untersuchung spielen LuFu, Rö-Thorax sowie Bronchoskopie eine Rolle.
- Die Therapie richtet sich nach der Ursache der Erkrankung, soweit diese bekannt ist. Bei den idiopathischen ILE sind Kortikosteroide und andere Immunsuppressiva indiziert.

Pneumokoniosen

Pneumokoniosen sind interstitielle Lungenerkrankungen, die durch chronische Inhalation von anorganischen Stäuben (z. B. Quarzstaub, Asbest, Berylliumstaub) hervorgerufen werden (Staublungenerkrankungen). Sie sind die am häufigsten zur Invalidität führenden berufsbedingten Lungenerkrankungen.

> Bei Erkrankungsverdacht besteht eine Meldepflicht an die Berufsgenossenschaft.

Abb. 1: Rö-Thorax bei einer Patientin mit Asbestose: netzförmige Verdichtung des Parenchyms v. a. basal, girlandenförmig verkalkte Pleuraplaques beidseits, Verkalkung der diaphragmalen Pleura und des linksseitigen Herzrands. [5]

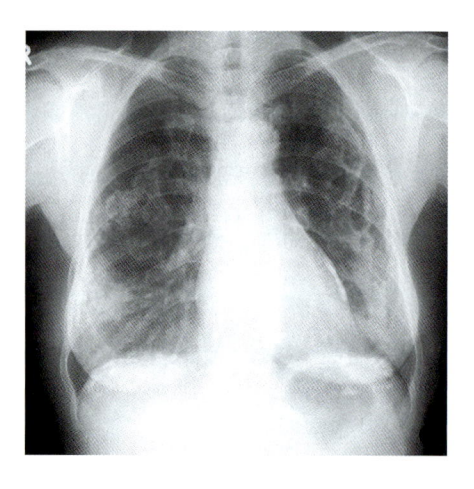

Asbestose

Da die Verwendung von Asbest als feuerfestes Isolationsmaterial über lange Jahre hinweg in vielen industriellen Bereichen üblich war, ist die Asbestose eine relativ häufige Berufskrankheit.

Pathogenese: Inhalation von Asbestfasern, die länger als 15 µm (= Durchmesser eines Alveolarmakrophagen) sind, können weder durch mukoziliäre Clearance noch durch Phagozytose eliminiert werden. Aufgrund ihres anorganischen Charakters werden die Asbestfasern nicht abgebaut, sondern aktivieren Entzündungszellen und induzieren so eine Fibrosereaktion (zur Pathogenese s. a. S. 50). Es entwickelt sich eine v. a. basal betonte diffuse Lungenfibrose, die häufig zu Schrumpfung neigt. In den meisten Fällen manifestiert sich eine Asbestose auch in der Pleura (Pleurotropie = Driften der Asbestfasern in Richtung Pleura), es entstehen die ebenfalls basal gelegenen Pleuraplaques, die nicht präkanzerös sind. Da fast alle Asbestosen pleurale Veränderungen zeigen, muss bei Lungenfibrosen ohne Pleuraveränderungen an andere Ursachen gedacht werden.

Klinik: Die Asbestose, eine **restriktive Lungenerkrankung**, äußert sich klinisch durch eine allmählich progrediente Dyspnoe. Mit zunehmendem Krankheitsverlauf können sich eine Zyanose und ein Cor pulmonale entwickeln.

Diagnostik: Berufsanamnese, auskultatorisches Knistern über der Lunge und der radiologische Befund (Rö-Thorax, CT) reichen in den meisten Fällen aus, um die Diagnose zu stellen. Im Sputum oder in der bronchoalveolären Lavage können Asbestfasern nachgewiesen werden. Charakteristische radiologische Befunde einer fortgeschrittenen Asbestose sind netzförmige Zeichnungsvermehrungen des Lungenparenchyms v. a. basal, Pleuraplaques, die häufig basal auftreten und oft verkalken, Verkalkungen der Pleura selbst, besonders der diaphragmalen Pleura (Abb. 1 u. 3), und rezidivierende Pleuraergüsse.

Therapie: Es gibt keine ursächliche Behandlung der durch Asbest verursachten Lungenfibrose. Eine weitere Asbestexposition muss streng vermieden werden, um den Krankheitsverlauf nicht zu beschleunigen und um Komplikationen zu vermeiden.

Komplikation einer langjährigen Asbestexposition kann – mit einer Latenzzeit von 20–50 Jahren – die Entwicklung eines Bronchialkarzinoms (S. 60 ff.), Mesothelioms (S. 78) oder auch Larynxkarzinoms sein. Deshalb sind bei Patienten mit Asbestose regelmäßige Kontrolluntersuchungen vorzunehmen. Zur Abschätzung des Tumorrisikos werden die Faserkonzentration in der eingeatmeten Luft und die Dauer der Exposition zu sog. Faserjahren umgerechnet (1 Faserjahr = 1×10^6 Fasern/m³ × Jahr). Das Risiko für ein Lungenkarzinom verdoppelt sich nach 25 Faserjahren, das für ein Mesotheliom bereits nach > 1 Faserjahr.

Silikose

Der Pathomechanismus der Silikose ist ähnlich dem der Asbestose. Auslöser ist hier jedoch inhalierter Quarzstaub, der im Bergbau oder in der Porzellan- und Keramikindustrie auftritt. Häufiger als die reine Silikose durch feine Quarzkristalle sind Mischstaubpneumokoniosen.

Pathogenese: Die Fibrosierungsreaktion entsteht bei der Silikose durch Phagozytose von Partikeln < 7 µm durch Makrophagen, die im Verlauf untergehen und die Partikel wieder freisetzen. Der Makrophagenzerfall hat eine fibrosierende Wirkung, wodurch es zur Bildung kleiner Knötchen (Durchmesser < 2 mm) kommt, die im weiteren Krankheitsverlauf konfluieren und größere Schwielen ausbilden.

Die Schwielen können durch ihre Tendenz zur Schrumpfung eine Verziehung des Lungenparenchyms bewirken, sodass eine Obstruktion von Bronchiolen und Arteriolen möglich wird. Damit entwickelt sich die Silikose zu einer

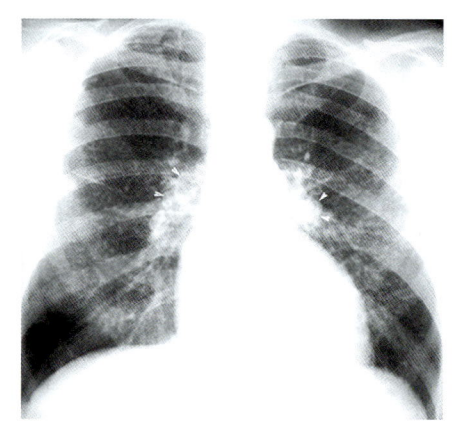

Abb. 2: Rö-Thorax bei Silikose: zahlreiche kleine Fleckschatten beidseits, eierschalenartig verkalkte Lymphknoten der Lungenhili (>), Überblähung der basalen Lungenanteile. [13b]

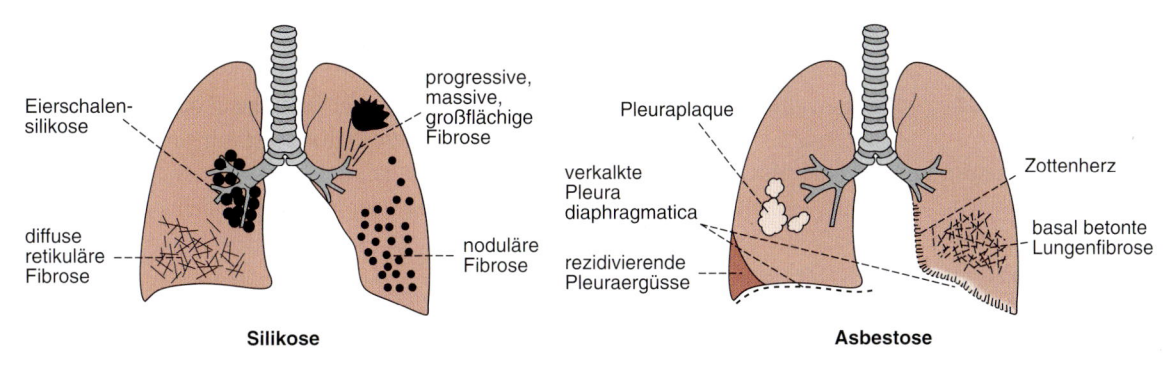

Abb. 3: Typische radiologische Veränderungen bei Silikose und Asbestose. [5]

Erkrankung, die sowohl mit einer **restriktiven Ventilationsstörung** (durch die Fibrose) als auch sekundär mit einer **obstruktiven Ventilationsstörung** (durch die Schwielen) einhergeht.

Klinik: Sie beginnt zunächst mit Belastungsdyspnoe, die langsam progredient ist. Später kann ein grauer Auswurf hinzukommen. Das Ausmaß der Beschwerden ist dabei vor allem durch die obstruktive Ventilationsstörung bestimmt. Auffällig ist das Missverhältnis zwischen geringer Klinik und oft ausgedehnten radiologischen Veränderungen.

Diagnostik: Die wichtigsten diagnostischen Schritte sind eine sorgfältige Berufsanamnese, die körperliche Untersuchung mit Lungenfunktionsdiagnostik und Röntgenaufnahmen des Thorax, u. U. ergänzt durch CT. Dabei können die auskultatorischen Befunde trotz ausgedehnter radiologischer Veränderungen nur sehr diskret sein. Charakteristische radiologische Befunde einer fortgeschrittenen Silikose sind symmetrische Lungenfibrose der Mittel- und Unterlappen, narbige Schrumpfung der Lunge in den Oberfeldern, evtl. mit Ausbildung eines basalen Emphysems, und eierschalenartige Verkalkungen der Hiluslymphknoten (Abb. 2 u. 3).

Komplikationen der Silikose sind einerseits durch die obstruktiven Ventilationsverhältnisse bedingt – so besteht eine erhöhte Infektanfälligkeit von Atemwegen und Lunge. Andererseits kann die fibrotische Komponente der Erkrankung wie auch bei anderen interstitiellen Lungenerkrankungen zur Ausbildung eines Cor pulmonale führen. Letztlich besteht bei langjähriger Inhalation von Quarzstaub auch ein erhöhtes Risiko für die Entwicklung eines Bronchialkarzinoms.

Therapie: Wie bei der Asbestose steht die absolute Expositionsprävention an erster Stelle. Bronchopulmonale Infekte müssen vermieden bzw. konsequent behandelt werden. Durch antiobstruktive Medikamente wie Bronchodilatatoren oder inhalative Steroide können sich die subjektive Symptomatik und die Prognose entscheidend verbessern.

Weitere Pneumokoniosen

Die durch Berylliumstaub oder -rauch verursachte **Berylliose** (z. B. bei Zahntechnikern) gehört wie die Silikose und die Asbestose zu den aktiven progredienten Pneumokoniosen, die zum Bild einer Lungenfibrose führen können. Die klinischen Zeichen sind ähnlich: Husten, Dyspnoe und allgemeine Schwäche.

Eine Vielzahl weiterer Stäube kann bei langfristiger Exposition Pneumokoniosen verursachen, so z. B. Kohlestaub (**Anthrakose**), Eisenstaub (**Siderose**) oder Aluminiumstaub (**Aluminose**). Im Gegensatz zu Quarzstaub, Asbestfasern oder Berylliumstaub hat die Inhalation dieser Stäube jedoch meist keine klinische Relevanz, da sie keine Fibrosierung induzieren. Damit sind diese Pneumokoniosen z. T. auch nicht als Berufskrankheiten anerkannt. Husten und dyspnoische Beschwerden können aufgrund der jahrelangen Staubinhalation zwar auftreten, es werden sich jedoch keine Veränderungen des Lungenparenchyms finden.

Zusammenfassung

✘ Pneumokoniosen sind meist Berufskrankheiten, die durch chronische Inhalation anorganischer Stäube entstehen (Meldepflicht an Berufsgenossenschaft).

✘ Problematisch sind solche Stäube, die eine Fibrosereaktion der Lunge hervorrufen und somit langfristig das Lungenparenchym zerstören. Dazu gehören die durch Asbestfasern verursachte Asbestose, die durch Quarzstaub verursachte Silikose und die durch Berylliumstaub oder -rauch verursachte Berylliose.

✘ Eine Vielzahl anderer Stäube (Kohle-, Eisenstaub) kann zwar auch zum Bild einer Staublunge führen, dabei kommt es aber nicht zu fibrotischen Umbauvorgängen im Lungenparenchym. Trotz gelegentlich auftretender Symptome wie Husten und Dyspnoe haben diese Pneumokoniosen also keinen wesentlichen Krankheitswert.

Exogen allergische Alveolitis/ idiopathische interstitielle Pneumonie

Exogen allergische Alveolitis

Ähnlich wie bei den Pneumokoniosen entsteht die exogen allergische Alveolitis (EAA; Synonym: allergische Pneumonitis) durch chronische Inhalation von feinen Partikeln. Es handelt sich dabei um Partikel organischen Ursprungs wie Pilze, Pilzsporen, Bakterien, Tierhaare, Vogelexkremente oder Holzstaub. Sie alle können bei entsprechender Disposition eine allergische Reaktion hervorrufen, die eine Entzündung des Lungenparenchyms mit fibrotischem Umbau nach sich ziehen kann.

Da die Exposition gegenüber solchen Allergenen in manchen Berufen sehr hoch ist, wird die EAA als Berufskrankheit anerkannt. Die bekanntesten und häufigsten Allergene sind Pilzsporen der Aktinomyzeten, die sich in schimmeligem Heu finden und zum Krankheitsbild der sog. **Farmerlunge** führen können.

Ätiologie und Pathogenese

Die inhalierten Allergene lösen eine Immunreaktion aus, die meist mit Immunkomplexbildung einhergeht (Typ III der Immunreaktionen) – es kommt zur Einwanderung von Leukozyten, die die Entzündung (teilweise mit Granulombildung) triggern.

Der weitere Verlauf der Erkrankung hängt von der Dauer und der Intensität der Allergenexposition ab: Bei kurzer, aber heftiger Exposition entwickelt sich eine akute Pneumonitis, während sich bei langfristiger Inhalation kleiner Antigenmengen eher eine schleichende Entzündung mit fortschreitender Fibrosierung ausbildet.

Klinik

Die **akute Form** der EAA beginnt wenige Stunden nach Allergenexposition relativ rasch mit Husten, Dyspnoe, evtl. Fieber und Schüttelfrost und einem allgemeinen Krankheitsgefühl, das vermutlich durch die Ausschwemmung von Entzündungsmediatoren verursacht wird. Die Beschwerden klingen innerhalb eines Tages von allein ab, sofern keine weitere Inhalation des Antigens stattfindet.

Die **chronische Verlaufsform** verursacht zu Beginn kaum Symptome – ähnlich wie bei den Pneumokoniosen entwickelt sich jedoch allmählich eine Lungenfibrose, die – wenn sie unerkannt und unbehandelt bleibt – letztlich zu einer respiratorischen Insuffizienz oder im Endstadium zum Cor pulmonale führen kann.

Diagnostik

Die wichtigsten Bausteine für die Diagnosestellung sind eine genaue **Anamnese** der Beschwerden und ihres zeitlichen Auftretens, das Eruieren möglicher beruflicher oder privater Allergenexposition sowie die **Lungenfunktionsdiagnostik**.

Daneben ist ein **Röntgen-Thorax** (Abb. 1) oder, erheblich sensitiver, ein **CT** unabdingbar. In den Aufnahmen sind häufig diffuse fleckige Infiltrate sichtbar.

Zur Erhärtung der Verdachtsdiagnose kann der Nachweis von **präzipitierenden Antikörpern** gegen das vermutete Antigen erforderlich sein – diese sind allerdings nicht beweisend, da sie auch bei gesunden exponierten Personen vorkommen.

Weitere Hinweise für Diagnose und Verlaufsform gibt die Differenzierung von Entzündungszellen, die durch eine **bronchoalveoläre Lavage** gewonnen werden, oder ggf. auch die durch Lungenbiopsie gewonnene Histologie.

In Zweifelsfällen kann ein **inhalativer Provokationstest** mit gleichzeitiger Lungenfunktionsdiagnostik indiziert sein, der allerdings erhebliche Risiken birgt.

Therapie und Prognose

Die strikte **Vermeidung weiterer Exposition** steht an erster Stelle des Therapieplans. Wenn die Erkrankung frühzeitig diagnostiziert und weiterer Antigenkontakt vermieden wird, können die Beschwerden von allein abklingen und die Krankheit kann ausheilen. **Kortikosteroide** werden bei der akuten Form zur Verbesserung der Symptomatik gegeben sowie bei chronischen Verläufen evtl. in Kombination mit Immunsuppressiva (Azathioprin).

Die Prognose ist bei der akuten EAA günstig, sofern die Antigenkarenz eingehalten wird, jedoch ist auch dabei die Entwicklung einer progredienten Lungenfibrose nicht auszuschließen. In chronischen Stadien hängt die Prognose davon ab, wie weit die Zerstörung des Lungenparenchyms durch die Fibrosierung fortgeschritten ist.

Differenzialdiagnose

Als Differenzialdiagnosen der akuten Verlaufsform kommen bronchopulmonale Infekte und Pneumonien sowie Asthma bronchiale in Betracht. Wichtiges Kriterium bei der Unterscheidung vom Asthma ist, dass dieses unmittelbar nach Antigenexposition auftritt, während bei der EAA die Zeitspanne bis

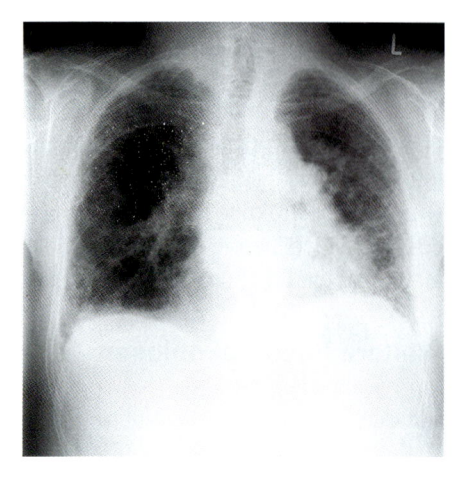

Abb. 1: Rö-Thorax bei Farmerlunge: mittelgradige diffuse interstitielle Zeichnungsvermehrung. [5]

zum Auftreten erster Symptome deutlich länger (nämlich im Stundenbereich) ist.
Handelt es sich um die chronische und schleichende Form der EAA, so ist differenzialdiagnostisch an andere mögliche Ursachen der interstitiellen Lungenerkrankungen zu denken (S. 50).

Idiopathische interstitielle Pneumonie

Unter dem Begriff der idiopathischen interstitiellen Pneumonie (IIP, Synonym: idiopathische Lungenfibrose) werden chronische und fibrosierende Lungenerkrankungen zusammengefasst, deren Ursache nicht geklärt werden kann. Nach dem histologischen Bild werden sieben Unterklassen unterschieden:

▶ IPF (idiopathische Lungenfibrose), entspricht UIP (usual interstitial pneumonitis)
▶ DIP (desquamative interstitielle Pneumonie)
▶ AIP (akute interstitielle Pneumonie)
▶ NSIP (nicht-spezifische interstitielle Pneumonie)
▶ RB-ILD (respiratorische bronchiolitisassoziierte interstitielle Lungenerkrankung)
▶ BOOP (Bronchiolitis obliterans organisierende Pneumonie), entspricht COP (kryptogene organisierende Pneumonie)
▶ LIP (lymphozytäre idiopathische Pneumonie)

Die Ätiologie der Erkrankung ist ungeklärt, allerdings gibt es Faktoren, die die Entstehung begünstigen, so z. B. Rauchen, Systemerkrankungen, Virusinfektionen mit chronischem Verlauf oder auch genetische Faktoren.

Klinik und Verlauf

Die Symptomatik ist wie bei vielen der interstitiellen Lungenerkrankungen zu Beginn oft nur gering ausgeprägt und relativ unspezifisch. Leitsymptome sind trockener Husten und zunehmende Belastungsdyspnoe.
Mit Fortschreiten der Erkrankung treten dann Ruhedyspnoe und Tachypnoe auf, es entwickelt sich eine restriktive Lungenfunktionsstörung, die zu pulmonalem Hypertonus mit Ausbildung eines Cor pulmonale führen kann. Zeichen einer chronischen Hypoxämie sind Trommelschlägelfinger und Uhrglasnägel. Je nach Subtyp der IIP kann der weitere Verlauf stark differieren, denn die Entwicklung der Fibrose schreitet unterschiedlich schnell voran. So haben DIP, NSIP, RB-ILD und BOOP unter Kortikosteroidtherapie eine relativ günstige Prognose. IPF, AIP und LIP sprechen nur mäßig gut bzw. schlecht auf Kortikoide an und beschränken die Lebenserwartung aufgrund der rasch progredienten respiratorischen Insuffizienz auf wenige Jahre. Der besonders dramatische Verlauf einer AIP, die innerhalb eines halben Jahres zum Tod führt, wird als Hamman-Rich-Syndrom bezeichnet.

Diagnostik

Da nach der Definition nur dann eine idiopathische interstitielle Pneumonie vorliegt, wenn keine auslösende Ursache gefunden werden konnte, müssen mögliche Ursachen (inhalative Noxen, Medikamente, Kollagenosen etc.) ausgeschlossen werden.
Körperliche Untersuchung, radiologische Diagnostik und **LuFu** mit Blutgasanalyse und Diffusionskapazität zeigen die typischen Merkmale einer restriktiven Ventilationsstörung, die durch die Fibrosierung bedingt ist. Häufig zu finden, allerdings nicht spezifisch ist eine Vermehrung der Neutrophilen in der bei der **Lavage** gewonnenen Flüssigkeit. Zur genauen Differenzierung der Subtypen der IIP ist eine **Lungenbiopsie** mit histologischer Aufarbeitung notwendig.

Therapie

Da keine eindeutige Ursache für die Entstehung der Krankheit bekannt ist, beschränkt sich die Behandlung auf Nikotinkarenz, die Gabe von Kortikosteroiden, evtl. in Kombination mit Immunsuppressiva wie Azathioprin oder Cyclophosphamid. Die Wirksamkeit von Interferon γ ist umstritten. Ist das Parenchym von der Fibrosierung bereits stark zerstört, ist eine Lungentransplantation die einzige Option.

Zusammenfassung

✱ Die **exogen allergische Alveolitis** ist eine allergische Reaktion (Immunreaktion Typ III) auf die Inhalation organischer Staubpartikel. Leitsymptome sind Husten und Dyspnoe. Sie kann akut (unter Antigenkarenz meist selbstlimitierend) oder chronisch (mit Ausbildung einer Lungenfibrose) verlaufen. Therapeutisch kommen Kortikosteroide zum Einsatz.

✱ Die **idiopathischen interstitiellen Pneumonien** werden nach dem histologischen Bild in sieben Untergruppen eingeteilt: IPF, DIP, AIP, NSIP, RB-ILD, BOOP, LIP. Klinik und Verlauf sind – abhängig vom Subtyp – sehr unterschiedlich. Die Gabe von Kortikosteroiden und Immunsuppressiva ermöglicht bei einem Teil der Erkrankungen eine relativ günstige Prognose.

Interstitielle Lungenerkrankungen bei Systemerkrankungen I

Die Lunge ist bei vielen Systemerkrankungen mit unterschiedlicher Häufigkeit beteiligt. Es kann dabei aufgrund eines Entzündungsreizes zur vermehrten Ablagerung von Bindegewebe kommen, sodass letztlich das Vollbild einer Lungenfibrose entstehen kann.

Sarkoidose

Die Sarkoidose (Synonym: Morbus Besnier-Boeck-Schaumann) ist eine granulomatöse Systemerkrankung, die sich in über 90% der Fälle an der Lunge und den Hiluslymphknoten manifestiert, aber auch andere Organe betreffen kann. Kennzeichen sind Epitheloidzellgranulome ohne zentrale Nekrose (nicht verkäsend) mit Langhans-Riesenzellen und einem Randwall aus Lymphozyten.

Die Ätiologie der Sarkoidose ist ungeklärt, es scheint aber eine genetische Disposition zu geben, da Verwandte von Patienten eine höhere Erkrankungswahrscheinlichkeit haben. Pathophysiologisch wird eine Störung der T-Zell-Funktion angenommen. Die Krankheit hat in Europa eine Prävalenz von 50/100.000 Einwohnern und bricht vor allem zwischen dem 20. und 40. Lebensjahr aus. Frauen sind etwas häufiger betroffen.

Klinik

Die Sarkoidose kann akut (5–10% der Fälle) oder chronisch (90–95% der Fälle) verlaufen.

Akuter Verlauf: Dieser ist gekennzeichnet durch Leistungsabfall, Fieber, trockenen Husten, Kurzatmigkeit, Gelenkbeschwerden und das Auftreten eines Erythema nodosum. Als **Löfgren-Syndrom,** das vorwiegend junge Frauen betrifft, wird die Trias aus akuter Sprunggelenksarthritis, Erythema nodosum und bihilärer Lymphadenopathie bezeichnet.

Chronische Sarkoidose: Dabei handelt es sich häufig um einen Zufallsbefund, da die Patienten lange Zeit symptomlos sein können. Später besteht ein Reizhusten und es entwickelt sich eine zunehmende Belastungsdyspnoe. Die Klinik ist im Vergleich zum radiologischen Befund oft erstaunlich gering ausgeprägt.

Mögliche extrapulmonale Symptome zeigt Abb. 1. Die Kombination aus Fieber, Uveitis, Parotitis und Fazialisparese wird als **Heerfordt-Syndrom** bezeichnet.

Diagnostik und Einteilung

Anamnese und **körperliche Untersuchung** müssen alle Organsysteme erfassen und die extrapulmonalen Manifestationsmöglichkeiten beachten.

Bei der Abklärung eines Sarkoidoseverdachts mit Lungenbeteiligung stehen **Röntgen-Thorax** (Abb. 2 u. 3) und **Lungenfunktionsdiagnostik** an erster Stelle – sind beide ohne pathologischen Befund, so ist das Vorliegen einer Sarkoidose sehr unwahrscheinlich.

Nach dem Röntgen-Thorax-Befund erfolgt die Einteilung der pulmonalen Sarkoidose:

Abb. 1: Extrapulmonale Manifestationen der Sarkoidose. [24b]

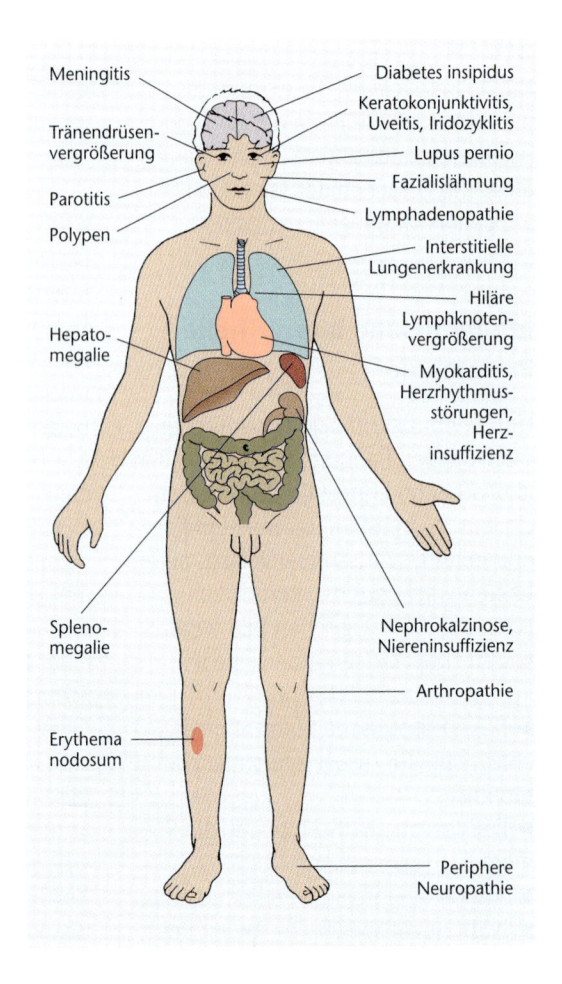

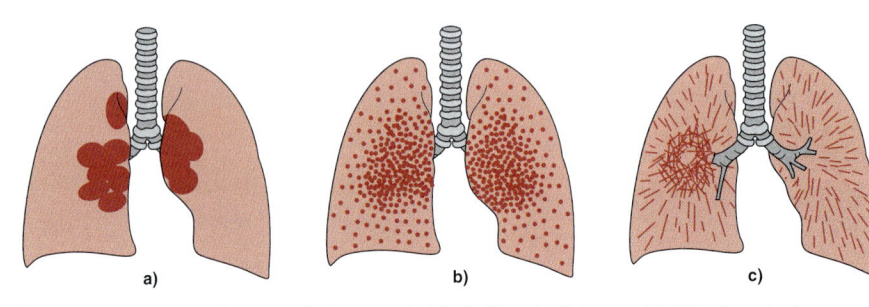

Abb. 2: Radiologische Lungenveränderungen bei Sarkoidose im Schema: a) bihiläre Lymphadenopathie, b) disseminierte Granulome bedingen eine retikulo-noduläre Zeichnungsvermehrung, c) Fibrosierung des Lungenparenchyms mit Narbenbezirken. [5]

- **Typ 0:** normaler Befund bei isolierter extrapulmonaler Manifestation (selten)
- **Typ I:** bihiläre Lymphadenopathie (Lymphknotensarkoidose), reversibel
- **Typ II:** Lymphadenopathie mit Lungenbefall (retikulo-noduläre Zeichnungsvermehrung des Lungenparenchyms)
- **Typ III:** Lungenbefall ohne Lymphadenopathie
- **Typ IV:** pulmonale Fibrose mit irreversibler Lungenfunktionsminderung

Als spezielle bildgebende Methode steht die ^{67}Gallium-**Szintigrafie** zur Verfügung – mit ihrer Hilfe lässt sich die Aktivität pulmonaler und extrapulmonaler Granulome beurteilen. Aufgrund des Aufwands und der Strahlenbelastung ist sie kein Routineverfahren.

Weitere wichtige Schritte zur Diagnosefindung sind die Bronchoskopie mit **bronchoalveolärer Lavage** (Zytologie mit CD4-Zell-/CD8-Zell-Quotient) sowie die transbronchiale **Lymphknotenbiopsie** (histologischer Nachweis nicht verkäsender Epitheloidzellgranulome). Auch **labortechnische Untersuchungen** sind diagnostisch bedeutsam. Da Epitheloidzellen ACE (angiotensin-converting enzyme) freisetzen, ist dieses Enzym ein Marker für die Aktivität der Erkrankung. Es ist allerdings nicht spezifisch und auch nicht in allen Fällen erhöht. Darüber hinaus kann die Bestimmung von Serumkalzium (Hyperkalzämie aufgrund erhöhter Produktion von Vitamin D$_3$ in Epitheloidzellen) und zirkulierenden IL-2-Rezeptoren weitere Hinweise für die Diagnose einer Sarkoidose geben.

> Eine Tuberkulose als wichtigste Differenzialdiagnose (epitheloidzellige Granulome!) muss ausgeschlossen werden.

Therapie und Prognose
Es gibt keine spezifische Therapie. Im Frühstadium wartet man unter Kontrolle der Lungenfunktion und des Röntgenbefunds zunächst ab, da in 80–90 % der Fälle eine Spontanremission innerhalb von 4–8 Wochen erfolgt. **Kortikosteroide** werden ab einem höheren Stadium gegeben, insbesondere bei akutem Verlauf und wenn es zu einer Verschlechterung der Lungenfunktion bzw. zum Auftreten extrapulmonaler Manifestationen kommt.

Die Prognose einer akuten Sarkoidose ist gut, während bei chronischem Verlauf abhängig vom Stadium eine restriktive Ventilationsstörung bestehen bleiben kann.

Differenzialdiagnose
Differenzialdiagnostisch sind abhängig vom Typ der pulmonalen Sarkoidose folgende Krankheitsbilder zu bedenken:
- Hodgkin- oder Non-Hodgkin-Lymphom, Bronchialkarzinom, Hiluslymphknotentuberkulose
- (Atypische) Pneumonie, interstitielle Lungenerkrankung anderer Ätiologie (Pneumokoniosen etc.), Miliartuberkulose, Lymphangiosis carcinomatosa
- Lungenfibrose anderer Ätiologie

Da sich die Sarkoidose aber auch in allen anderen Organsystemen manifestieren kann, ist das Spektrum der möglichen Differenzialdiagnosen noch weitaus umfassender.

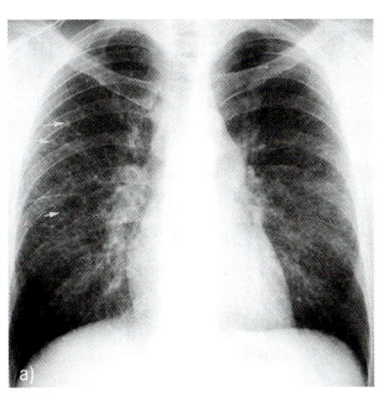

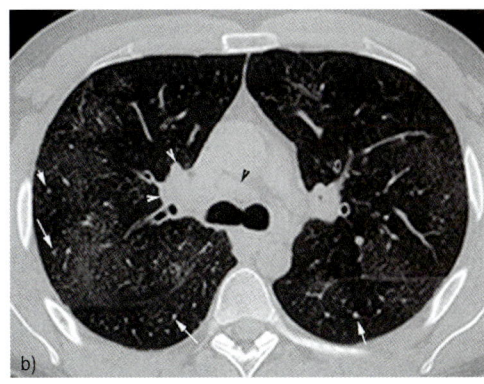

Abb. 3: a) Rö-Thorax bei Sarkoidose: feinnoduläre Herde v. a. in den Mittelfeldern (→), verdichtete Lungenhili, verbreiterter Mediastinalschatten aufgrund der Lymphadenopathie. b) Das CT (Hilushöhe) zeigt multiple, 3–5 mm große Knötchen (→) und einen vergrößerten Hiluslymphknoten (>). [13]

Zusammenfassung
* Die Sarkoidose ist eine Systemerkrankung, vermutlich ausgelöst durch eine T-Zell-Funktionsstörung.
* Charakteristisch ist die Ausbildung nicht verkäsender Epitheloidzellgranulome, die sich sehr häufig in der Lunge, aber auch in allen anderen Organen finden können.
* Die pulmonale Sarkoidose kann akut verlaufen. Leitsymptome sind Husten, Dyspnoe, Fieber, Arthralgien, Erythema nodosum. Die Prognose ist auch unbehandelt sehr günstig.
* Der chronische Verlauf einer pulmonalen Sarkoidose ist oft symptomarm. Es kann sich jedoch eine Lungenfibrose entwickeln, die zu irreversiblen restriktiven Lungenfunktionsstörungen führt.
* Therapeutisch stehen Kortikosteroide zur Verfügung, die allerdings nur bei längerfristigen oder schweren Verläufen indiziert sind.

Interstitielle Lungenerkrankungen bei Systemerkrankungen II

Rheumatoide Arthritis, Kollagenosen und Vaskulitiden sind Erkrankungen aus dem rheumatischen Formenkreis, die zu interstitiellen Lungenerkrankungen führen können. Dabei kann es zu einer Fibrosierungsreaktion des Parenchyms kommen, aber auch andere Formen einer Lungenbeteiligung sind möglich (z. B. Alveolitis, Pleuritis, Pleuraerguss, obstruktive Atemwegserkrankungen, Pneumonie).

Rheumatoide Arthritis

Bei ca. 20% der Patienten mit rheumatoider Arthritis ist die Lunge in das Krankheitsgeschehen eingeschlossen, besonders betroffen sind rauchende Männer. Es besteht eine breite Palette von pulmonalen Manifestationsformen: Eine oft asymptomatische Pleuritis kommt häufig vor, daneben können sich Bronchiolitis, interstitielle Fibrosen und intrapulmonale Knötchen entwickeln.

Cave: Die Knötchen müssen von neoplastischen Rundherden abgegrenzt werden.

Die pulmonale Beteiligung, eine meist restriktive Ventilationsstörung, äußert sich durch belastungsabhängige Dyspnoe, die progredient verläuft. Die Therapie richtet sich gegen die Grunderkrankung, es werden u. a. NSAR (nicht steroidale Antirheumatika), Kortikosteroide und Methotrexat verabreicht.

Kollagenosen

Zu den Kollagenosen im engeren Sinne zählen: systemischer Lupus erythematodes (SLE), Sjögren-Syndrom, Sklerodermie, Polymyositis (PM) und Dermatomyositis (DM) (Tab. 1).

Systemischer Lupus erythematodes (SLE)
Diese entzündlich-aggressive Systemerkrankung ist durch Ablagerung von Autoantikörpern (v. a. ds-DNA-AK) und Immunkomplexen bedingt. Eine Beteiligung der Lunge ist relativ häufig, sie tritt bei ca. 50% der Erkrankten auf. Dabei kommt es zur Ausbildung einer Pleuritis und/oder diffusen interstitiellen Fibrosierung; akute Alveolitiden oder Zwerchfellparesen sind seltener. Das klinische Erscheinungsbild zeigt pleuritisbedingte Thoraxschmerzen und trockenen Husten sowie dyspnoische Beschwerden aufgrund restriktiver Ventilationsstörungen. Die Therapie besteht aus NSAR und Kortikosteroiden (Stoßtherapie) sowie ggf. Immunsuppressiva (Azathioprin, Cyclophosphamid).

Sklerodermie
Bei der Sklerodermie (Synonym: progressive systemische Sklerose) kommt es aufgrund eines autoimmun bedingten chronischen Entzündungsreizes zu einer diffusen Fibrose der Haut, der Synovialis und innerer Organe. Bei > 50% der Erkrankten ist die Lunge mitbetroffen. Es resultiert eine restriktive Ventilationsstörung mit Abnahme aller statischen und dynamischen Lungenvolumina. Symptome sind unproduktiver Reizhusten und zunehmende Belastungsdyspnoe. Da es keine kausale Behandlung gibt, stehen nur Therapieversuche mit Kortikosteroiden und Immunsuppressiva zur Verfügung.

Sjögren-Syndrom
Die klinisch-pathologische Manifestation dieser Autoimmunerkrankung ist eine chronische Entzündung v. a. der Tränen- und Speicheldrüsen. Bei 10% der Patienten kommt es zu einer Beteiligung der Lunge durch lymphozytäre Infiltration. In seltenen Fällen können durch die Weiterentwicklung einer diffusen interstitiellen Pneumonitis zu einer Lungenfibrose (Spätstadium) Hustenreiz und Dyspnoe auftreten. Als Therapieversuch sind Kortikosteroide einzusetzen.

Polymyositis (PM), Dermatomyositis (DM)
Dabei sind v. a. Haut und quergestreifte Muskulatur von autoaggressiven Entzündungsprozessen betroffen. Die Lunge kann ebenfalls beteiligt sein und eine Fibrosierungstendenz im Sinne einer interstitiellen Lungenerkrankung zeigen. Die resultierende restriktive Ventilationsstörung wird durch eine verminderte Funktionsfähigkeit der Atemmuskulatur verstärkt. Daneben kommt es gehäuft zu Aspirationspneumonien, wenn die Schlundmuskulatur mitbetroffen ist (gestörter Schluckakt) und zudem eine Hustenschwäche besteht. Für die Therapie stehen Kortikosteroide und Immunsuppressiva zur Verfügung.

Vaskulitiden

Auch bei den Vaskulitiden gibt es eine Reihe von Erkrankungen, bei denen eine Beteiligung der Lunge möglich oder wahrscheinlich ist. Es handelt sich insbesondere um Beteiligungen der kleinen und mittleren Arterien: Wegener-Granulomatose, Goodpasture-Syndrom, Polyarteriitis nodosa, mikroskopische Polyangiitis, Morbus Ceelen, Churg-Strauss-Syndrom, Morbus Behçet.

	Rheumatoide Arthritis	SLE	Sklerodermie	Sjögren-Syndrom	PM/DM
Akute Alveolitis	-	++	+	+	-
Interstitielle Fibrose	++	+	++	++	++
Knoten	++	-	-	-	-
Pulmonale Hypertonie	+	+	++	-	-
Pleuraerguss	++	++	-	-	-
Aspiration	-	-	+	-	++

Tab. 1: Klinische Zeichen bei rheumatoider Arthritis und Kollagenosen mit pulmonaler Beteiligung.

Wegener-Granulomatose

Diese Autoimmunvaskulitis der kleinen Gefäße im Bereich des Respirationstrakts (Nase mit Nasennebenhöhlen, Mittelohr, Nasopharynx, Lunge) sowie der Niere geht besonders mit der Bildung von c-ANCA (antineutrophile zytoplasmatische Antikörper) einher. **Diagnostik und Klinik:** Bei Befall der Lunge finden sich Lungenrundherde (DD Tumor), evtl. mit Einschmelzungen, die auch zu Hämorrhagie und Hämoptoe führen können. Subglottische Larynx- und Bronchialstenosen können ebenfalls auftreten. Radiologisch finden sich Infiltrate, Rundherde, Einschmelzungen oder Einblutungen (◼ Abb. 4). Neben dem Nachweis der c-ANCA erfolgt die Diagnosesicherung, v. a. auch zum Tumorausschluss, mittels Nasopharynx-, Lungen- und Nierenbiopsie. Klassischerweise findet sich dabei die histologische Trias aus Granulomen, Vaskulitis und Glomerulonephritis. Pulmonale Symptome wie Husten, Dyspnoe oder blutiger Auswurf können wenig ausgeprägt sein. Die **Therapie** besteht in der Kombination von Kortikosteroiden und Immunsuppressiva (z. B. Cyclophosphamid, Methotrexat), ggf. werden auch Anti-TNF-Antikörper oder Immunglobuline eingesetzt. Ohne Therapie ist die Prognose schlecht, unter adäquater Therapie liegt die 5-Jahres-Überlebensrate bei 85 %.

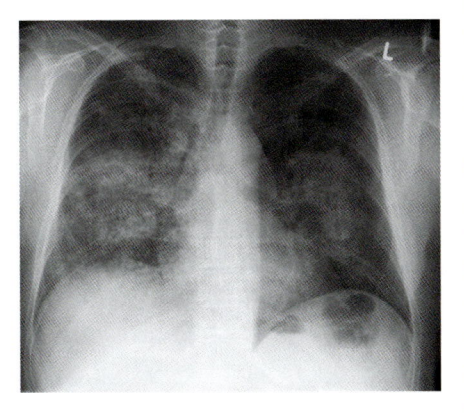

◼ Abb. 4: Rö-Thorax bei Morbus Wegener: Einblutungen und bilaterale konfluierende Infiltrate. [5]

Goodpasture-Syndrom

Diese seltene Erkrankung betrifft Lunge und Niere. **Klinik:** Antikörper gegen die Basalmembran (BM) von Gefäßen führen zu rasch progredienter Glomerulonephritis und Lungenblutungen. Nach wiederholten Blutungsepisoden kann sich eine interstitielle Lungenfibrose ausbilden, die zu einer restriktiven Ventilationsstörung führt. **Therapie** der Wahl sind Plasmapherese und Immunsuppression, bis die klinische Symptomatik verschwunden ist und keine BM-Antikörper mehr nachweisbar sind. Die Autoantikörperproduktion ist in der Regel innerhalb von Wochen bis Monaten selbstlimitierend.

Panarteriitis nodosa, mikroskopische Polyangiitis

Während sich die klassische Panarteriitis nodosa in den mittleren Arterien abspielt, sind bei der mikroskopischen Polyangiitis immer auch kleine Gefäße befallen. **Klinik:** Bei beiden Erkrankungen ist eine Beteiligung der Lunge möglich, es kommt zu Hämorrhagien und speziell bei der mikroskopischen Polyangiitis auch zu Fibrosierungstendenz mit retikulärer Zeichnungsverdichtung im Röntgen-Thorax. **Therapie:** Kortikosteroide, bei der mikroskopischen Polyangiitis auch Cyclophosphamid.

Morbus Ceelen

Diese Form betrifft Kinder und junge Erwachsene und manifestiert sich nur in der Lunge (idiopathische Lungenhämosiderose). Durch chronisch-rezidivierende Lungenblutungen kommt es zu Hämoptoe, Dyspnoe, Zyanose sowie im weiteren Verlauf zur Ausbildung einer restriktiven Ventilationsstörung. Die Prognose ist ungünstig, Spontanheilung aber möglich.

Lungenbeteiligung bei anderen Systemerkrankungen

Die **Histiocytosis X** ist eine seltene Erkrankung, die nahezu ausschließlich bei Rauchern vorkommt. Es handelt sich um eine granulomatöse Entzündung. Aus den interstitiell gelegenen Granulomen entwickelt sich allmählich eine zystische Lungenfibrose (Honigwabenstruktur). **Symptome** sind Reizhusten, Belastungsdyspnoe, häufig auch extrapulmonale Beschwerden wie subfebrile Temperaturen, Gewichtsverlust und ein allgemeines Krankheitsgefühl. Bei Progression können Spontanpneumothorax und respiratorische Insuffizienz auftreten. Bei der **Therapie** steht die strikte Nikotinabstinenz im Vordergrund, bei Progredienz oder stärkeren Beschwerden werden Kortikosteroide gegeben.

Zusammenfassung

✖ Viele Erkrankungen aus dem rheumatischen Formenkreis können mit einem Befall der Lunge einhergehen.

✖ Meist handelt es sich um restriktive Ventilationsstörungen, es treten aber auch Hämoptysen oder Pleuritiden auf.

✖ Therapiert wird primär die Grunderkrankung. Kortikosteroide und Immunsuppressiva kommen dabei häufig zum Einsatz.

Bronchialkarzinom I

Das Bronchialkarzinom, ein vom Bronchialepithel ausgehender maligner Tumor, war noch vor 100 Jahren eine Rarität. Heute steht es mit einer Inzidenz von 50–60/100.000 bzw. über 40.000 Neuerkrankungen pro Jahr in Deutschland an dritter Stelle der Krebserkrankungen bei beiden Geschlechtern – bei Männern macht es einen Anteil von 16%, bei Frauen von gut 5% aller bösartigen Neubildungen aus. Bei Männern ist es die am häufigsten zum Tod führende Krebsart, bei Frauen nimmt es dabei bereits den 3. Platz ein. Durch die geänderten Rauchgewohnheiten steigen Inzidenz und Sterberate bei Frauen in den letzten Jahren kontinuierlich. Der Häufigkeitsgipfel liegt im 60.–65. Lebensjahr.

Klassifikation

Makroskopische Einteilung
Diese bezieht sich auf Lage und Ausbreitung des Tumors:

▶ In über ⅔ der Fälle wächst das Bronchialkarzinom **zentral und hilusnah** und kann durch Einengung großer Bronchien relativ früh Symptome verursachen.
▶ Das **periphere** Bronchialkarzinom tritt radiologisch als typischer Rundherd in Erscheinung. Es kann lange unbemerkt wachsen. Eine Sonderform ist der **Pancoast-Tumor,** der in der Lungenspitze liegt und in die Thoraxwand einwächst. Durch Reizung des Halssympathikus und der zervikalen Nervenwurzeln verursacht er typische Symptome (Klinik).
▶ Selten kann ein Bronchialkarzinom, z. B. das Alveolarzellkarzinom, auch **diffus wachsen.**

Histologische Einteilung
Diese Einteilung des Bronchialkarzinoms ist von wichtiger therapeutischer und prognostischer Bedeutung. Die **nichtkleinzelligen Bronchialkarzinome** (NSCLC = non-small cell lung cancer) werden entsprechend der Histologie noch in Untergruppen eingeteilt (Tab. 1). Die primäre Therapie ist die Operation. **Kleinzellige** Bronchialkarzinome (SCLC = small cell lung cancer), die vermutlich von Zellen des APUD-Systems ausgehen, werden primär mit Radio-/Chemotherapie behandelt. Die Prognose ist deutlich schlechter als die der NSCLC.

Histologischer Typ		Häufigkeit
Kleinzellige Bronchialkarzinome		20%
Nicht-kleinzellige Bronchialkarzinome	Adenokarzinom	40%
	Plattenepithelkarzinom	30%
	Großzelliges Bronchialkarzinom	10%

Tab. 1: Histologische Einteilung des Bronchialkarzinoms.

Staging
Das Staging erfolgt nach der **TNM-Klassifikation** (Tab. 2): „T" steht für Größe und Infiltrationstiefe des Primärtumors, „N" für den Status der befallenen Lymphknoten und „M" für

T_{is}	Carcinoma in situ
T_1	Tumordurchmesser ≤ 3 cm, Hauptbronchus frei
T_2	Tumordurchmesser > 3 cm oder Tumor mit Befall des Hauptbronchus mehr als 2 cm distal der Carina oder viszerale Pleurainfiltration oder partielle Atelektase
T_3	Tumor jeder Größe mit Infiltration von Brustwand, Zwerchfell, mediastinaler Pleura, Perikard oder Tumor mit Atelektase der ganzen Lunge oder Tumor im Hauptbronchus weniger als 2 cm distal der Carina
T_4	Tumor jeder Größe mit Infiltration von Mediastinum, Herz, großen Gefäßen, Trachea, Ösophagus, Wirbelkörper, Carina oder Tumor mit malignem Pleuraerguss oder mit Metastasen im ipsilateralen Lungenlappen.
N_0	Keine regionären Lymphknotenmetastasen (bei mind. 6 exstirpierten LK)
N_1	Ipsilaterale intrapulmonale, peribronchiale oder hiläre Lymphknotenmetastasen
N_2	Ipsilaterale mediastinale oder subkarinale Lymphknotenmetastasen
N_3	Kontralaterale oder supraklavikuläre Lymphknotenmetastasen
M_0	Keine Fernmetastasen
M_1	Fernmetastasen (auch Metastasen in der ipsilateralen Lunge, aber in einem anderen Lungenlappen)

Tab. 2: TNM-Klassifikation.

Fernmetastasierung. Mithilfe der TNM-Klassifikation erfolgt die Einteilung in Stadien (Tab. 3).

Die **Metastasierung** kann lymphogen und hämatogen erfolgen.

Die **lymphogene** Metastasierung erfolgt früh v. a. in die regionären sowie mediastinalen Lymphknoten (LK). Ein kontralateraler LK-Befall verschlechtert die Operabilität und Prognose erheblich.

Hämatogene Metastasen betreffen insbesondere Leber, Gehirn, Nebennieren und Skelettsystem. Sie sind beim SCLC häufiger, zudem können hier auch das Knochenmark und weitere Organe von der Metastasierung betroffen sein.

Einteilung und Prognose des Bronchialkarzinoms

Stadium	T	N	M	5-J-ÜLZ NSCLC	5-J-ÜLZ SCLC
I A/B	$T_{1/2}$	N_0	M_0	67/57%	20%
II A/B	$T_{1/2}$	N_1	M_0	55/40%	15%
II B	T_3	N_0	M_0	38%	
III A	$T_{1/2}$ T_3	N_2 $N_{1/2}$	M_0 M_0	25%	8%
III B	T_{1-3} T_4	N_3 N_{0-3}	M_0 M_0	23%	
IV	T_{1-4}	N_{0-3}	M_1	2%	1%

Tab. 3: Stadien des Bronchialkarzinoms (5-J-ÜLZ: 5-Jahres-Überlebenszeit).

Für das **kleinzellige Bronchialkarzinom** wird häufig eine vereinfachte klinische Einteilung vorgenommen: „**Limited disease**" bezeichnet das auf einen Hemithorax beschränkte Stadium plus evtl. vorhandene kontralaterale hiläre LK (prozentualer Anteil 30%), „**Extensive disease**" das fortgeschrittene seitenübergreifende Stadium (70%).

Ätiologie und Pathogenese

Hauptursache für die Entstehung eines Bronchialkarzinoms ist Zigarettenrauchen: Über 85 % der Lungenkrebserkrankungen sind darauf zurückzuführen (Abb. 1). Je mehr und je länger der Patient raucht, desto höher ist sein Risiko. Quantifiziert wird eine „Raucherkarriere" in sog. Pack years: 6 Pack years entsprechen z. B. 6 Jahre lang je einer Schachtel täglich oder 3 Jahre lang 2 Schachteln täglich. Das Risiko eines starken Rauchers ist bis zu 30-mal größer als das eines Nichtrauchers. Auch Passivrauchen geht mit einer erhöhten Erkrankungswahrscheinlichkeit einher. Ursache ist eine Vielzahl kanzerogener Stoffe im Zigarettenrauch, die zu genetischen Schäden in Zellen der Bronchialschleimhaut führen können (z. B. polyzyklische Kohlenwasserstoffe vom Typ des Benzpyrens oder Nitrosamine).

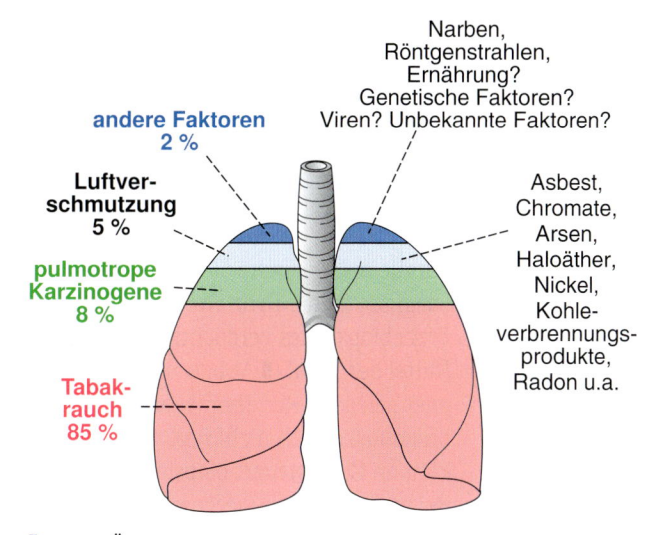

Abb. 1: Ätiologie des Bronchialkarzinoms. [5]

> Das Adenokarzinom ist weit weniger mit inhalativem Rauchen assoziiert als alle anderen histologischen Typen. Es ist die häufigste Lungenkrebsform bei Nichtrauchern und betrifft häufiger Frauen (m : w = 1:6).

Daneben spielen auch berufsbedingte Karzinogene, v. a. Asbest, sowie Luftverschmutzung eine Rolle bei der Entstehung von Lungenkrebs. Hier erhöht sich das Risiko besonders deutlich, wenn zusätzlich geraucht wird, denn durch eine Beeinträchtigung der mukoziliären Clearance können die kanzerogenen Stoffe eine lange Verweildauer im Bronchialsystem haben. Narbenkarzinome können nach Lungentuberkulose oder Lungeninfarkten entstehen. Auch eine genetische Prädisposition kommt vermutlich zum Tragen.

Klinik

Das Auftreten von Symptomen ist abhängig von der Art, der Ausbreitung und der Lokalisation des Tumors. Da es kein typisches Frühwarnsymptom gibt, wird der Tumor oft erst in einem späten Stadium diagnostiziert. 90 % der Patienten sind zum Zeitpunkt der Diagnosestellung symptomatisch.

Unspezifische Beschwerden sind Husten, Dyspnoe und atemabhängige Brustschmerzen – sie werden oft als „normaler" Raucherhusten fehlgedeutet. Abgeschlagenheit, Gewichtsverlust, Nachtschweiß und Fieber (sog. B-Symptomatik) können hinzukommen. Die Kombination mit rezidivierenden Pneumonien ist karzinomverdächtig und sollte abgeklärt werden. Blutiger Auswurf ist häufig ein Spätsymptom, wenn der Tumor bereits in Gefäße eingebrochen ist.

Wenn der Tumor über die Organgrenzen hinauswächst und **Nachbarstrukturen infiltriert,** kann es zu weiteren Symptomen kommen: obere Einflussstauung durch Komprimierung der V. cava superior, Heiserkeit durch eine Parese des N. recurrens, ipsilateraler Zwerchfellhochstand durch Läsion des N. phrenicus oder Pleuraerguss im Rahmen einer Pleuritis carcinomatosa (malignes Exsudat durch Pleurabefall).

Beim **Pancoast-Tumor** besteht typischerweise eine Horner-Trias (Miosis, Ptosis und Enophthalmus) durch Läsion des Halssympathikus (Ganglion stellatum) in Kombination mit Armplexus- und Interkostalneuralgien. Zusätzlich kann ein Lymphödem des Arms bestehen.

Besonders beim kleinzelligen Bronchialkarzinom, das vom diffusen neuroendokrinen System (APUD) ausgeht, kommt es relativ häufig zu **paraneoplastischen Syndromen.** Der Tumor produziert Substanzen, die in den Körper ausgeschwemmt werden und fern vom eigentlichen Bronchialkarzinom zu verschiedenen Symptomen führen können:

▶ Cushing-Syndrom durch ektope ACTH-Bildung → Stammfettsucht, Hypertonie, Diabetes mellitus
▶ SIADH (Syndrom der inadäquaten ADH-Sekretion) → erhöhte Sekretion ADH-ähnlicher Substanzen mit Wasserretention und Verdünnungshyponatriämie
▶ Hyperkalzämie durch Bildung parathormonähnlicher Peptide
▶ Lambert-Eaton-Syndrom durch Bildung von Autoantikörpern → myastheniartige Schwäche der proximalen Extremitätenmuskulatur (erschwertes Treppensteigen, auch Doppelbilder oder Ptosis)
▶ Thrombozytose und Thromboseneigung

Bronchialkarzinom II

Diagnostik

Die Diagnostik orientiert sich an der oben beschriebenen Klassifikation, dient also der Beurteilung von Lokalisation, Größe und Ausbreitung des Primärtumors sowie möglicher Metastasen (Staging) und der Bestimmung des histologischen Typs und der Differenzierung der Tumorzellen (Grading). Neben Anamnese und gründlicher körperlicher Untersuchung sind radiologische und histologische Verfahren wegweisend.
Röntgen-Thorax in zwei Ebenen (Abb. 2 u. 4) und **CT-Thorax** (Abb. 3 u. 5) ermöglichen die genaue Lokalisation und Größenbestimmung des Tumors sowie die Beurteilung der regionären Lymphknoten. Schädel-CT, CT-Abdomen oder Oberbauchsonografie und Skelettszintigrafie sollten zur Metastasensuche im Rahmen des Stagings ebenfalls durchgeführt werden.

> Hinter jeder Art von Lungenverschattung kann sich ein Bronchialkarzinom verbergen! Besonders verdächtig ist ein Rundherd, der nicht verkalkt ist, radiäre Ausläufer und Spiculae zeigt und im Vergleich zu älteren Aufnahmen größer wird.

Für die histologische Sicherung der Diagnose ist die **Bronchoskopie** mit Probebiopsie des verdächtigen Gewebes Mittel der Wahl (Abb. 6 u. 7). Peripher gelegene Rundherde, an die man bronchoskopisch nicht herankommt, können CT-gesteuert biopsiert werden. Bei malignem Pleuraerguss kann auch eine zytologische Untersuchung der abpunktierten Flüssigkeit erfolgen (allerdings oft negatives Ergebnis).
Die Endosonografie stellt mediastinale Lymphknoten über ein in den Ösophagus gelegtes Endoskop dar und bietet die Möglichkeit der Feinnadelbiopsie auffälliger Lymphknoten. Als weitergehende diagnostische Schritte kommen Thorakoskopie, Mediastinoskopie sowie diagnostische Probethorakotomie infrage.
Tumormarker wie NSE (= neuronenspezifische Enolase) für das kleinzellige Bronchialkarzinom und CYFRA 21-1, SCC und CEA für die Nicht-Kleinzeller sind weniger für die Erstdiagnose als zur Verlaufsbeurteilung der Erkrankung von Bedeutung.

Therapie

Abhängig von dem histologischen Typ und dem Stadium der Erkrankung stehen verschiedene Therapieoptionen zur Verfügung.

▶ **Nicht-kleinzelliges Bronchialkarzinom:** Wird in den Stadien I–III A primär chirurgisch angegangen, sofern der Tumor von den anatomischen Verhältnissen her resezierbar ist und der Allgemeinzustand sowie die Lungenfunktion des Patienten den Eingriff erlauben. Chirurgische Standardverfahren sind Lobektomie, Manschettenresektion und Pneumektomie (S. 88) – sie stellen eine potenziell kurative Therapie dar, allerdings sind nur ca. 30% der Patienten dieser Therapieoption zugänglich. Ab Stadium I B wird postoperativ eine adjuvante platinhaltige Chemotherapie verabreicht. In fortgeschrittenem Stadium (ab III B) wird eine kombinierte Radio-/Chemotherapie mit platinhaltigen Zytostatika durchgeführt.

▶ **Kleinzelliges Bronchialkarzinom:** Da es sehr früh disseminiert und zum Zeitpunkt der Diagnosestellung meist schon metastasiert hat, ist eine systemische Therapie erforderlich. Primäre Radio-/Chemotherapie bei der Limited disease bzw. Polychemotherapie bei der Extensive disease sind Methoden der Wahl – auch hier werden u. a. platinhaltige Zytostatika eingesetzt.

▶ **Palliative Therapiekonzepte** beinhalten bronchoskopische Verfahren bei Bronchusobstruktion (Laser, Stent-Einlage, lokale Strahlentherapie) sowie Bestrahlung von Knochen- oder Hirnmetastasen.

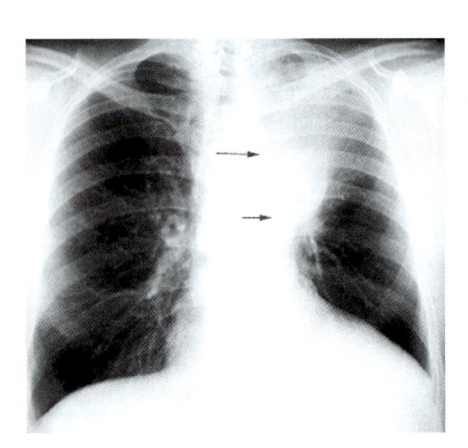

Abb. 2: Rö-Thorax eines zentralen Bronchialkarzinoms (→): Verschattung im linken Oberfeld, die den Aortenknopf und Hilusstrukturen überlagert und unscharf nach lateral begrenzt ist. [13]

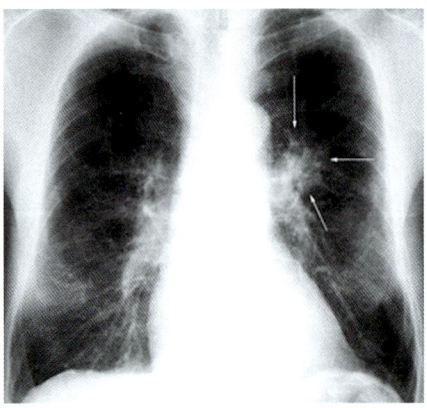

Abb. 4: Rö-Thorax eines peripheren Bronchialkarzinoms: Der Rundherd mit radiären Ausläufern projiziert sich in die Nähe des linken Hilus (→). [13b]

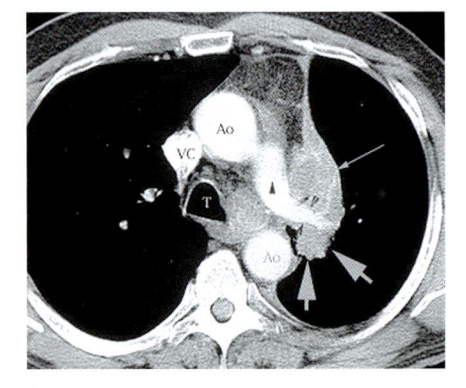

Abb. 3: Thorax-CT (in Höhe der distalen Trachea) eines zentralen Bronchialkarzinoms: Die linke A. pulmonalis (>) ist vom Tumor (→) ummauert und eingeengt. [13]

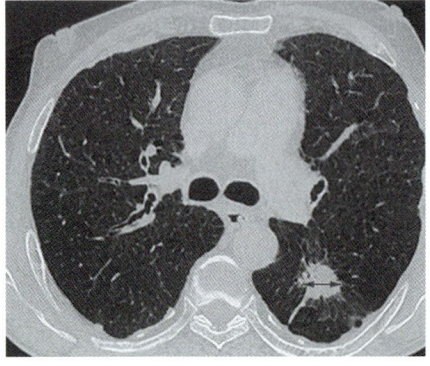

Abb. 5: Thorax-CT bei peripherem Bronchialkarzinom: 3 cm großer Rundherd mit radiären Ausläufern (↔). [13b]

Verlauf und Prognose

Die Metastasierung des Bronchialkarzinoms erfolgt früh (Ausnahme: Adenokarzinom mit später Metastasierung), beim Kleinzeller sogar sehr früh.
Die Prognose des Bronchialkarzinoms ist trotz aller medizinischen Fortschritte weiterhin schlecht. Fast ⅔ aller Patienten sind bei Diagnosestellung inoperabel.
Abhängig vom Tumorstadium beträgt die 5-Jahres-Überlebensrate bei nichtkleinzelligen Tumoren zwischen 2 und 67 %. Beim kleinzelligen Bronchialkarzinom erreicht man im Stadium der Limited disease durch die Radio-/Chemotherapie zwar hohe Remissionsraten, diese sind allerdings meist nur von begrenzter Dauer. Zudem können Nebenwirkungen der Therapie (z. B. Knochenmarksuppression, Ösophagitis, Myo-/Perikarditis, Strahlenpneumonitis) die Prognose ungünstig beeinflussen. Die 5-Jahres-Überlebensrate liegt hier deshalb zwischen 1 und 20 % (S. 60, Tab. 1).

Differenzialdiagnose

▶ **Klinik:** Eine Vielzahl von Erkrankungen kann ähnliche Symptome auslösen wie das Bronchialkarzinom, so z. B. **COPD** und **Asthma.**

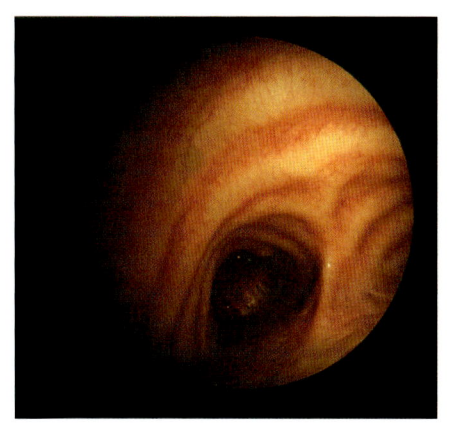

Abb. 6: Bronchoskopische Darstellung eines Tumors in der Tiefe des linken Hauptbronchus. [5]

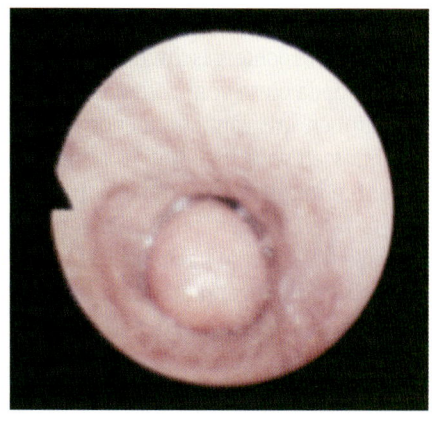

Abb. 7: Bronchialkarzinom in der Bronchoskopie. [31]

▶ **Röntgenbefunde:** Karzinomverdächtige Verschattungen im Röntgen-Thorax können hervorgerufen werden durch **benigne Tumoren** (z. B. Bronchialadenome, Chondrome, Fibrome, Leiomyome etc.) und seltene semimaligne Tumoren der Lunge. Das **Karzinoid** ist ein semimaligner Tumor, der von Zellen des APUD-Systems (diffuses neuroendokrines System) ausgeht, potenziell maligne entarten kann, meist aber nur geringe Metastasierungstendenz zeigt. Symptome sind Husten, Auswurf, Dyspnoe, sehr selten kommt es zum Karzinoidsyndrom durch Sekretion von Hormonen mit plötzlicher Hautrötung (Flush), Durchfall und kardialen Beschwerden. Aufgrund der oft fraglichen Malignität und schwierigen Differenzialdiagnose solcher Befunde muss eine primär kurative Resektion angestrebt werden. Auch **Tuberkulome** oder **Lymphome** des Mediastinums sowie **Lungenmetastasen** anderer Primärtumoren (S. 64) können sich als Rundherde im Röntgen-Thorax darstellen und müssen in die differenzialdiagnostischen Überlegungen einbezogen werden.

Zusammenfassung

✱ Das **Bronchialkarzinom** ist der dritthäufigste maligne Tumor, Männer sind häufiger betroffen.

✱ Hauptrisikofaktor ist das inhalative Zigarettenrauchen. Nur ca. 15 % aller Bronchialkarzinome treten bei echten Nichtrauchern auf.

✱ Klinisch bedeutsam ist die histologische Unterscheidung in kleinzellige (20 %) und nicht-kleinzellige Bronchialkarzinome (80 %).

✱ Symptome sind unspezifisch und treten oft relativ spät auf: Husten, Auswurf, Dyspnoe, rezidivierende Pneumonien, B-Symptomatik. Paraneoplastische Syndrome kommen v. a. bei kleinzelligen Bronchialkarzinomen vor.

✱ Metastasierung: Lymphknoten, Leber, Gehirn, Nebennieren, Knochen

✱ Die wichtigsten diagnostischen Schritte sind Röntgen-Thorax, CT und Bronchoskopie.

✱ Therapie: Nicht-Kleinzeller primär operativ, Kleinzeller primär Radio-/Chemotherapie

Lungenmetastasen

Bei einer Vielzahl maligner Tumoren siedeln sich Tochtergeschwülste in der Lunge ab, da diese vom gesamten aus dem großen Kreislauf kommenden Blut durchflossen wird. Bei 30–50% aller Patienten mit metastasierendem Tumorleiden treten Lungenmetastasen auf, die Häufigkeit variiert je nach Primärtumor. Klinisch sind Lungenmetastasen oft inapparent, sie werden bei der Obduktion von Krebspatienten aber oft nachgewiesen (Tab. 1 u. Abb. 4).

Ätiologie und Pathogenese

Durch Streuung von Tumorzellen aus dem Primärtumor können sich sekundäre Neoplasien in der Lunge entwickeln. Die Streuung kann auf verschiedenen Wegen erfolgen, wonach drei Typen der Metastasierung unterschieden werden:

▶ Die **hämatogene Metastasierung** ist der wichtigste Ausbreitungsweg. Tumorzellen dringen in das Gefäßsystem ein und werden mit dem Blutstrom in die Lunge gebracht. Für die Absiedelung spielen Oberflächenantigene der Tumorzellen und der Lunge eine entscheidende Rolle.
▶ Die **lymphogene Metastasierung** geschieht durch den Einbruch des Tumors in Lymphbahnen.
▶ Bei der **direkten Metastasierung** infiltrieren Tumorzellen von benachbarten Organen (z. B. Schilddrüsen-Ca, Ösophagus-Ca, selten Lymphome) direkt die Lunge.

Die Metastasierung erfolgt in drei Phasen:

▶ **Invasionsphase:** Die Tumorzellen lösen sich aus dem Zellverband des Primärtumors und gelangen in Lymph- oder Blutgefäße.
▶ **Embolisationsphase:** Die Tumorzellen werden mit dem Flüssigkeitsstrom transportiert.
▶ **Implantationsphase:** Die Tumorzellen haften am gewebsspezifischen Endothel fest und dringen in das Gewebe ein, wo sie anwachsen und eigenes Stroma produzieren.

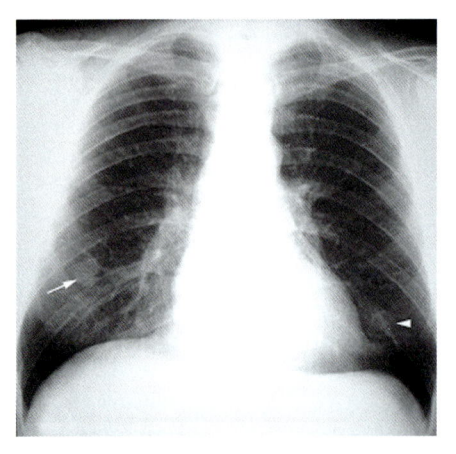

Abb. 1: Lungenmetastasen – Rundherde in beiden Lungenhälften. [13b]

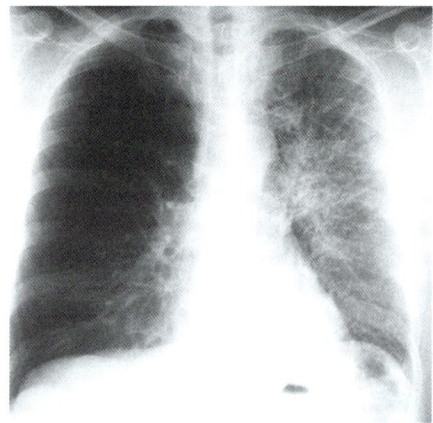

Abb. 2: Röntgen-Thorax bei Lymphangiosis carcinomatosa. [28]

Klinik

Häufig sind Lungenmetastasen klinisch unauffällig und werden beim Primärstaging oder bei Krebsnachsorgeuntersuchungen entdeckt. Es kommt auch vor, dass Lungenmetastasen als Zufallsbefund im Röntgen-Thorax bemerkt werden, ohne dass der Primärtumor bekannt ist.

▶ **Bronchiale Metastasen** können bei Größenzuwachs die Atemwege verlegen oder zur Kompression der Atemwege führen. Symptome sind dann Dyspnoe, Stridor oder Retentionspneumonien. Der radiologische Befund ist typischerweise eine Atelektase.
▶ **Parenchymmetastasen** bleiben oft lange unbemerkt. Uncharakteristische Symptome sind Husten oder atemabhängige Schmerzen.
▶ Die **Lymphangiosis carcinomatosa** tritt besonders bei Mamma- und Magenkarzinomen auf. Es handelt sich um eine kontinuierliche Ausbreitung von Tumorzellen in den Lymphgefäßen, was radiologisch und makroskopisch als feines Netz imponiert (Abb. 2). Pleuraergüsse kommen häufig vor. Trockener Reizhusten und Dyspnoe sind typische Beschwerden.
▶ Ein maligner Pleuraerguss kann eine Komplikation der Metastasierung sein und zu rasch zunehmender Atemnot führen.

Primärtumor	Häufigkeit von Lungenmetastasen bei Obduktion
Hoden	80–100%
Plazenta (Chorionkarzinom)	70–100%
Malignes Melanom	80%
Knochen (Osteosarkom, Ewing-Sarkom)	75–80%
Niere	50–75%
Mamma	60%
Weichteile (Rhabdomyosarkom)	40–60%
Prostata	30–50%
Kolorektum	30–40%
Kopf- und Halstumoren	30–40%
Uterus	30–40%
Lunge	20–40%
Magen	20–30%

Tab. 1: Häufigkeit von Lungenmetastasen bei Obduktion. Nach [20]

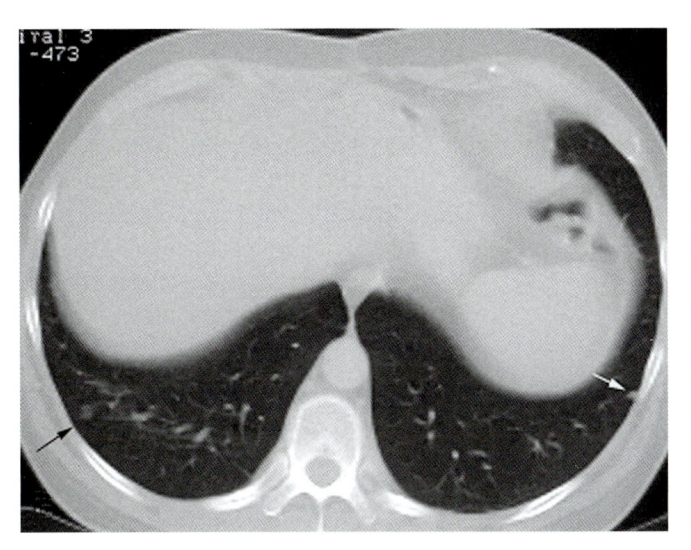

Abb. 3: Thorax-CT mit multiplen, v. a. peripher gelegenen, 1–2 mm großen Lungenmetastasen (→). [13b]

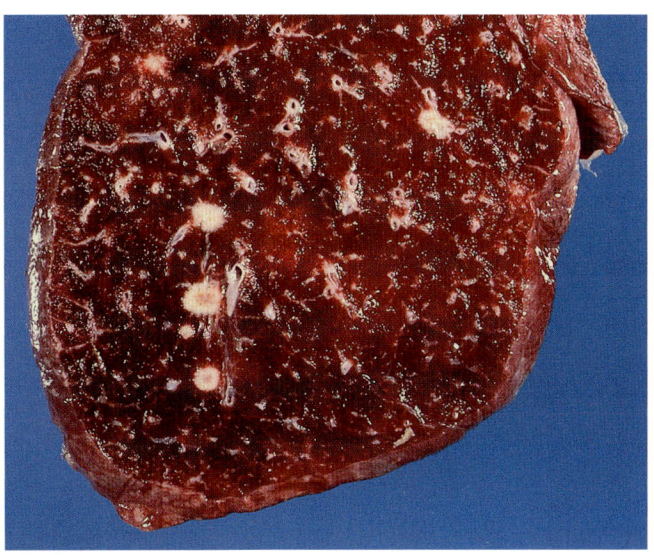

Abb. 4: Multiple kleine Lungenmetastasen bei Mammakarzinom. [6]

Diagnostik
Radiologische Verfahren sind das Mittel der Wahl, um Lungenmetastasen zu entdecken:

▶ Im **Röntgen-Thorax** findet man typischerweise Rundherde, die scharf begrenzt sind (Abb. 1). Die Kombination mit einer Atelektase weist auf einen Bronchusverschluss hin.
▶ Das **CT** spielt eine wichtige Rolle zur Abklärung unklarer und verdächtiger Strukturen oder Hilusvergrößerungen im konventionellen Röntgen (Abb. 3). Die Computertomografie kann dank der höheren Auflösung wesentlich kleinere Herde detektieren (ab ca. 2 mm).

> Bei einem Tumorpatienten ist bei jedem Auftreten unklarer radiologischer Befunde an eine Lungenmetastasierung zu denken.

Zur Diagnosesicherung werden **Biopsien** mittels Bronchoskopie, CT-gesteuerter Punktion oder Mediastinoskopie durchgeführt. Diese Verfahren kommen insbesondere dann zur Anwendung, wenn der Primärtumor unbekannt ist, denn die histologische Aufarbeitung des gewonnenen Materials kann Hinweise auf dessen Art und Ursprung geben (CUP-Syndrom = cancer of unknown primary).

Therapie
Die Behandlung ist abhängig von der Art und dem Stadium des Primärtumors:

▶ Bei Lungenmetastasen chemosensibler Tumoren (z. B. Hodenkarzinom, Lymphome, Osteosarkome) kann eine aggressive **Polychemotherapie** mit der Zielsetzung der Heilung durchgeführt werden. Ohne kurative Aussichten erfolgt die Therapie unter palliativen Gesichtspunkten.

▶ Die **chirurgische Metastasektomie** ist nur dann sinnvoll, wenn der Primärtumor entfernt oder in Vollremission ist, keine weiteren Metastasen vorliegen und die Resektion von Lungengewebe nicht zu schwerwiegenden Einschränkungen der Atmung führt.
▶ Palliative Maßnahmen bestehen in der Drainage von Pleuraergüssen (S. 76) oder in bronchoskopisch-interventionellen Verfahren (z. B. Laserung oder Stent-Einlage) bei Bronchusobstruktion.

Zusammenfassung
✱ Zahlreiche maligne Tumoren metastasieren hämatogen in die Lunge.
✱ Häufig sind die Metastasen klinisch unauffällig und werden nur radiologisch entdeckt.
✱ Typische radiologische Befunde sind multiple, unterschiedlich große, oft peripher gelegene rundliche Verschattungen im Röntgen-Thorax und CT.
✱ Als Behandlungsoptionen stehen abhängig vom Primärtumor Chemotherapie oder die Resektion der Metastasen zur Verfügung.

Lungenembolie I

Eine Lungenembolie (LE) entsteht, wenn sich im peripheren venösen System ein Thrombus löst und über das rechte Herz in den kleinen Kreislauf eingeschwemmt wird. Meist stammt der Thrombus aus den tiefen Bein- oder Beckenvenen. Selten können auch Luftblasen (z. B. iatrogen), Fetttröpfchen (z. B. nach Frakturen), Tumorfragmente oder Fremdkörper eine Embolie auslösen. Der mechanische Verschluss eines oder mehrerer Pulmonalgefäße führt zur Einschränkung der Lungenperfusion mit der Folge einer akuten Rechtsherzbelastung.
Die Lungenembolie ist ein häufiges Krankheitsbild mit einer Inzidenz von 1–2 % bei stationären Patienten. Da Schweregrad und Verlauf sehr unterschiedlich sein können, wird die Erkrankung leicht übersehen. Die Letalität liegt trotz optimaler Diagnostik und Therapie bei 10 %.

Ätiologie und Pathogenese

Voraussetzungen für eine Lungenembolie sind einerseits das Vorhandensein einer Thrombose und andererseits die Embolisation des Gerinnsels in die Lunge. In 80–90 % der Fälle stammt der Thrombus aus den tiefen Bein- und Beckenvenen (TVT = tiefe Venenthrombose). 2/3 der TVT betreffen das linke Bein, was durch eine Abflussbehinderung an der Kreuzungsstelle von Beckenarterie und -vene bedingt ist (Abb. 1).

Möglich, aber weitaus seltener ist die Bildung und Ablösung eines Thrombus in der V. cava, den Armvenen oder dem rechten Herzen. Bei offenem Foramen ovale können arterielle Thromben aus dem linken Herzen in den Lungenkreislauf gelangen (paradoxe Embolie).

> **Für die Entstehung einer Thrombose sind drei Faktoren von Bedeutung, die als Virchow-Trias bezeichnet werden:**
> ▶ Verlangsamter Blutfluss, z. B. durch langes Sitzen oder Immobilisation, Herzinsuffizienz
> ▶ Erhöhte Gerinnungsneigung des Blutes, die angeboren oder erworben sein kann (z. B. bei Exsikkose, Leberzirrhose [Mangel an Protein S, C, AT] oder malignen Tumoren)
> ▶ Veränderungen des Endothels, z. B. durch Entzündung oder Trauma

Risikofaktoren für eine Thrombose sind Immobilität und Bettlägerigkeit, postoperative Zustände, Malignome, Östrogensubstitution oder Ovulationshemmer insbesondere in Kombination mit Rauchen, eine Vielzahl verschiedener Gerinnungsstörungen mit Hyperkoagulabilität, Abknicken der V. poplitea (z. B. bei Langstreckenflügen), schwere Varikose und weitere Zustände, die Einfluss auf einen der Virchow-Faktoren nehmen können.

Embolisation des Thrombus: Die Loslösung des Thrombus wird besonders durch körperliche Anstrengung, morgendliches Aufstehen oder starkes Pressen beim Toilettengang initiiert. Nach Einschwemmung in die Lunge (Abb. 2) bleibt der Thrombus je nach Größe im Pulmonalisstamm oder in einem seiner Äste liegen. Bevorzugt ist die rechte Unterlappenarterie betroffen. Die Verlegung des Gefäßlumens führt zu einer akuten Beeinträchtigung der pulmonalen Zirkulation, was drei Auswirkungen hat:

1. Die Obstruktion einer Lungenarterie führt zur plötzlichen Erhöhung des Lungengefäßwiderstands, was eine Nachlaststeigerung für das rechte Herz bedeutet. Es entwickelt sich ein akutes Cor pulmonale.
2. Es kommt zur Erhöhung des funktionellen Totraumvolumens, da das betroffene Areal zwar ventiliert, nicht aber perfundiert wird. Resultat ist eine arterielle Hypoxämie.
3. Das Herzzeitvolumen nimmt einerseits durch die erhöhte Nachlast, andererseits durch die hypoxiebedingte Myokardischämie ab. Dies kann zu einer Schocksymptomatik führen.

Als Folgen einer Lungenembolie können sich Atelektasen, Lungeninfarkt, Infarktpneumonie oder ein Pleuraerguss entwickeln.

Klinik

Die **TVT** ist nur bei < 50 % der Patienten symptomatisch und geht mit Überwärmung, Schwellung, Zyanose, Schmerz oder einem Spannungsgefühl des betroffenen Beins einher (Abb. 1). Deswegen ist die **pulmonale Symptomatik** bei stattgehabter Lungenembolie oft das erste Zeichen. Die Schwere des Krankheitsbilds hängt vom Ausmaß des Gefäßverschlusses und von der Geschwindigkeit seines Entstehens ab (Tab. 1). Kleine Embolien können klinisch stumm bleiben, der Verschluss eines Hauptstamms kann dagegen innerhalb kürzester Zeit tödlich verlaufen. Typische Beschwerden sind Dyspnoe, Tachypnoe, stechender atemabhängiger Thoraxschmerz, Husten, Tachykardie oder auch Synkope und Schock.
Ein ausgeprägtes Angsterlebnis wird von einem Großteil der Patienten geschildert.

> Die Mehrzahl der fulminanten Lungenembolien verläuft in Schüben, häufig gehen kleine rezidivierende Embolien mit diskreter Symptomatik voraus: Schwindelanfälle, kurzfristige Synkopen und Tachykardien sollten daran denken lassen!

Diagnostik

Die **Anamnese** liefert erste Hinweise auf mögliche thrombotische Ereignisse in der Vergangenheit, Risikofaktoren und aktuelle Beschwerden.
Bei der **körperlichen Untersuchung** sollten die Beine inspiziert werden, um Zeichen der TVT zu erkennen. Die Auskultation von Herz und Lunge kann einen verstärkten pulmonalen Verschlusston sowie bei massiver Embolie Zeichen der Trikuspidalinsuffizienz

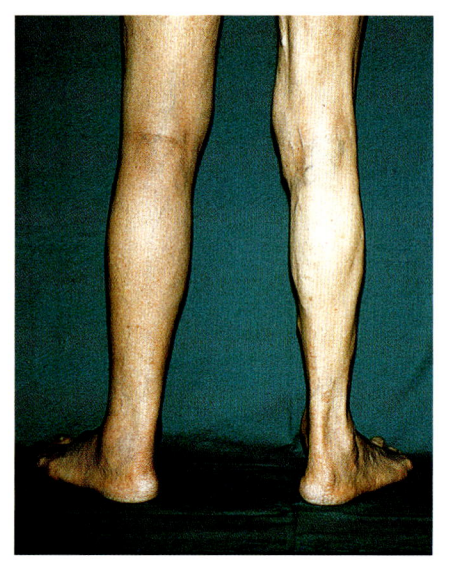

Abb. 1: Tiefe Beinvenenthrombose links. [27]

Erkrankungen des pulmonalen Gefäßsystems

	Schweregrad I, klein	Schweregrad II, submassiv	Schweregrad III, massiv	Schweregrad IV, fulminant
Gefäßverschluss	Periphere Äste	Segmentarterien	Ein Pulmonalisast oder mehrere Lappenarterien	Pulmonalisstamm oder beide Hauptäste
Klinik	Oft symptomlos, evtl. leichte Dyspnoe, thorakaler Schmerz	Akute Dyspnoe, Tachypnoe, Tachykardie, thorakaler Schmerz	Akute schwere Dyspnoe, Zyanose, Synkope, thorakaler Schmerz, Schock	Herz-Kreislauf-Stillstand
System. art. Blutdruck	Normal	Normal oder leicht erniedrigt	RR < 100 mmHg, HF > 100/Min.	Schock, Reanimationspflicht
Pulmonalarteriendruck	< 20 mmHg (normal)	20–25 mmHg	25–30 mmHg	> 30 mmHg
pO_2	> 75 mmHg	evtl. ↓	< 70 mmHg	< 60 mmHg

Tab. 1: Schweregradeinteilung der akuten Lungenembolie.

(hochfrequentes Systolikum rechts parasternal) ergeben, was durch den erhöhten Druck in der Arteria pulmonalis verursacht wird. Pleurareiben oder basale Dämpfung können bei einem Pleuraerguss auftreten.

Bei den **Laboruntersuchungen** kommt der **Blutgasanalyse** eine große Bedeutung zu, da sie – in Kombination mit der Klinik – eine Aussage über den Schweregrad der Lungenembolie erlaubt. Typisch ist eine Hypoxie (pO_2 ↓) mit hyperventilationsbedingter Hypokapnie (pCO_2 ↓). Ein normaler pO_2 schließt allerdings eine Lungenembolie nicht aus.

Eine Erhöhung der **D-Dimere** (Fibrinspaltprodukte) weist auf eine aktive Fibrinolyse hin, die typischerweise bei TVT bzw. Lungenembolie, aber auch bei anderen Erkrankungen auftreten kann (Tumorerkrankungen, Infekte, postoperative Zustände). Ein normal-niedriger D-Dimer-Wert schließt eine Lungenembolie mit hoher Wahrscheinlichkeit aus.

Troponin I/T ist bei der schweren Lungenembolie häufig erhöht. Normale Werte schließen eine LE zwar nicht aus, sprechen aber für einen leichteren Verlauf ohne wesentliche Rechtsherzüberlastung.

Die Untersuchung des **Gerinnungsstatus** ist vor allem bei jüngeren Patienten wichtig, um genetisch bedingte Thrombose-Risikofaktoren zu erkennen (APC-Resistenz, Prothrombin-Mutation, Protein-C-Mangel, Protein-S-Mangel, Antithrombin [AT]-Mangel). Die Untersuchung sollte im Verlauf vor einer dauerhaften Antikoagulation mit Marcumar® durchgeführt werden, da die Synthese dieser Faktoren durch Marcumar reduziert wird.

Die Aussagekraft des **EKG** ist mäßig und häufig nur im Vergleich mit Voruntersuchungen von Nutzen. Durch Dilatation des rechten Ventrikels kann es zur Rotation der Herzachse (Rechtslagetyp oder McGinn-White-Syndrom = $S_I Q_{III}$-Typ) und zum Rechtsschenkelblock kommen. Sinustachykardie, Rhythmusstörungen und Veränderungen der ST-Strecke und T-Welle können weitere unspezifische Befunde sein.

Die **Echokardiografie** dient zum einem dem Ausschluss anderer möglicher Ursachen (z. B. Herzinfarkt, Perikarderguss, Aortendissektion), kann aber auch indirekte Zeichen der Lungenembolie zeigen: Dazu gehören eine Dilatation des rechten Ventrikels und Vorhofs, seltener auch eine Dilatation des Pulmonalisstamms. Das akute Cor pulmonale kann von der chronischen Rechtsherzbelastung durch Messung der Wanddicke unterschieden werden. Mittels farbkodierter Doppler-Sonografie kann bei der oft vorliegenden Trikuspidalinsuffizienz eine Abschätzung des pulmonalarteriellen Drucks erfolgen.

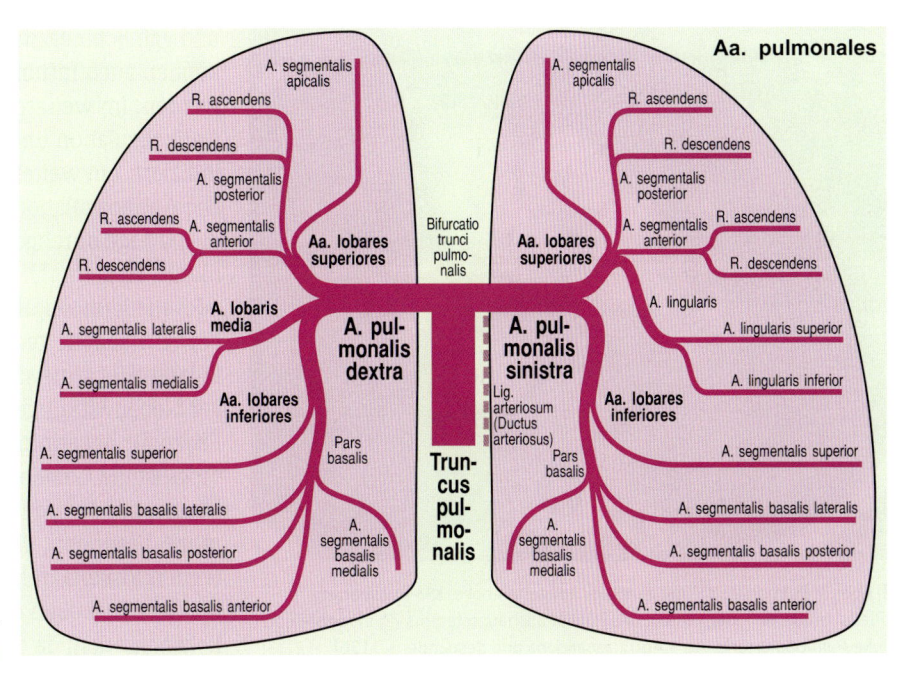

Abb. 2: Gefäßbaum der Lunge (arterielles System). [19]

Lungenembolie II

Diagnostik (Fortsetzung)

Die **konventionelle Röntgenuntersuchung** des Thorax ist meist unspezifisch und wenig sensitiv und dient v. a. dem Ausschluss anderer Ursachen für eine plötzlich aufgetretene Dyspnoe (z. B. Pneumothorax, Atelektase, Lungenödem). Eventuell können folgende Befunde bei einer Lungenembolie erhoben werden: einseitiger Zwerchfellhochstand, gestaute Arteria pulmonalis, Gefäßkalibersprünge, basale Verschattung oder einseitiger Pleuraerguss. Das Westermark-Zeichen (periphere Gefäßrarefizierung im embolischen Gebiet und Hyperperfusion nicht embolischer Gebiete) tritt nur in 20% der Fälle auf. In der Akutsituation wird das Röntgenbild häufig als unauffällig befundet.

Zum Nachweis des Embolus ist das schnellste und effektivste Verfahren die Durchführung eines **Pulmonalis-CT (= CT-Angiografie):** Über peripher-venöse Kontrastmittelgabe stellt sich der pulmonal-arterielle Gefäßbaum dar, Füllungsdefekte weisen den Embolus nach (Abb. 3). Die Darstellung von Embolien von der Arteria pulmonalis bis zu den Subsegmentarterien ist möglich, alle weiter distal gelegenen Embolien können nicht mehr sicher diagnostiziert werden.

Die **Pulmonalisangiografie** ist zwar die sicherste Methode zum Nachweis auch kleinerer Embolien, allerdings aufgrund der Invasivität nur bei diagnostischer Unsicherheit mit therapeutischer Konsequenz indiziert. Über einen Katheter in der A. pulmonalis der betroffenen Seite wird Röntgenkontrastmittel verabreicht und der Gefäßbaum unter Durchleuchtung dargestellt. Füllungsdefekte des betroffenen Gefäßabschnitts und Minderperfusion weisen die Lungenembolie nach (Abb. 4).

Die **Lungenszintigrafie** ist eine Kombination aus Perfusions- und Ventilationsszintigrafie. Die Perfusionsszintigrafie mittels injizierter Radionuklide ermöglicht eine Darstellung der Durchblutung der Lunge. Perfusionsdefekte weisen auf eine Lungenembolie besonders dann hin, wenn die Ventilationsszintigrafie (inhalierte Radionuklide) unauffällig ist. Dagegen sind bei einer Vielzahl anderer Erkrankungen sowohl Ventilation als auch Perfusion aufgrund des Euler-Liljestrand-Mechanismus gestört. Das typische Muster der Lungenembolie sind also Perfusionsausfälle bei erhaltener Ventilation (Abb. 5). Jedoch wird auch hier der Embolus nicht direkt nachgewiesen, sodass die Lungenszintigrafie oft keine sichere und definitive Diagnose erlaubt. Bei Normalbefund ist eine Lungenembolie aber mit hoher Wahrscheinlichkeit auszuschließen.

Die verursachende tiefe Bein- oder Beckenvenenthrombose wird meist **sonografisch** (Farbdoppler- und Kompressionssonografie), in Zweifelsfällen auch mittels **Phlebografie** nachgewiesen.

Therapie

Akuttherapie

Die Akuttherapie besteht in der Bolusgabe von 5.000 bis 10.000 IE **Heparin** i. v. in Kombination mit **Sauerstoffgabe** und ggf. Schmerztherapie. Bei schweren Lungenembolien können auch Intubation und Schockbehandlung notwendig werden. Im weiteren Verlauf sind Bettruhe bis zur wirksamen Antikoagulation und ein Kompressionsverband der Beine indiziert, um weitere Thrombembolien zu vermeiden.

Die Antikoagulation wird zunächst mit Heparin für ca. 7–10 Tage durchgeführt. Zur Verfügung stehen unfraktioniertes Heparin (UFH, pTT-kontrollierte Gabe intravenös) oder niedermolekulares Heparin (NMH, z. B. Enoxaparin, gewichtsadaptierte Subkutan-Gabe). Vorteile der niedermolekularen Heparine sind die einfachere Applikation und weniger Nebenwirkungen (niedrigeres Blutungsrisiko, niedrigeres Risiko für heparininduzierte Thrombozytopenie [HIT]), allerdings ist die Gabe bei Niereninsuffizienz eingeschränkt. Überlappend wird mit der **oralen Antikoagulation (Marcumar®)** begonnen, die mindestens 3 Monate, bei persistierenden Risikofaktoren auch unbegrenzt durchgeführt wird. Kleinere Embolien ohne Komplikationen bedürfen keiner Rekanalisation, da die spontane fibrinolytische Aktivität der

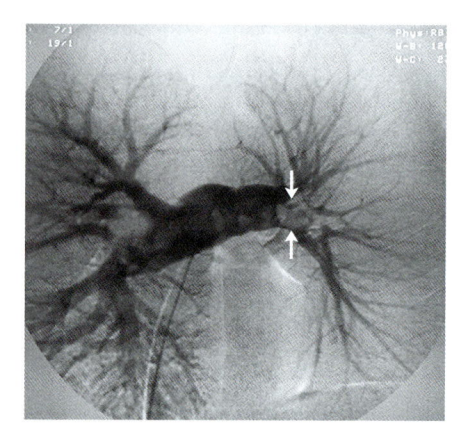

Abb. 4: Pulmonalisangiografie: großer Thrombus im linken Pulmonalishauptstamm (→). [5]

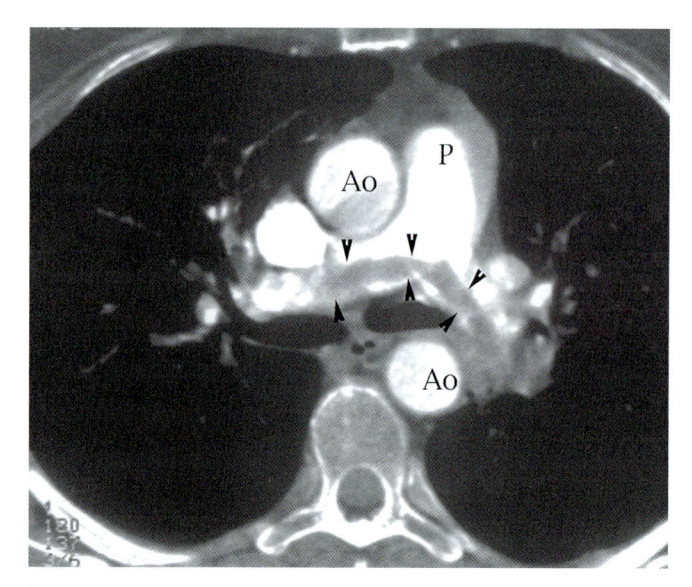

Abb. 3: Pulmonalis-CT mit zentraler Lungenembolie: KM-Aussparung (Pfeile) im Bereich der Teilung des Pulmonalishauptstamms (P) in rechte und linke Pulmonalarterie; Ao = Aorta ascendens und descendens. [13b]

Erkrankungen des pulmonalen Gefäßsystems

Abb. 5: Lungenszintigramm. Oben: Im Perfusionsszintigramm ist die Perfusion der rechten Lunge gestört. Unten: Das Ventilationsszintigramm zeigt beidseits eine weitgehend intakte Ventilation. [24b]

Lunge die verlegten Gefäße nach Tagen bis Wochen wiedereröffnet. Bei relevanten und hämodynamisch wirksamen Embolien (Stadium III und IV) kann der Embolus mit Streptokinase, Urokinase oder Alteplase aufgelöst werden (**Fibrinolyse** = Thrombolyse). Damit werden sowohl die verlegten Lungengefäße wiedereröffnet als auch Thromben in tiefen Bein- und Beckenvenen als Rezidivquelle aufgelöst. Gegebenenfalls kann eine Rekanalisation auch durch **Katheterverfahren** erreicht werden: Über einen Rechtsherzkatheter, der in die Lungenarterien vorgeschoben wird, kann der Embolus mechanisch oder mit Ultraschall fragmentiert oder lokal lysiert werden.
Als Ultima Ratio ist die chirurgische Embolektomie anzusehen, die eine sehr hohe Mortalität aufweist und kaum noch durchgeführt wird.

Prophylaxe
Aufgrund der hohen Letalität der Lungenembolie steht an erster Stelle die Prophylaxe einer Thrombose bei Patienten mit entsprechendem Risikoprofil! Dazu dienen insbesondere prä- und postoperativ die frühestmögliche Mobilisation, ausreichend Flüssigkeit, das Tragen von Kompressionsstrümpfen sowie die subkutane Injektion von Heparin (UFH oder NMH).

Differenzialdiagnose
Abhängig vom vorherrschenden Symptom sind folgende Differenzialdiagnosen möglich:

▶ Bei akut auftretender **Dyspnoe** ist neben der Lungenembolie an ein Lungenödem, einen Asthmaanfall oder Spontanpneumothorax zu denken.
▶ Starke und plötzliche thorakale **Schmerzen** treten beim Herzinfarkt oder bei der Aortendissektion auf. Auch Prozesse im Abdomen können der Schmerzsymptomatik einer Lungenembolie ähneln, so z. B. eine Gallenkolik, Pankreatitis oder Ulkusperforation.
▶ Ein radiologisch nachgewiesenes **Infiltrat** der Lunge stellt bei stationären Patienten immer die Differenzialdiagnose Lungenembolie oder Pneumonie, da beide Erkrankungen bevorzugt hospitalisierte und immobile Patienten betreffen.

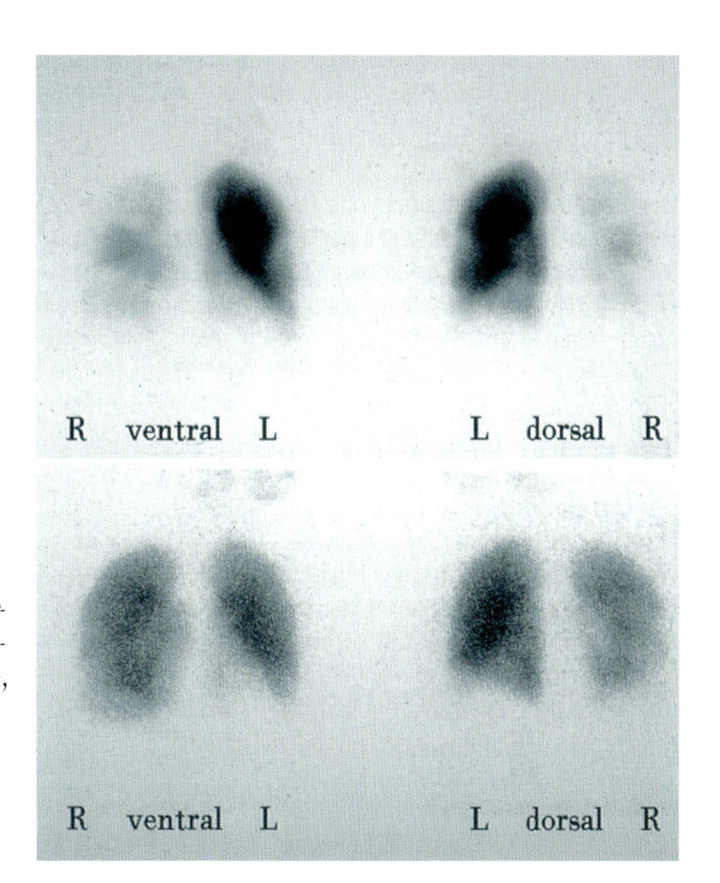

Zusammenfassung
✱ Eine Lungenembolie entsteht meist durch die Ausschwemmung eines Thrombus, der sich in den tiefen Bein- oder Beckenvenen gebildet hat.
✱ Besonders häufig sind bettlägerige und postoperative Patienten betroffen, daher: Thromboseprophylaxe!
✱ Die Klinik ist abhängig vom Schweregrad der Embolie. Typische Symptome sind akute Dyspnoe, Tachypnoe, stechende thorakale Schmerzen und Tachykardie.
✱ Diagnostik: Pulmonalis-CT, EKG, Echokardiografie und Laboruntersuchungen (BGA; D-Dimer, Troponin) sowie evtl. spezielle Bildgebung wie Pulmonalisangiografie und Lungenszintigrafie. Der Nachweis der TVT erfolgt sonografisch.
✱ Therapie: zunächst Heparin (UFH oder NMH), dann orale Antikoagulation mit Marcumar®. Bei schwerer, hämodynamisch wirksamer Lungenembolie ist eine Rekanalisation mittels Thrombolyse oder ggf. interventioneller Katheterverfahren angezeigt.

Pulmonale Hypertonie und chronisches Cor pulmonale

Der mittlere arterielle Blutdruck im kleinen Kreislauf beträgt normalerweise < 20 mmHg. Als **pulmonalarterielle Hypertonie** wird ein erhöhter Druck bezeichnet: Von latenter pulmonaler Hypertonie spricht man, wenn der Ruhedruck normal ist, bei Belastung aber > 28 mmHg beträgt, bei einer manifesten pulmonalen Hypertonie besteht bereits in Ruhe ein Druck von > 20 mmHg. Die Ursachen sind vielfältig und können sowohl pulmonal als auch kardial bedingt sein.

Das **Cor pulmonale** ist der Endzustand eines lang bestehenden pulmonalen Hochdrucks: Das rechte Herz muss ständig gegen den erhöhten Widerstand (Nachlast ↑) im kleinen Kreislauf anarbeiten, wodurch es hypertrophiert und später insuffizient wird. Allerdings spricht man definitionsgemäß nur dann von einem Cor pulmonale, wenn die primäre Ursache eine Erkrankung der Lunge ist. Eine kardial bedingte Rechtsherzhypertrophie bzw. -insuffizienz sollte nicht als Cor pulmonale bezeichnet werden, auch wenn sich Klinik und diagnostische Befunde ähneln.

Zur Rekapitulation der anatomischen und funktionellen Kreislaufverhältnisse siehe ■ Abbildung 1.

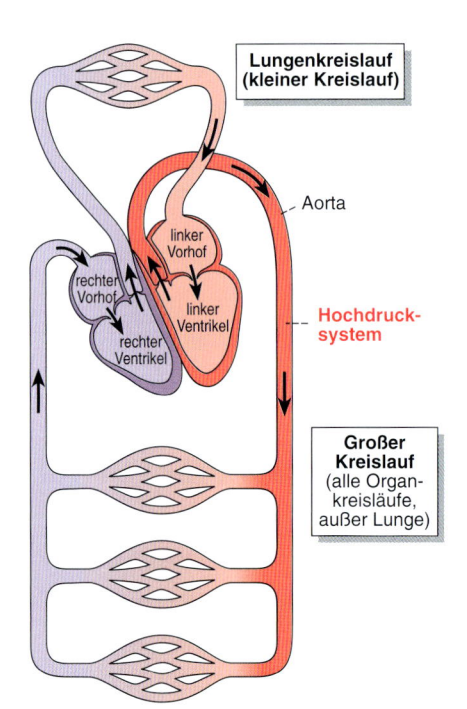

Abb. 1: Schematisierte Darstellung von Herz mit Herzklappen, kleinem und großem Kreislauf. [8]

Ätiologie und Pathogenese

Die primäre, familiär auftretende pulmonale Hypertonie ist äußerst selten. In den meisten Fällen ist der pulmonale Hochdruck die Folge einer Lungen- oder Herzkrankheit.

Pulmonale Ursachen

▶ COPD
▶ Lungenemphysem
▶ Interstitielle Lungenerkrankungen
▶ Lungenfibrose
▶ Rezidivierende Lungenembolien
▶ Mukoviszidose
▶ Bronchiektasen
▶ Tuberkulose
▶ Störungen der Atempumpe oder Atmungstätigkeit
▶ Langfristiger Aufenthalt in großen Höhen

Bei den genannten Erkrankungen kommt es zu einer chronischen Hypoxämie, die über den Euler-Liljestrand-Mechanismus zu einer reflektorischen Vasokonstriktion der Pulmonalgefäße führt. Durch den daraus resultierenden verminderten Gesamtgefäßdurchmesser steigt der Druck im kleinen Kreislauf an.

Kardiale Ursachen

▶ Vorhof- oder Ventrikelseptumdefekt: Über den Links-rechts-Shunt gelangt vermehrt Volumen in das rechte Herz (Vorlast ↑), was zum pulmonalen Hochdruck führen kann.
▶ Mitralstenose und -insuffizienz: Der Rückstau in den kleinen Kreislauf führt zur Erhöhung des pulmonalen Drucks.

Die Entstehung einer pulmonalen Hypertonie ist auch mit verschiedenen Kollagenosen (z. B. Sklerodermie) assoziiert und kann darüber hinaus durch die Einnahme von Appetitzüglern, Amphetaminen oder steroidhaltigen Muskelaufbaupräparaten verursacht werden.

Bei chronisch bestehender Hypertonie im kleinen Kreislauf kommt es zum sog. **Remodelling** mit strukturellen Veränderungen der Pulmonalgefäße (Endothelwucherung, Intimafibrose, Mediaproliferation) – es resultiert eine irreversible Verminderung von Gefäßdurchmesser und -elastizität. Man spricht dann von einem **„fixierten"** pulmonalen Hochdruck.

Langfristig schädigt der pulmonale Hochdruck das rechte Herz: Zunächst kann eine Hypertrophie der Wand des rechten Ventrikels die Kontraktionskraft erhöhen und so eine Kompensation schaffen. Bei chronischer Überlastung kommt es aber zur Dilatation der Herzhöhle und Rückstau in den großen Kreislauf. Diese Situation bezeichnet man als **dekompensierte Rechtsherzinsuffizienz.**

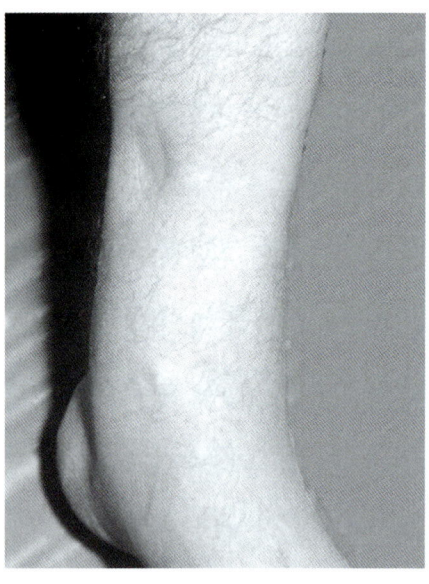

Abb. 2: Tibiales Ödem bei Rechtsherzinsuffizienz: Die durch Druck erzeugte Delle bleibt sichtbar. [24b]

Klinik

Der pulmonale Hochdruck macht sich lange Zeit klinisch kaum bemerkbar. Erst mit zunehmender Rechtsherzinsuffizienz kommt es zu folgenden Symptomen: abnehmende Leistungsfähigkeit, langsam progrediente Dyspnoe, Zyanose, Schwindel, Tachykardie, Beinödeme, obere Einflussstauung, Aszites, Stauungsleber und Stauungsgastritis (■ Abb. 2).

Diagnostik

Der **körperliche Untersuchungsbefund** sowie die **Anamnese** des Patienten in Bezug auf bekannte Grunderkrankungen sind wichtige Säulen der Diagnostik.

Bei der **Auskultation** findet sich ein lauter 2. Herzton, der häufig gespalten ist. Die Spaltung beruht auf einem durch den Hochdruck bedingten verzögerten Schluss der Pulmonalklappe. Auch kann es zu einer relativen Pulmonalinsuffizienz kommen – dann ist ein Frühdiastolikum mit Punctum maximum über dem 2. ICR links auskultierbar (Graham-Steell-Geräusch). Ein Systolikum über der Trikuspidalklappe entspricht der durch Ringdilatation entstandenen Trikuspidalinsuffizienz.

Weitere Hinweise auf eine pulmonale Hypertonie und Rechtsherzbelastung geben **Laboruntersuchungen:** Die Blutgasanalyse ist wichtig, um die respiratorische Situation des Patienten einschätzen zu können. Eine Polyglobulie kann durch die Hypoxämie bei dyspnoischen Beschwerden und zugrunde liegender Lungenerkrankung verursacht sein, erhöhte Transaminasen sind ein Zeichen für eine Stauungsleber. BNP (brain natriuretic peptide) wird bei Überdehnung der Herzkammern vermehrt ausgeschüttet und ist somit ein Marker für den Schweregrad der Herzinsuffizienz.

Im **Röntgen-Thorax** sind in fortgeschrittenen Stadien ein prominenter Pulmonalisbogen sowie erweiterte zentrale Lungenarterien, die zur Peripherie hin einen deutlichen Kalibersprung zeigen, nachweisbar. Die peripheren Lungenanteile sind gefäßarm. Die Herzsilhouette ist insgesamt verbreitert, der rechte Ventrikel vergrößert. Ein **Thorax-CT** dient v. a. dem Ausschluss interstitieller Lungenerkrankungen als Differenzialdiagnose.

In der **Echokardiografie** können eine Dilatation und Hypertrophie des rechten Herzens gesehen werden, darüber hinaus ist mittels Doppler eine Abschätzung des Pulmonalisdrucks möglich. Eine genaue Bestimmung des Drucks in der A. pulmonalis kann nur über einen **Rechtsherzkatheter** erfolgen (Indikation: ab mittelschwerer pulmonaler Hypertonie).

EKG-Kriterien der Rechtsherzhypertrophie sind zwar hochspezifisch, treten aber nur in 50% der Fälle auf: Steil- bis Rechtslagetyp, positiver Sokolow-Index für Rechtshypertrophie (R in V_1 + S in $V_{5/6} \geq 1{,}05$ mV) sowie rechtsventrikuläre Repolarisationsstörungen mit ST-Senkung und T-Negativierung in V_{1-3}.

Therapie

An erster Stelle steht die **Behandlung der zugrunde liegenden Erkrankung.** Besonders die Lungenkrankheiten wie COPD müssen frühzeitig ausreichend therapiert werden, um eine Progression der pulmonalen Hypertonie zu verhindern oder zumindest hinauszuzögern.

Die **Sauerstofflangzeittherapie,** die der Patient täglich mindestens 18 Stunden durchführen muss, kann einen günstigen Effekt auf den Pulmonalisdruck haben und das Remodelling verhindern: Durch den Euler-Liljestrand-Mechanismus kommt es bei ausreichendem Sauerstoffangebot zu einer Dilatation der Pulmonalgefäße, der Druck sinkt.

Eine **medikamentöse Drucksenkung** mit Vasodilatanzien kann sich auch auf den großen Kreislauf auswirken, was zu bedrohlichen Blutdruckabfällen führen kann. Daher ist eine individuelle Einstellung erforderlich. Zur Verfügung stehen hoch dosierte Kalziumantagonisten (z. B. Nifedipin, Amlodipin), Prostazyklinderivate (z. B. Iloprost inhalativ oder i. v.), Endothelin-Rezeptorantagonisten (z. B. Bosentan) oder Phosphodiesterase-5-Inhibitoren (z. B. Sildenafil, bekannt als Viagra®).

Auch eine **Antikoagulation mit Cumarinen** hat einen positiven Effekt auf den Verlauf der pulmonalen Hypertonie. Die Therapie der Rechtsherzinsuffizienz erfolgt mit ACE-Hemmern und Diuretika, evtl. auch mit Herzglykosiden.

Prognose

Die Prognose ist abhängig von der Grunderkrankung, vom Ausmaß und von der Reversibilität der pulmonalen Hypertonie: Bei einem mittleren pulmonalarteriellen Druck von > 30 mmHg liegt die 5-Jahres-Überlebensrate bei 30%, bei einem Druck von > 50 mmHg nur noch bei 10%. Bei erstmalig dekompensierter Rechtsherzinsuffizienz beträgt die mittlere Lebenserwartung 18 Monate.

Zusammenfassung

- Eine **pulmonalarterielle Hypertonie** besteht bei einem Druck von > 20 mmHg im kleinen Kreislauf.
- Sie kann durch eine Vielzahl pulmonaler sowie kardialer Erkrankungen bedingt sein.
- Eine Weiterentwicklung zur Rechtsherzhypertrophie und -insuffizienz ist möglich; liegt eine Lungenerkrankung zugrunde, spricht man von einem Cor pulmonale.
- Symptome treten meist erst in fortgeschrittenen Stadien bei beginnender Rechtsherzinsuffizienz auf: Leitbefunde sind Dyspnoe, Ödeme, Zyanose, obere und untere Einflussstauung.
- Die Diagnostik erfolgt zum großen Teil über den klinischen Befund. Apparative Untersuchungen wie Röntgen-Thorax, Echokardiografie oder EKG sind zur Sicherung der Diagnose und zur Abschätzung des Ausmaßes der Erkrankung indiziert.
- Therapie: Behandlung der zugrunde liegenden Krankheit, Sauerstofflangzeittherapie, hoch dosierte Kalziumantagonisten, Prostazyklinderivate, Endothelin-Rezeptorantagonisten oder Phosphodiesterase-5-Inhibitoren

Lungenödem

Ein Lungenödem entsteht, wenn Flüssigkeit aus den Lungenkapillaren in das Interstitium und in den Alveolarraum ausgepresst wird, was zu einer Störung von Ventilation, Perfusion und Diffusionskapazität der Lunge führt.
Dem Lungenödem können verschiedene Ursachen zugrunde liegen: Am häufigsten ist es kardial bedingt, kann aber auch durch Lungenerkrankungen, Niereninsuffizienz, anaphylaktische Reaktionen oder toxische Substanzen ausgelöst werden.

Ätiologie
Normalerweise befinden sich hydrostatischer und onkotischer Druck in den Lungenkapillaren im Gleichgewicht (Abb. 1), sodass Flüssigkeit nur in sehr geringem Ausmaß in das Interstitium und in den Alveolarraum der Lunge austritt. Überwiegt jedoch der hydrostatische Druck bzw. vermindert sich der onkotische Druck innerhalb der Kapillare, wird das Gleichgewicht gestört: Es kommt zu einem vermehrten Ausstrom von Flüssigkeit.

Kardiogenes Lungenödem
Häufigste Ursache des Lungenödems ist eine linkskardiale Dekompensation mit Stauung des Blutes vor dem linken Herzen, wie es im Rahmen eines Herzinfarkts, einer Myokarditis, von Herzrhythmusstörungen oder hypertensiver Entgleisung sowie durch Klappenvitien (v. a. Mitralklappe) vorkommt. Dabei steigt der Druck im kleinen Kreislauf an, was zu einer Erhöhung des kapillären Filtrationsdrucks führt: Die Folge ist eine Abpressung von Flüssigkeit aus den Lungenkapillaren zunächst in das Interstitium und dann in den Alveolarraum.

Nicht kardiogenes Lungenödem
▶ Eine dekompensierte **Niereninsuffizienz** mit Flüssigkeitsretention und Überwässerung führt zu einem erniedrigten onkotischen Druck im Blut. Dies ermöglicht den Austritt von Flüssigkeit aus dem Intravasalraum in das Interstitium und in den Alveolarraum.
▶ Durch **anaphylaktische** Reaktion sowie durch **toxische** Substanzen (z. B. infektiös-toxisch, Reiz- oder Rauchgas, aspirierter Magensaft, Heroin) kommt es zu einer erhöhten Durchlässigkeit der Lungenkapillaren, sodass auch bei normalem hydrostatischem und onkotischem Druck vermehrt Flüssigkeit in das Interstitium und in den Alveolarraum austritt. Das toxische Lungenödem tritt im Rahmen des ARDS (S. 80) auf.
▶ Weitere Ursachen für ein Lungenödem sind zu schnelles Absaugen eines großen Pleuraergusses (S. 77), Aufenthalt in großen Höhen (S. 86) oder eine Lungenembolie (S. 66 ff.).

Pathogenese
Die Flüssigkeitsansammlung in der Lunge, die > 2 l ausmachen kann, führt zu einer Verminderung der Vitalkapazität und der Compliance der Lunge. Klinisches Zeichen ist die respiratorische Insuffizienz. Zusätzlich kann es durch ein begleitendes Bronchialwandödem und Spasmen der Bronchialschleimhautmuskulatur zu einer Erhöhung des Atemwegswiderstands kommen, was bei kardialer Ursache als „Asthma cardiale" bezeichnet wird.
Das Lungenödem kann in **vier verschiedene Stadien** eingeteilt werden:

▶ **Interstitielles Lungenödem:** Initial befindet sich die Flüssigkeit nur im Interstitium (Ödem des Lungengewebes).
▶ **Alveoläres Lungenödem:** Die Flüssigkeit wird in den Alveolarraum und in die Bronchiolen abgepresst.
▶ Bei großen Flüssigkeitsmengen staut sich die Flüssigkeit bis in den Bronchialbaum und es kommt zur **Schaumbildung**.
▶ Das letzte Stadium ist die **Asphyxie** mit Atem- und Kreislaufstillstand.

Klinik
Die klinischen Zeichen des Lungenödems sind je nach Stadium der Erkrankung unterschiedlich ausgeprägt. **Dyspnoe, Tachypnoe** und **Husten** sind die führenden Symptome, die sich bei weiter fortgeschrittenen Stadien zu schwerster Atemnot mit Erstickungsangst, Zyanose, schaumigem, auch blutig tingiertem Sputum und Rasselgeräuschen über der Brust fortentwickeln können. Die Patienten sind unruhig und kaltschweißig.

Diagnostik
Die **Anamnese** sollte sich auf mögliche kardiale und andere Krankheitsursachen beziehen, um den Auslöser des Lungenödems gezielt angehen zu können. Dazu gehört die Erfragung vorbekannter Herz- und Lungenerkrankungen sowie von Ausmaß und Dauer der Beschwerden.
Bei der **körperlichen Untersuchung** fällt schon bei der Inspektion des Patienten die angestrengte und forcierte Atmung auf, die mit Husten, Auswurf und Zyanose einhergehen kann. Bei der Auskultation sind feuchte, basale Rasselgeräusche typisch, die allerdings erst bei Austritt der Flüssigkeit in den Alveolarraum auftreten (das interstitielle Lungenödem ist nur radiologisch nachweisbar). Beim ausgeprägten Lungenödem können die Rasselgeräusche bereits ohne Stethoskop wahrge-

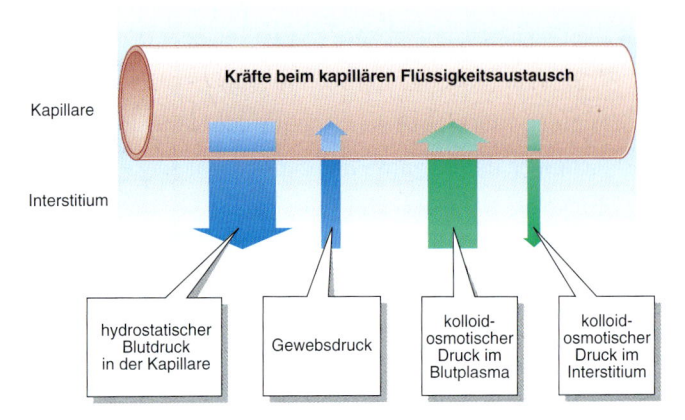

Abb. 1: Treibkräfte beim Flüssigkeitsaustausch über die Kapillarmembran. [8]

nommen werden. Giemen und ein verlängertes Exspirium durch begleitende Bronchialspasmen können auskultierbar sein.
Eine **Blutgasanalyse** ist unerlässlich, um die Schwere der Erkrankung einzuschätzen.
Im **Röntgen-Thorax** zeigt sich zunächst eine zentrale, bihiläre und symmetrische („schmetterlingsförmige") Verschattung der Lunge, die zentralen Gefäße sind weit (Abb. 2). Durch Flüssigkeitseinlagerung werden die normalerweise nicht sichtbaren Bindegewebssepten verdickt, es entstehen die sog. Kerley-B-Linien (horizontale Streifen beidseits laterobasal im Bereich der Recessus costodiaphragmatici). Mit zunehmender Flüssigkeitsansammlung und Stauung im Alveolarraum vergrößert sich die Verschattung von basal nach apikal, im Extremfall zeigt sich das Bild der „weißen Lunge" (Abb. 3). Weitere notwendige Untersuchungen sind **EKG** und **Echokardiografie,** um Aussagen über ursächliche Herzerkrankungen und über die pulmonalen Druckverhältnisse treffen zu können. Zum Ausschluss eines Myokardinfarkts sind zusätzlich die Herzenzyme (Troponin, CK, CK-MB) abzunehmen.

Therapie
Sofortmaßnahmen bei einem Lungenödem sind Oberkörperhochlagerung mit hängenden Beinen („unblutiger Aderlass") sowie die Gabe von Sauerstoff per Nasensonde oder Gesichtsmaske. Eventuell ist eine Maskenbeatmung

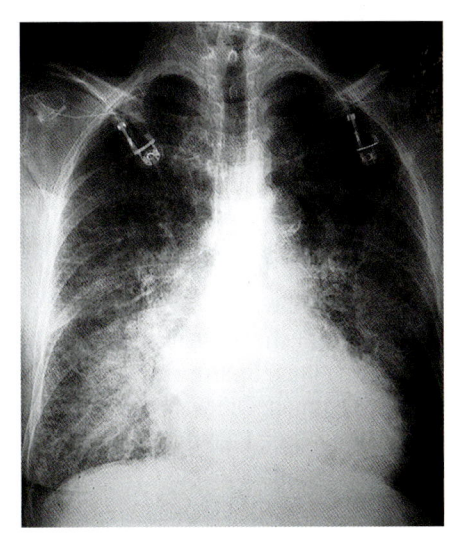

Abb. 2: Interstitielles Lungenödem: bihiläre, v. a. basale Verschattung. [13]

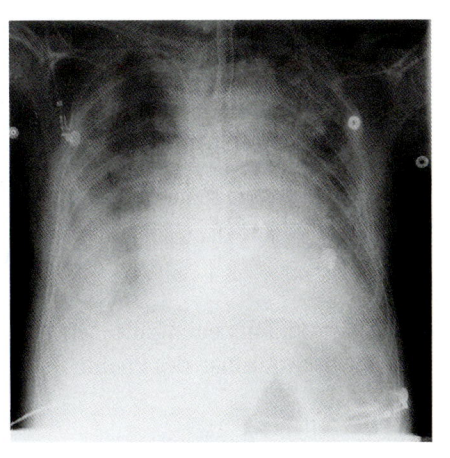

Abb. 3: „Weiße Lunge" bei einem Patienten mit schwerer pulmonalvenöser Stauung bei Mitralinsuffizienz. [5]

oder Intubation indiziert. Bei kardialer Ursache kann die Vorlast des linken Herzens durch die Gabe von Nitroglycerin-Spray oder -Infusion und durch die Applikation eines Diuretikums (Furosemid) gesenkt werden (cave: Hypotonie). Das allergisch-toxische Lungenödem wird mit der Inhalation von Kortikosteroiden behandelt, nach Reizgasexposition bereits prophylaktisch. Eine leichte Sedierung mit Diazepam oder Morphin kann bei extremer Dyspnoe und Agitiertheit angezeigt sein (cave: Atemdepression).
Die weitere **kausale Therapie** richtet sich nach der Ursache des Lungenödems: Herzinfarkt, Rhythmusstörungen, hypertensive Entgleisung müssen adäquat behandelt werden. Bei Überwässerung im Rahmen einer Niereninsuffizienz kann eine Dialyse notfallmäßig erforderlich werden, um den Patienten zu stabilisieren.

Differenzialdiagnose
Als Differenzialdiagnosen zum Lungenödem kommen Pneumonie (Fieber, meist einseitiger Befund), Asthma bronchiale (trockene Rasselgeräusche), interstitielle Lungenerkrankungen (chronischer Verlauf) und ARDS in Betracht.

Verlauf und Prognose
Die Prognose des Lungenödems ist bei adäquater Therapie gut, begrenzender Faktor ist meist die zugrunde liegende Erkrankung (oft kardial). Als Komplikation kann sich eine Stauungspneumonie ausbilden.

Zusammenfassung
✘ Häufigste Ursache für ein Lungenödem sind Herzerkrankungen mit Linksherzinsuffizienz, was zu einem Rückstau des Blutes in die Lunge führt.
✘ Weitere Ursachen sind Lungenkrankheiten, Niereninsuffizienz, anaphylaktische Reaktionen und toxische Substanzen.
✘ Symptome: Dyspnoe, Tachypnoe, Husten, schaumiger Auswurf, Zyanose
✘ Diagnostik: Anamnese und körperlicher Untersuchungsbefund (feuchte Rasselgeräusche), BGA, Röntgen-Thorax, EKG und Echokardiografie
✘ Therapie: Lagerung, Sauerstoff, Sedierung; bei kardialer Ursache medikamentöse Vorlastsenkung, bei allergisch-toxischer Ursache Kortikosteroide

Pneumothorax

Als Pneumothorax wird die Ansammlung von Luft im Pleuraspalt zwischen Pleura visceralis und Pleura parietalis bezeichnet. Diese Luft kann entweder von außen über eine Verletzung der Brustwand (**äußerer Pneumothorax**) oder von innen über die Atemwege eindringen (**innerer Pneumothorax**). Bleiben diese Verbindungen bestehen, spricht man von einem offenen, sonst von einem geschlossenen Pneumothorax.

Durch den Verlust des physiologischen Unterdrucks im Pleuraraum, der normalerweise die Lunge zur Thoraxwand zieht, folgt das Lungengewebe seiner Eigenelastizität. Die Lunge zieht sich zusammen und kollabiert, was eine Verminderung der Vitalkapazität zur Folge hat und zur Hypoxämie führen kann.

Ätiologie
Ein Pneumothorax kann auf verschiedene Arten entstehen:

Äußerer Pneumothorax
▶ Der **traumatische Pneumothorax** wird durch eine Verletzung der Brustwand verursacht, z.B. bei Rippenserienfraktur oder penetrierendem Thoraxtrauma.
▶ Der Pneumothorax kann auch iatrogen, z.B. durch Pleurapunktion, Thoraxoperation oder bei Anlage eines Subklaviakatheters, verursacht werden.

Innerer Pneumothorax
▶ Ein **Spontanpneumothorax** (idiopathischer oder primärer Pneumothorax) tritt ohne vorangegangenes Trauma und ohne vorbestehende Lungenerkrankung auf. Man nimmt an, dass es durch Husten oder Pressen, häufig aber auch in Ruheatmung zur Ruptur einer kleinen subpleural gelegenen Zyste oder Emphysemblase kommt, sodass ein innerer Pneumothorax entsteht. Diese Form des Pneumothorax tritt besonders bei jungen, schlanken Männern, meist Rauchern, auf.
▶ Der **symptomatische Pneumothorax** (sekundärer Pneumothorax) kann als Komplikation einer vorbestehenden Lungenerkrankung auftreten. Dabei kann die Pleura visceralis durch anatomische Schwäche oder höhere mechanische Beanspruchung rupturieren, sodass Luft aus der Lunge in den Pleuraspalt übertritt. Auch Überdruckbeatmung kann zu einem inneren Pneumothorax führen.

Pathogenese
Die Luft dringt während der Inspiration in den Pleuraspalt ein und entweicht bei Exspiration wieder (Pendelluft). Als lebensbedrohliche Komplikation kann es aber zu einem **Spannungspneumothorax** kommen: Die während der Inspiration in den Pleuraspalt eingedrungene Luft kann aufgrund eines Ventilmechanismus bei der Exspiration nicht mehr entweichen (◨ Abb. 1). Die Folge ist, dass sich der Pleuraraum bei jedem Atemzug mehr mit Luft füllt und zunehmend das Mediastinum zur gesunden Gegenseite verdrängt. Das Herz und die gesunde Lunge werden komprimiert, es kann wegen des verminderten Rückstroms des Blutes zum Herzen zu Einflussstauung, respiratorischer Insuffizienz und hämodynamisch bedingtem Schock kommen.

Klinik
Abhängig vom Entstehungsmechanismus und vom Ausmaß des Pneumothorax kann das klinische Bild unterschiedlich sein. Typisch ist der akute Beginn der Symptomatik: Es tritt ein plötzlicher heftiger und **stechender Schmerz** auf der betroffenen Thoraxseite auf, begleitet von ebenso akut auftretender **Dyspnoe**. Dazu können Hustenreiz und asymmetrische Atembewegungen auftreten. Bei einem äußeren Pneumothorax kann ein Hautemphysem an der Verletzungsstelle entstehen, was sich durch Knistern bei Druck auf die Haut bemerkbar macht. Bei einem Spannungspneumothorax nimmt die Atemnot zu, es zeigt sich eine obere Einflussstauung und es kann zur Schocksymptomatik mit Tachykardie und Blutdruckabfall kommen.

Diagnostik
In der **Anamnese** sollte nach Beginn, Intensität und Dauer der Schmerzen und der Atemnot gefragt werden. Zu eruieren sind auch vorbestehende Lungenerkrankungen, traumatische Ereignisse, ärztliche Eingriffe und ein evtl. früher durchgemachter Pneumothorax. Bei der **körperlichen Untersuchung** fällt auskultatorisch ein abgeschwächtes oder fehlendes Atemgeräusch auf der

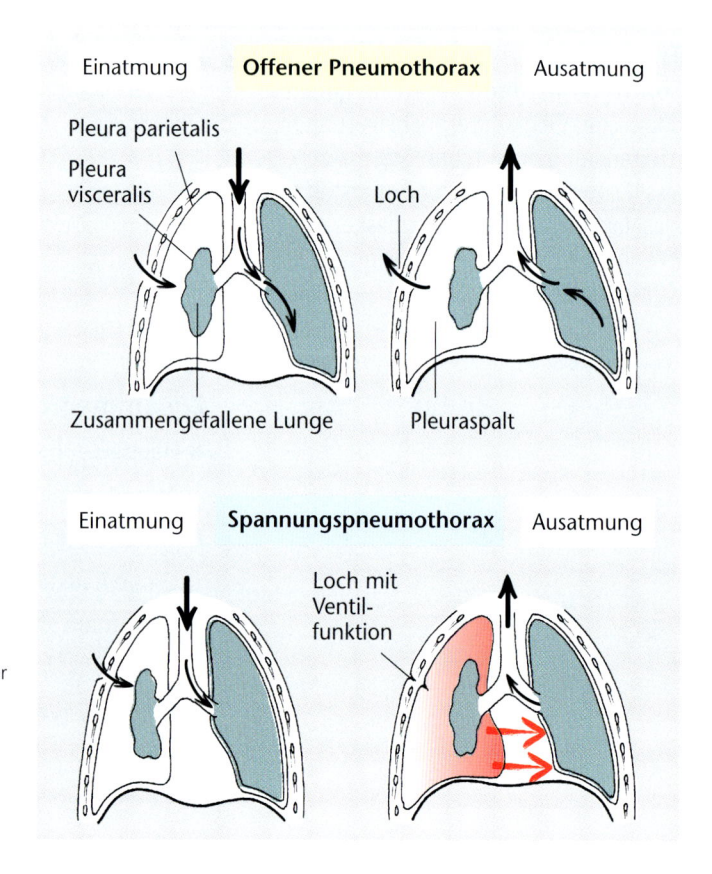

◨ Abb. 1: Oben: offener Pneumothorax mit Pendelluft bei Ein- und Ausatmung. Unten: Spannungspneumothorax mit Ventilmechanismus. [24b]

Erkrankungen des pulmonalen Gefäßsystems

betroffenen Seite auf, bei der Perkussion hört man einen hypersonoren Klopfschall. Wichtig ist dabei, dass die Untersuchungen stets im Seitenvergleich durchgeführt werden. Um die respiratorische Situation einschätzen zu können, sollte eine **Blutgasanalyse** durchgeführt werden.

Das **Thorax-Röntgen** wird möglichst im Stehen und bei Exspiration angefertigt, um eine optimale Darstellung des Pneumothorax zu erreichen. Für die Beurteilung des Bildes sind zwei Kriterien ausschlaggebend: zum einen das Vorhandensein einer feinen, konvexen Pleuralinie, zum anderen die fehlende Lungenzeichnung distal dieser Linie (Abb. 2). Beim Spannungspneumothorax sind eine Mediastinalverlagerung zur gesunden Gegenseite sowie ein ipsilateraler Zwerchfelltiefstand nachweisbar (Abb. 3). Ein kleiner Pneumothorax, der nicht zum Totalkollaps der betroffenen Lunge führt, wird als **Mantelpneumothorax** bezeichnet (Abb. 4).

> Nach allen Eingriffen, bei denen ein Pneumothorax entstehen kann (z. B. Pleurapunktion, Legen eines Subklaviakatheters), sollte stets ein Röntgen-Thorax zum Ausschluss eines Pneumothorax angefertigt werden.

Therapie

Bei einem **offenen Pneumothorax** mit Verbindung nach außen (z. B. nach Thoraxtrauma) wird durch Operation und Übernähung des Lochs die Verbindung verschlossen.

Ein **kleiner geschlossener Pneumothorax** (Mantelpneumothorax) resorbiert sich oft von selbst, sodass unter Gabe von Sauerstoff per Nasensonde zunächst abgewartet werden kann. Klinische und radiologische Kontrollen sind dann unbedingt notwendig.

Bei einem **größeren geschlossenen Pneumothorax** wird eine Pleurasaugdrainage eingelegt (Bülau-Drainage oder Matthys-Katheter), die durch einen kontinuierlichen Sog die Luft aus dem Pleuraspalt abzieht und dadurch die Lunge wieder entfaltet. Dazu wird eine Pleurapunktion im 2. ICR medioklavikulär oder im 4. ICR in der hinteren Axillarlinie durchgeführt, und zwar am Oberrand der Rippe, um die Interkostalgefäße nicht zu verletzen. Die Drainage kann entfernt werden, wenn die Lunge bei abgeklemmtem Sog entfaltet bleibt.

Der **Spannungspneumothorax** erfordert eine notfallmäßige Entlastung durch Punktion mit einer großlumigen Verweilkanüle, durch die die Luft entweichen kann.

Bei **rezidivierenden Pneumothoraces** muss eine thorakoskopische Übernähung oder Abtragung der auslösenden Zysten und Emphysemblasen oder alternativ eine Pleurodese (Verklebung der Pleurablätter, sodass keine Luft mehr eindringen kann) erwogen werden.

Wegen der hohen Rezidivrate bei Spontanpneumothorax von 30 % wird eine körperliche Schonung über mehrere Monate nach dem Ereignis empfohlen.

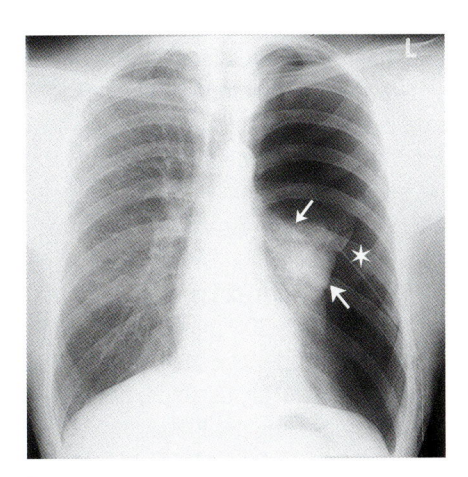

Abb. 2: Linksseitiger Pneumothorax. Die Grenzen der zusammengefallenen Lunge sind mit Pfeilen markiert, distal davon fehlt jegliche Lungenzeichnung. Eine Bülau-Drainage (*) ist eingelegt. [5]

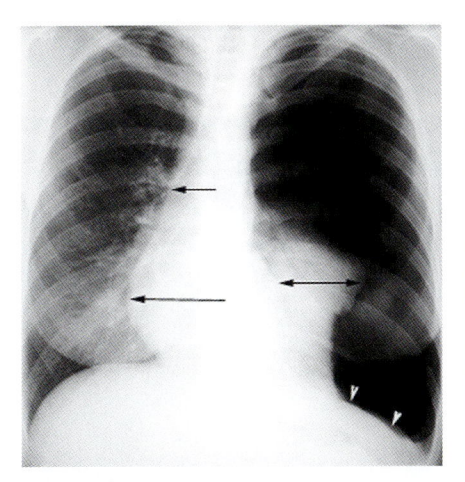

Abb. 3: Linksseitiger Spannungspneumothorax. Zusammengefallene Lunge (↔), Fehlen der Lungenzeichnung, Mediastinalverlagerung nach rechts (→) und Zwerchfelltiefstand links (>). [13b]

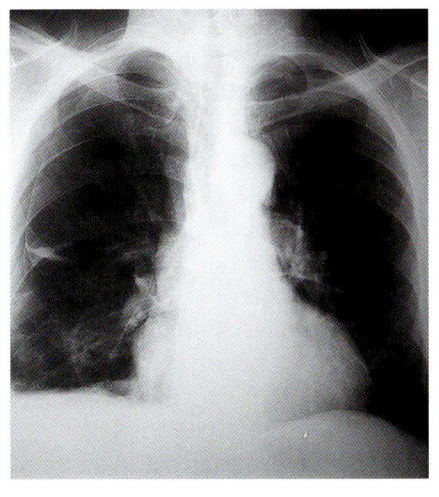

Abb. 4: Mantelpneumothorax rechts (beachte die feine Pleuralinie). [13a]

Zusammenfassung

* Ein Pneumothorax entsteht durch Ansammlung von Luft im Pleuraspalt.
* Unterschieden werden nach der Verbindungsstelle der äußere und innere, nach der Genese der traumatische, spontane, symptomatische und Spannungspneumothorax.
* Klinik: stechender Thoraxschmerz auf der betr. Seite, akute Dyspnoe
* Diagnostik: Neben Anamnese und körperlicher Untersuchung kommt dem Röntgen-Thorax die wichtigste Stellung in der Diagnostik zu.
* Therapie: Mantelpneumothorax: häufig spontane Resorption, sonst Saugdrainage

Pleuraerguss

Bei einem Pleuraerguss, der einseitig oder beidseitig auftreten kann, sammelt sich Flüssigkeit zwischen Pleura parietalis und Pleura visceralis an. Eine Vielzahl von Erkrankungen kann die Ursache dafür sein. Eine diagnostische und/oder therapeutische Punktion ist in den meisten Fällen angezeigt, denn die Untersuchung der Flüssigkeit gibt Hinweise auf den Ursprung der Erkrankung.

Ätiologie und Pathogenese
Bereits durch bloße Inspektion der gewonnenen Punktatflüssigkeit ergeben sich erste Hinweise auf die Ursache des Ergusses:

▶ Ein **klares,** hellgelbliches Erscheinungsbild des Ergusses lässt eine Herzinsuffizienz vermuten, es kann aber auch ein Neoplasma ursächlich sein.
▶ Ist der Erguss rötlich verfärbt oder **blutig** tingiert, liegt der Verdacht auf einen malignen Tumor oder eine Lungentuberkulose nahe. Liegt der Hämatokrit des Punktats bei > 50% des Bluthämatokriten, so spricht man von einem Hämatothorax. Dieser ist meist traumatisch bedingt.
▶ Ein **eitriger** Aspekt des Ergusses weist auf eine Entzündung hin; mögliche Ursache ist eine Pneumonie oder ein Pleuraempyem.
▶ Erscheint der Erguss **milchig**-trüb, so ist Lymphflüssigkeit enthalten, was durch ein Trauma bei thoraxchirurgischen Eingriffen oder häufiger durch ein malignes Lymphom bedingt sein kann.

Die gewonnene Punktatflüssigkeit wird laborchemisch, mikrobiologisch und zytologisch untersucht. Es wird analysiert, ob es sich um ein **Transsudat** (zell- und eiweißarm, LDH-arm = niedriges spezifisches Gewicht) oder ein **Exsudat** (zell- und eiweißreicher, mehr LDH = höheres spezifisches Gewicht) handelt.

▶ **Transsudat:** Ein Transsudat kann durch einen verminderten onkotischen Druck des Blutplasmas entstehen, sodass Flüssigkeit in den Pleuraspalt abgepresst wird. Zugrunde liegen kann eine verminderte Eiweißproduktion (z. B. bei Leberzirrhose) oder ein vermehrter Eiweißverlust (z. B. bei nephrotischem Syndrom). Eine andere häufige Ursache für ein Transsudat ist eine pulmonale Stauung bei Linksherzinsuffizienz.
▶ **Exsudat:** Ein Exsudat entsteht meist infolge einer entzündlich oder neoplastisch gestörten Funktion der Pleurawand. Für die weitere Klärung der Ursache sind v. a. mikrobiologische und zytologische Untersuchungen der Punktatflüssigkeit wichtig:
– **Malignes Exsudat:** bei Bronchialkarzinom, Lungenmetastasen (häufig bei Mamma-Ca), malignen Lymphomen, Pleuramesotheliom
– **Infektiöses Exsudat:** bei bronchopulmonalen Infekten, Pneumonie, Pleuritis, Tuberkulose
– Exsudat bei Lungenembolie, systemischen Autoimmunkrankheiten, Asbestose, Pankreatitis, Medikamentennebenwirkung u. v. a.

Klinik
Kleine Ergüsse verursachen meist wenig Beschwerden, es können atemabhängige Schmerzen auftreten. Mit zunehmender Ergussgröße entwickelt sich eine progrediente **Dyspnoe,** da die Flüssigkeitsmenge die Lungenausdehnung bei der Inspiration behindert. Die Atemnot tritt zunächst nur unter Belastung auf, bei ausgedehntem Erguss auch in Ruhe. Es bestehen dann meist keine Schmerzen mehr, weil die Pleurablätter durch den Erguss voneinander getrennt sind, also nicht mehr aneinanderreiben. Begleitend kann ein thorakales Engegefühl vorhanden sein.

Diagnostik
Die **Anamnese** dient dazu, das Beschwerdebild in seinem Ausmaß und seiner Dauer zu erfassen. Darüber hinaus lassen sich Hinweise auf die Ätiologie gewinnen (z. B. ob der Patient an einer chronischen Krankheit wie einem Malignom oder einer Herzinsuffizienz leidet oder in den letzten Wochen eine akute Erkrankung, z. B. eine Pneumonie, durchgemacht hat).
Bei der **körperlichen Untersuchung** fällt bei großen Ergüssen bei der Atmung ein Nachschleppen der betroffenen Seite auf. Auskultatorisch hört man über dem Ergussfeld ein abgeschwächtes Atemgeräusch, die Perkussion ergibt eine absolute Dämpfung. Eine **Blutgasanalyse** hilft insbesondere bei symptomatischem Pleuraerguss, die respiratorische Situation einzuschätzen.
Im **Röntgen-Thorax** lassen sich Ergussmengen > 200–300 ml nachweisen. Das typische radiologische Bild zeigt eine nach lateral ansteigende, homogene Verschattung der Pleurawinkel (Ellis-Damoiseau-Linie, ▌ Abb. 1). Der Erguss kann aber auch nur in den Interlobärspalten auftreten.
Eine sehr sensitive Methode zur Beurteilung auch kleinerer Ergüsse ist die

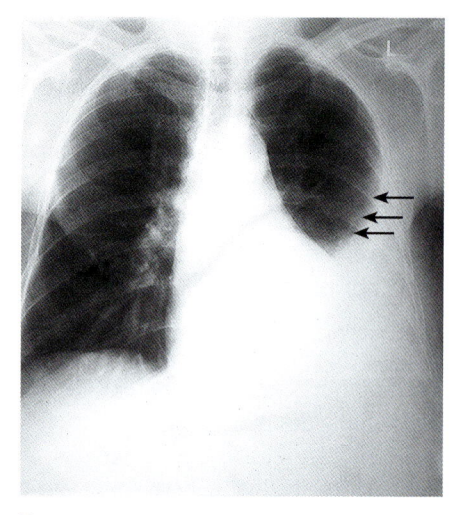

▌ Abb. 1: Röntgen-Thorax eines linksseitigen Pleuraergusses mit nach lateral ansteigender Verschattung (→). [13a]

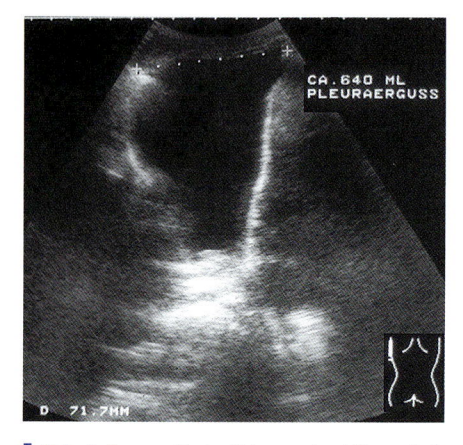

▌ Abb. 2: Sonografische Volumenabschätzung bei Pleuraerguss links. [7]

Pleurasonografie – damit können Ergüsse ab 50 ml nachgewiesen werden (Abb. 2).

Die **Pleurapunktion** schließlich ist Mittel der Wahl, um Hinweise auf die Ätiologie zu erhalten. Gleichzeitig ist sie therapeutisches Verfahren, denn nach Abpunktion des Ergusses bessert sich die Dyspnoe rasch. Die Indikation zur Punktion besteht aus diagnostischer Sicht in allen Fällen außer bei sehr kleinen Ergüssen, wenn das Risiko-Nutzen-Verhältnis ungünstig ist. Verursacht der Erguss Beschwerden, so sollte auch bei bereits durchgeführter Diagnostik aus therapeutischen Gründen punktiert werden. Die Punktion erfolgt im 5.–8. ICR in der hinteren Axillarlinie am Oberrand der Rippe (Abb. 3). Jede Punktion sollte sonografisch kontrolliert durchgeführt werden, um die günstigste Punktionsstelle zu ermitteln und Verletzungen der benachbarten Organe (Lunge, Leber, Milz) zu vermeiden. Insbesondere bei erstmaligem Pleuraerguss müssen eine **laborchemische** (Differenzierung Transsudat – Exsudat), **zytologische** (Entzündungszellen? Maligne Zellen?) und **mikrobiologische Untersuchung** der abpunktierten Flüssigkeit erfolgen.

> Nach jeder Pleurapunktion sollte ein Röntgen-Thorax zum Ausschluss eines Pneumothorax angefertigt werden.

güssen auch eine Pleurodese erwogen werden (Verkleben der Pleurablätter, sodass keine Flüssigkeit mehr nachlaufen kann).

Die weitere **kausale Therapie** erfolgt je nach der Grunderkrankung: Eine bakterielle Infektion der Lunge und/oder der Pleura muss antibiotisch behandelt werden, eine Tuberkulose mit Antituberkulotika. Maligne Tumoren bedürfen je nach Art, Lokalisation, Staging und Grading einer operativen bzw. radio-/chemotherapeutischen Behandlung. Lungenembolie, Herzinsuffizienz, Leber- und Nierenerkrankungen sowie systemische Autoimmunkrankheiten müssen bei Verdacht abgeklärt und entsprechend therapiert werden.

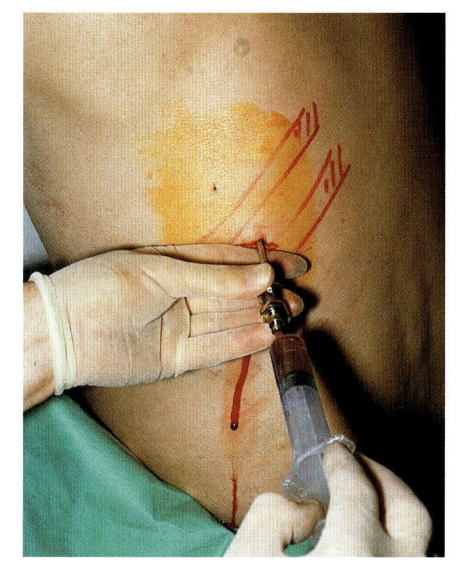

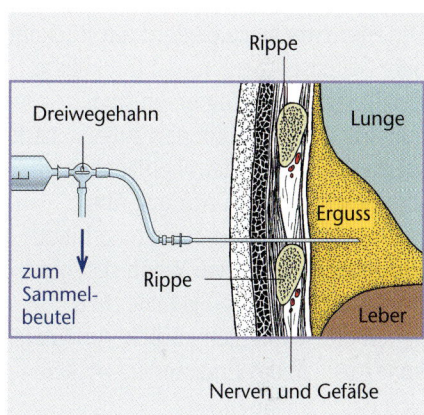

Abb. 3: Schematische Darstellung einer Pleurapunktion. [28, 1]

Therapie

Die Therapie des Pleuraergusses basiert auf zwei Prinzipien: Erstens soll durch die Punktion eine baldige Erleichterung der Dyspnoe erreicht, zweitens muss die Ursache der Erkrankung behandelt werden.

Die **symptomatische Therapie** besteht in der Abpunktion der Flüssigkeit aus dem Pleuraraum. Es sollten maximal 1,5 l pro Tag abgelassen werden, da sich sonst ein Lungenödem entwickeln kann (sog. Postexpansionsödem aufgrund von Flüssigkeitsverschiebungen bei erniedrigtem Alveolardruck, S. 72).

Bei rezidivierendem Erguss ist die Einlage einer Drainage erforderlich bzw. sollte bei rezidivierenden malignen Er-

Zusammenfassung

* Ein Pleuraerguss entsteht durch die Ansammlung von Flüssigkeit zwischen den Pleurablättern. Er kann ein- oder beidseitig auftreten.
* Die Ursachen sind extrem vielfältig: Am häufigsten liegen Herzinsuffizienz, Pneumonie, Lungenembolie oder ein Malignom zugrunde. Aber auch verschiedene andere Organerkrankungen können einen Pleuraerguss verursachen.
* Klinik: evtl. atemabhängige Schmerzen, v.a. bei größeren Ergüssen progrediente Dyspnoe
* Diagnostik: Anamnese, Untersuchung, Röntgen-Thorax, Pleurasonografie, diagnostische Pleurapunktion. Die Analyse der Punktatflüssigkeit gibt Hinweise auf die Ursache bzw. erbringt oft schon die Diagnose.
* Therapie: symptomatisch durch Abpunktion bzw. Drainage des Ergusses, kausale Therapie der auslösenden Grunderkrankung

Pleuritis, Pleuraempyem, Pleuratumoren

Pleuritis

Eine Entzündung der Pleura ist in den meisten Fällen Folge verschiedener Erkrankungen der Lunge, kann aber auch primär auftreten.

Ätiologie und Pathogenese
Die **primäre Pleuritis** ist selten. Sie kann viral bedingt sein oder im Rahmen rheumatischer Systemerkrankungen (z. B. Lupus erythematodes) auftreten. Weitaus häufiger ist eine Brustfellentzündung **sekundär** während oder nach einer Erkrankung der Lunge, wobei ein entzündlicher Prozess auf die Pleura übergreift.

Klinik
Die **Pleuritis sicca** beginnt mit Rücken- oder Seitenschmerzen und trockenem Reizhusten. Die Schmerzen sind atemabhängig und können äußerst stark werden, was zu einer oberflächlichen und beschleunigten Atmung führt. Fieber kommt häufig begleitend hinzu.
Pleuritis exsudativa: Wenn sich ein Erguss im Pleuraspalt gebildet hat, gehen die Schmerzen zurück. Abhängig vom Ausmaß des Ergusses entwickelt sich eine Dyspnoe.

Diagnostik
Bei der **Anamnese** ist nach den typischen Leitsymptomen Husten, Thoraxschmerz, Dyspnoe, Fieber zu fragen. Bei der **Auskultation** ist für die Pleuritis sicca ein Reiben der Pleurablätter charakteristisch, was lokal umschrieben sein kann und vom feinen Reibegeräusch bis zum pathognomonischen „Lederknarren" gehen kann. Besteht ein Pleuraerguss, so ist das Atemgeräusch abgeschwächt und über der betroffenen Seite lässt sich eine Dämpfung perkutieren.
Entzündungsparameter (Leukozyten, CRP) und **BGA**, ggf. auch ein Tuberkulosetest, gehören zur Diagnostik.
Der **Röntgen-Thorax** dient einerseits dem Nachweis und der Beurteilung eines Ergusses, andererseits können sich Hinweise für eine zugrunde liegende Lungenerkrankung ergeben. Ist das Röntgen völlig unauffällig, ist eine primäre Pleuritis wahrscheinlich.
Weitere bildgebende Verfahren sowie eine Punktion des Ergusses kommen je nach Verdachtsdiagnose (z. B. Bronchialkarzinom) zum Einsatz.

Therapie
Zur Behandlung der akuten Beschwerden werden Analgetika (z. B. NSAR) und Sauerstoff eingesetzt, bei starker Ergussbildung kann eine Pleurapunktion notwendig sein. Die weitere Therapie richtet sich nach der Ursache der Pleuritis.

Pleuraempyem

Als Komplikation einer Pleuritis kann sich ein Pleuraempyem entwickeln. Dabei handelt es sich um ein eitriges Infiltrat innerhalb des Pleuraspalts. Die durch Punktion gewonnene Flüssigkeit wirkt aufgrund hoher Leukozytenzahlen bereits makroskopisch gelb-grünlich eitrig. Eine Kammerung des Empyems durch fibrinöse Organisation ist möglich.

Ätiologie und Pathogenese
Die häufigste Ursache eines Pleuraempyems ist eine bakterielle Pneumonie, die auf die Pleura übergreift. Es entwickelt sich eine exsudative Pleuritis, die zunehmend eitrig wird. Seltener kann ein Pleuraempyem auch nach thoraxchirurgischen Eingriffen, Ösophagusperforation oder Pleurapunktion auftreten oder bei Abszessen aus dem Bauchraum fortgeleitet werden.

Klinik und Diagnostik
Die Symptome sind unspezifisch und können besonders unter Antibiotikatherapie, z. B. bei vorbestehender Pneumonie, mild sein: Husten, Fieber, Nachtschweiß und Gewichtsverlust werden von den Patienten häufig angegeben. Neben Anamnese, körperlicher Untersuchung und Röntgen-Thorax ist die Pleurapunktion entscheidend für die Diagnosestellung. Das Punktat wird klinisch-chemisch, mikrobiologisch und zytologisch untersucht.

Therapie
Die Therapie des Pleuraempyems besteht in der Anlage einer großlumigen Spüldrainage und systemischer Antibiotikatherapie. Ist das Empyem gekammert oder fibrinös organisiert, kann eine lokale Applikation von Fibrinolytika über die Drainage hilfreich sein (= Pleurolyse), ansonsten muss der Prozess thorakoskopisch oder thoraxchirurgisch gelöst und entfernt werden.

Pleuratumoren

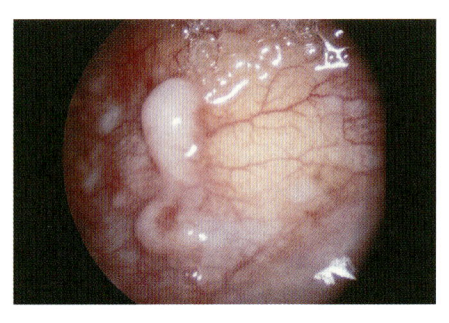

Abb. 1: Pleurakarzinose bei Mamma-Ca (Thorakoskopie). [31]

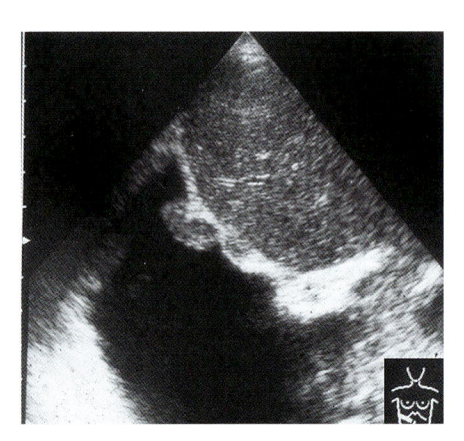

Abb. 2: Sonografie: Pleurametastase (mit Pleuraerguss) bei kleinzelligem Bronchial-Ca. [7]

Sekundäre Pleuratumoren: Der Großteil der Pleuratumoren entsteht durch metastatisches Wachstum extrapleuraler Primärtumoren, was als Pleurakarzinose oder Lymphangiosis carcinomatosa der Pleura in Erscheinung tritt. Die häufigsten Lokalisationen der Primärtumoren sind Lunge und Mamma (Abb. 1 und Abb. 2), aber auch maligne Lymphome, Karzinome des Magen-Darm-Trakts und endokriner Organe können zu sekundären Pleuratumoren führen.
Das **Mesotheliom** als **primärer Pleuratumor** ist wesentlich seltener.

Erkrankungen der Pleura

Ätiologie und Pathogenese des Pleuramesothelioms

Meist ist eine Asbestexposition als Ursache anzunehmen. Asbest ist eine kristalline Faser, die bei Inhalation stark karzinogen wirkt. Es gibt keine strenge Beziehung zwischen Dosis und Wirkung, aber zur Abschätzung des individuellen Tumorrisikos dient die Errechnung der Faserjahre (S. 52). Die Latenzzeit zwischen Exposition und Erkrankung liegt bei 20–50 Jahren.

Das Pleuramesotheliom wächst, ausgehend von der Pleura parietalis, diffus und breitflächig oder gar mantelförmig und neigt zur Infiltration von Mediastinum, Zwerchfell und Thoraxwand. Durch die Tumormassen und den oft begleitenden malignen Pleuraerguss kommt es zu einer Verdrängung des Lungengewebes. Eine Fernmetastasierung tritt erst spät auf.

> Das Pleuramesotheliom ist eine anerkannte Berufskrankheit, die nach Schätzungen (Berufskrankheitendokumentation) im Jahr 2020 ihren Höhepunkt erreichen wird.

Klinik des Pleuramesothelioms

Die Beschwerden beginnen schleichend: Typisch sind ein langsam zunehmender, atemabhängiger, aber schlecht lokalisierbarer dumpfer **Thoraxschmerz** sowie eine progrediente **Belastungsdyspnoe.** Der Schmerz wird zunehmend als bohrend und unerträglich empfunden, die Dyspnoe kann durch einen malignen Pleuraerguss stark zunehmen. Trockener Reizhusten, Gewichtsverlust, Nachtschweiß und subfebrile Temperaturen kommen dazu.

Diagnostik des Pleuramesothelioms

Bei Verdacht auf ein Pleuramesotheliom steht die **Berufsanamnese** im Vordergrund: Asbestverarbeitende Gewerbe sind Bau-, Isolier-, Metall- und Kfz-Branche.

Bei der **körperlichen Untersuchung** zeigen sich ein abgeschwächtes Atemgeräusch und ein gedämpfter Klopfschall. Palpable Tumormassen im Bereich der Thoraxwand sowie obere Einflussstauung und Nervenkompressionssyndrome sind Spätbefunde.

Im **Röntgen-Thorax** fallen eine Schrumpfung des betroffenen Hemithorax sowie eine Verschattung durch Verdickung der Pleura auf. Häufig ist ein begleitender Pleuraerguss nachzuweisen. Im **Thorax-CT** lässt sich der Prozess deutlicher darstellen: Es zeigt sich eine Raumforderung entlang der Thoraxwand mit Verringerung des Lungenvolumens und Schrumpfung des gesamten Hemithorax auf der betroffenen Seite (Abb. 3).

Pleurapunktion bei Erguss und **Pleurabiopsie** dienen der Diagnosesicherung und histologischen Differenzierung.

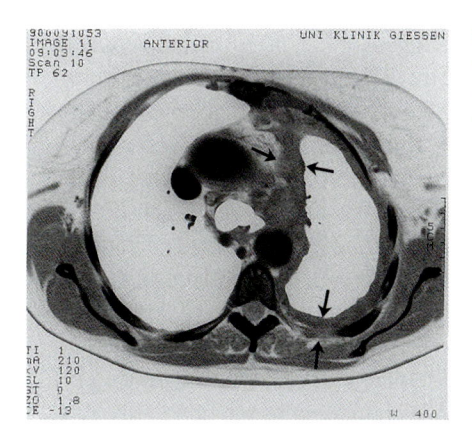

■ Abb. 3: Thorax-CT bei ausgeprägtem linksseitigem Pleuramesotheliom: Die Pfeile zeigen das massive mantelförmige Tumorwachstum an der Pleura. [5]

Therapie des Pleuramesothelioms

Bei frühem, noch lokalisiertem Pleuramesotheliom ist die **Pleuropneumektomie** die einzige kurative Option. Sie setzt einen guten Allgemeinzustand und gute Lungenfunktion voraus. Ein Großteil der Pleuramesotheliome wird aber erst in fortgeschrittenem Stadium diagnostiziert, sodass nur noch eine **palliative Therapie** mit Strahlen- und Chemotherapie infrage kommt. Schmerz- und Sauerstofflangzeittherapie sind bei Bedarf indiziert.

Die Prognose des Pleuramesothelioms ist meist infaust, nach Diagnosestellung beträgt die mittlere Überlebenszeit 18 Monate.

Zusammenfassung

✱ Eine **Pleuritis** tritt entweder primär (viraler Infekt) oder sekundär im Rahmen von Pneumonie, Tuberkulose, Lungenembolie oder Bronchialkarzinom auf. Klinisch werden die Pleuritis sicca mit starken Thoraxschmerzen und die exsudative Pleuritis mit Ergussbildung und Dyspnoe unterschieden. Therapie: Behandlung der Ursache, evtl. Pleurapunktion.

✱ Ein **Pleuraempyem** ist ein eitriges Infiltrat im Pleuraspalt, das meist durch eine bakterielle Pneumonie verursacht wird. Die Symptome sind unspezifisch, die Diagnose erfolgt durch Pleurapunktion. Therapie: Spüldrainage und Antibiotikatherapie.

✱ **Pleuratumoren** sind überwiegend sekundär bei Bronchial- oder Mamma-Ca. Das seltenere primäre **Pleuramesotheliom** wird meist durch Asbest verursacht und führt durch diffuses Tumorwachstum zu starkem Thoraxschmerz und Dyspnoe. Die Diagnostik erfolgt per Bildgebung und Pleurabiopsie, eine Therapie ist meist nur palliativ möglich.

Pulmonale Notfälle I

Respiratorische Insuffizienz

Die respiratorische Insuffizienz ist ein Zustand ungenügender Diffusion, Ventilation und/oder Perfusion der Lunge, wodurch kein ausreichender Gasaustausch mehr stattfindet. Die Ursachen sind äußerst vielfältig, da sowohl pulmonale als auch extrapulmonale Erkrankungen zu einer respiratorischen Insuffizienz führen können.
Unterschieden werden nach dem Befund der Blutgasanalyse die respiratorische **Partialinsuffizienz,** die nur eine Hypoxämie (pO_2 ↓) aufweist, und die **Globalinsuffizienz,** die neben einem erniedrigten pO_2 auch eine Hyperkapnie aufweist (pCO_2 ↑). Eine respiratorische Insuffizienz kann sich aufgrund **chronischer** Erkrankungen schleichend entwickeln, es kann aber auch bei vormals Lungengesunden durch bestimmte Ereignisse zu einer **akuten** respiratorischen Insuffizienz kommen.

ARDS (adult respiratory distress syndrome)

Die Abkürzung „ARDS" steht – in Analogie zum IRDS (infant respiratory distress syndrome) – für die beim Erwachsenen auftretende Form des akuten Atemnotsyndroms. Es handelt sich dabei um eine akute respiratorische Insuffizienz infolge einer pulmonalen Funktionsstörung unterschiedlicher Genese, die bei vorher lungengesunden Patienten auftritt. Das ARDS hat – je nach zugrunde liegender Ursache – eine Letalität von 20–50%.
Eine weniger schwere Verlaufsform wird als ALI (acute lung injury) bezeichnet.

Ätiologie und Pathogenese
Eine Vielzahl von Ursachen kann eine pulmonale Schädigung in solchem Ausmaß hervorrufen, dass eine akute respiratorische Insuffizienz entsteht:

▶ **Direkte Auslöser:** Aspiration von Magensaft, Beinahe-Ertrinken mit Aspiration von Süß-/Salzwasser, Inhalation toxischer Gase (Rauchgase, NO_2, Ozon), diffus ausgebreitete Pneumonie, Lungenkontusion, Höhenlungenödem, Strahlenschaden oder pulmotoxische Medikamente (Bleomycin, Amiodaron)
▶ **Indirekte Auslöser:** Sepsis, Polytrauma, Embolie, Verbrennung, Schock, Massentransfusion, Verbrauchskoagulopathie, akute Pankreatitis, Urämie, Coma diabeticum, schwere Malaria, HELLP-Syndrom

Es kommt zu einer Aktivierung von Alveolarmakrophagen und Leukozyten, die Proteasen, Sauerstoffradikale und andere Stoffe freisetzen und damit die Alveolarzellen schädigen, was zu einer Erhöhung der alveolo-kapillären Permeabilität führt. Es bildet sich ein proteinreiches interstitielles, dann alveoläres Lungenödem. Durch den Untergang der Typ-2-Pneumozyten ist die Bildung des Surfactants gestört, es entstehen Atelektasen und hyaline Membranen, womit die Compliance der Lunge deutlich abnimmt (Abb. 1).
Diese exsudative Phase kann reversibel sein oder aber in die nächsten Phasen übergehen: Endothelzellen und Fibroblasten proliferieren, wodurch es zum Remodelling mit Obliteration der Alveolarräume, Ausbildung von Narben und zystischen Hohlräumen kommt. Das Resultat ist ein erhöhter pulmonalvaskulärer Widerstand mit Ausbildung eines intrapulmonalen Rechts-links-Shunts.

Klinik
Innerhalb von 6–48 Stunden nach dem auslösenden Ereignis kommt es zu rasch progredienter **Dyspnoe und Tachypnoe.** Dadurch kann in der Frühphase die respiratorische Situation insbesondere bei vormals Lungengesunden eine Zeitlang kompensiert werden, sodass nur eine respiratorische Partialinsuffizienz besteht. Innerhalb sehr kurzer Zeit kann sich der Zustand aber zu einer Globalinsuffizienz mit Azidose verschlechtern, was spätestens dann zu Beatmungspflichtigkeit führt.

Diagnostik
Die Diagnosestellung eines ARDS verlangt klare Kriterien: 1. Es muss ein auslösender Faktor vorhanden sein. 2. Es liegt eine schwer eingeschränkte Oxygenierung vor. 3. Es bestehen diffuse beidseitige Infiltrate im Röntgen-Thorax ohne Hinweis auf eine kardiale Ursache der Symptomatik. Folgende Untersuchungen sind also erforderlich:

▶ **Lungenauskultation:** Es kann ein Rasseln zu hören sein (feuchte RG).
▶ **Blutgasanalyse:** Sie zeigt zunächst bei erniedrigtem pO_2 einen noch normalen (oder durch Hyperventilation gar erniedrigten), später aber erhöhten pCO_2. In der Folge kommt es zur respiratorisch bedingten Azidose mit Abfall des pH-Werts.
▶ **Röntgen-Thorax:** Es finden sich diffuse, bilaterale Verschattungen über alle Quadranten verteilt, was ein differenzialdiagnostisches Kriterium für die Abgrenzung der Pneumonie ist (dort meist einseitiges Infiltrat). Es kann auch zur Ausprägung einer sog. weißen Lunge kommen. Zeichen der Fibrosierung treten erst später auf.
▶ **Herzecho:** Dieses dient dem Ausschluss einer kardialen Genese des Lungenödems.

Therapie
Soweit möglich, müssen die **auslösenden Faktoren** therapiert werden. Daneben steht die **symptomatische Behandlung** mit zunächst hoch dosierter Sauerstoffgabe, bei Bedarf auch Beatmung und negativer Flüssigkeitsbilanzierung. Das toxische Lungenödem (z. B. nach Rauchgasvergiftung) erfor-

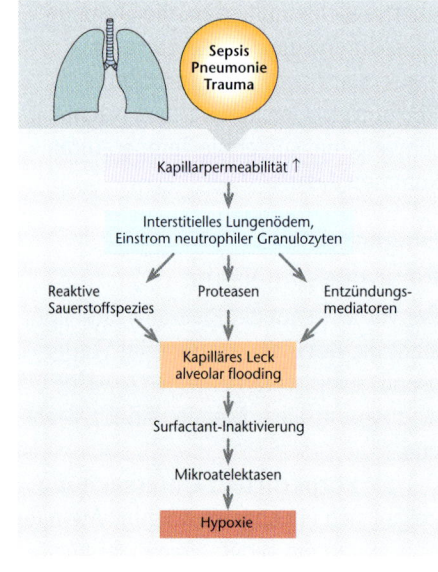

Abb. 1: Pathogenese des ARDS. [24b]

dert die Inhalation und systemische Gabe von Kortikosteroiden (Beclometason/Dexamethason). Die Inhalation von NO und Surfactant befindet sich noch in der klinischen Erprobung.

Die Beatmung wird so durchgeführt, dass auch während der Exspiration ein positiver Druck in der Lunge bestehen bleibt, um einen Kollaps der Alveolen zu verhindern (positive endexpiratory pressure = PEEP-Beatmung). Dabei müssen allerdings wegen der Gefahr eines Barotraumas zu hohe Druckspitzen vermieden werden. Reicht der pulmonale Gasaustausch trotz Beatmung nicht mehr aus, kann über extrakorporale Verfahren ein Gasaustausch mittels Membranoxygenator erreicht werden, der allerdings nur in spezialisierten Zentren zur Verfügung steht.

Anaphylaktische Reaktion

Auf Allergenexposition jeder Art kann es zu generalisierten anaphylaktischen Reaktionen kommen.

Ätiologie und Pathogenese
Bei der anaphylaktischen Reaktion handelt es sich um eine IgE-vermittelte Sofortreaktion: Ein Antigen-IgE-Komplex löst über spezielle Rezeptoren an Mastzellen und basophilen Granulozyten die Ausschüttung von Substanzen aus (z. B. Histamin, Leukotrien, Prostaglandin), die zu Juckreiz, Schleimhautschwellung, Vasodilatation und erhöhter Gefäßpermeabilität führen.

Klinik
Es werden vier Schweregrade unterschieden (Tab. 1):

Grad	Klinisches Korrelat
I	Hautreaktion (Juckreiz, Urtikaria (Abb. 2), Exanthem, Flush)
II	Zusätzlich Blutdruckabfall und Tachykardie, ggf. leichte Dyspnoe
III	Zusätzlich Bronchospasmus oder Larynxödem, manifester Schock
IV	Atem- und Kreislaufstillstand

Tab. 1: Schweregradeinteilung der anaphylaktischen Reaktion.

Diagnostik
Die Diagnose ist aufgrund der Anamnese und der typischen Hauterscheinungen meist leicht zu stellen. Wichtig sind eine gründliche körperliche Untersuchung mit Inspektion des gesamten Integuments sowie die Auskultation von Lunge und Trachea, um eine Atemwegsobstruktion zu erkennen. Eine arterielle Blutgasanalyse ist ab Schweregrad II erforderlich. Bei Erstmanifestation erfolgt nach Abklingen der Symptome eine allergische Austestung, allerdings bleibt der Auslöser der anaphylaktischen Reaktion trotzdem häufig unklar.

Therapie
Die Therapie richtet sich nach dem Schweregrad der Reaktion:

Schweregrad I: lokale Applikation von Antihistaminika, ggf. lokale Kortikosteroide. Wenn zu befürchten ist, dass die anaphylaktische Reaktion fortschreiten wird (Anamnese!), sollten frühzeitig auch systemisch Antihistaminika und ggf. Kortikosteroide (Prednisolon) verabreicht werden.

Schweregrad II: systemische Gabe von Antihistaminika und Kortikosteroiden (Prednisolon), am schnellsten und effektivsten intravenös; O_2-Gabe, kreislaufstabilisierende Infusionen, bei beginnender Dyspnoe Inhalation mit schnellwirksamen β_2-Mimetika

Schweregrad III: großzügige Volumentherapie, Adrenalin-Gabe i. v., Gabe von Antihistaminika (H_1- und H_2-Blocker) und Kortikosteroiden (Prednisolon 500 mg) i. v., O_2-Gabe und Inhalation mit schnellwirksamen β_2-Mimetika. Bei Schwellung der oberen Atemwege oder fehlendem Ansprechen auf die Therapie ist eine Intubation notwendig. In jedem Fall, d. h. auch nach schnellem Abklingen der Symptomatik, muss der Patient über 24 Std. stationär überwacht werden.

Schweregrad IV: Reanimation und Beatmung; die kausale Therapie entspricht der oben genannten (Schweregrad III).

Abb. 2: Urtikaria am Arm: konfluierende Quaddeln, leichtes Erythem und heftiger Juckreiz. [23]

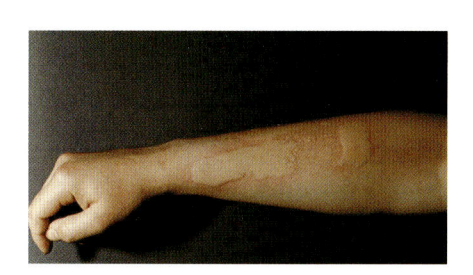

Zusammenfassung

* Eine respiratorische Insuffizienz kann akut bei vormals Lungengesunden auftreten oder auf dem Boden chronischer pulmonaler und extrapulmonaler Erkrankungen entstehen.

* Man unterscheidet die respiratorische Partialinsuffizienz ($pO_2 \downarrow$, pCO_2 normal) von der respiratorischen Globalinsuffizienz ($pO_2 \downarrow$, $pCO_2 \uparrow$).

* Das ARDS ist eine akut auftretende Lungenfunktionsstörung bei eigentlich Lungengesunden, die zum Lungenödem und sekundär zu Umbauprozessen des Lungenparenchyms führt.

* Die anaphylaktische Reaktion ist IgE-vermittelt. Klinisch unterscheidet man vier Schweregrade. Ab Grad II ist mit respiratorischen Problemen zu rechnen (Obstruktion).

Pulmonale Notfälle II

Hyperventilationssyndrom

Hyperventilation ist ein Zustand gesteigerter Atmung aus verschiedenen Gründen.

Ätiologie
Eine **somatogene Hyperventilation** tritt kompensatorisch bei Gasaustauschstörungen aufgrund verschiedener Lungenerkrankungen, Aufenthalt in großen Höhen, metabolischer Azidose, aber auch bei hohem Fieber, Schädel-Hirn-Trauma oder Salicylatvergiftung auf. Das **psychogene Hyperventilationssyndrom** hat kein pathologisches Korrelat: Es tritt bei Patienten auf, die sich in einer psychisch belastenden Situation befinden. Dabei können sowohl negativ besetzte Situationen, wie Stress, Angst, Panik, Schmerz, Depression, als auch überschießende positive Emotionen und Aufregung eine Hyperventilation auslösen. Typisch ist die Erniedrigung des CO_2-Partialdrucks (pCO_2 < 35 mmHg), was zur Ausbildung einer respiratorischen Alkalose führt. Der Sauerstoffpartialdruck ist normal bis erhöht.

Klinik und Diagnostik
Symptome des häufigen psychogenen Hyperventilationssyndroms sind subjektiv empfundene Luftnot, tiefes und schnelles Atmen sowie Schwindel, Zittern, Kopfschmerzen, Schwitzen, kalte Hände und Füße, ggf. auch ein leichtes thorakales Druckgefühl. Durch die respiratorische Alkalose kommt es zu einer Umverteilung des Kalziums im Blut mit einer Verminderung des freien Kalziums, sodass trotz ausreichenden Gesamtkalziums eine relative „hypokalzämische" Tetanie auftreten kann **(Hyperventilationstetanie)**. Sie geht einher mit perioralem Kribbeln und im Bereich der distalen Extremitäten mit Parästhesien, Krämpfen und Karpopedalspasmen – es kommt zur typischen „Pfötchenstellung" (Abb. 3).
Die Diagnostik des Hyperventilationssyndroms stützt sich v. a. auf die Klinik (Tachypnoe!) und die Anamnese der auslösenden Ursache. Die Blutgasanalyse beweist die Verdachtsdiagnose ($pO_2 \uparrow$, $pCO_2 \downarrow$, $pH \uparrow$).

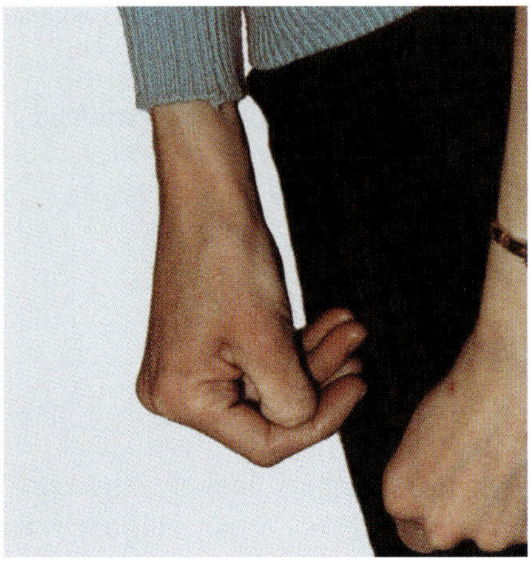

Abb. 3: Pfötchenstellung bei Hyperventilation. [25]

Therapie
Die Behandlung besteht in der Beruhigung, Aufklärung und Anleitung zum ruhigen Atmen bzw. bei somatogener Hyperventilation in der Beseitigung der Ursache. Beim psychogenen Hyperventilationssyndrom kann ein locker über Mund und Nase gezogener Plastikbeutel oder eine Atemmaske zur Verbesserung der Symptomatik führen, da durch die Rückatmung der Exspirationsluft der pCO_2 angehoben wird, was zu einer Normalisierung der Blutgase und des Säure-Basen-Verhältnisses führt. Alternativ können Benzodiazepine verabreicht werden. Bei Patienten, die zu Hyperventilationsanfällen neigen, sollte eine Atemschulung mit Entspannungsübungen oder eine psychosomatische Therapie angestrebt werden.

Intoxikation

Heroinintoxikation
Das Morphinderivat Heroin führt – wie auch andere Opioide – über eine verminderte CO_2-Empfindlichkeit des Atemzentrums zu einer Atemdepression. Deren Stärke ist direkt proportional zur analgetischen Potenz des Opioids, häufig ist sie allerdings durch Aufforderung zum Atmen kurzfristig aufzuheben (sog. Kommandoatmung).
Die **klinische Trias** bei Heroinintoxikation besteht aus **Miosis, Koma und Atemdepression.** Das Umfeld, herumliegende Spritzen und Injektionsspuren an den Armen oder anderen Körperteilen können auf die richtige diagnostische Spur führen. Heroin lässt sich im Blut bis 8 Std. nach Applikation nachweisen, im Urin bis 3 Tage.
Die **Therapie** besteht in intensivmedizinischer Überwachung und ggf. Beatmung. Alternativ kann im Notfall auch das Antidot Naloxon i. v. gegeben werden, wodurch die Atmung rasch wieder einsetzt. Allerdings hält die Wirkung von Naloxon nur 30–40 Min. vor, sodass danach die Morphinwirkung wieder überwiegen und es zu erneuter Atemdepression kommen kann. Daher ist die O_2-Sättigung des Patienten stets mittels Pulsoxymeter zu kontrollieren und ggf. Naloxon nachzuspritzen.
Als Nebenwirkung der Naloxongabe kann ein akutes Opiatentzugssyndrom mit Übelkeit, Erbrechen, Schwindel, Schwitzen, Tremor, Krämpfen, Tachykardie und Blutdruckanstieg ausgelöst werden.

> Bei der Behandlung von Heroinabhängigen wegen der Gefahr der HIV-, Hepatitis-B- und -C-Infektion stets geeignete Schutzmaßnahmen ergreifen.

Benzodiazepinintoxikation
Zu Benzodiazepinintoxikationen kommt es häufig in suizidaler Absicht oder seltener akzidentell (versehentliches Verschlucken herumliegender Tabletten durch Kinder oder Demenzkranke).
Die **Symptome** sind Schläfrigkeit, Dysarthrie und Ataxie. Bei schweren Intoxikationen oder bei Patienten mit vorbestehenden respiratorischen Problemen kann es zur Atemdepression und zum Koma kommen.
Zur Diagnosesicherung können Ben-

zodiazepine im Blut oder Urin nachgewiesen werden.
Die **Therapie** bei leichter Intoxikation besteht in der Überwachung der Atem- und Kreislauffunktion. Beim komatösen oder respiratorisch insuffizienten Patienten kann die Antidotgabe (Flumazenil) erfolgen. Nur selten müssen Patienten künstlich beatmet werden.

SARS (severe acute respiratory syndrome)

Im November 2002 kam es in Südchina zu einer bisher unbekannten pulmonalen Infektionskrankheit, die sich zunächst regional ausbreitete, über Flugreisende dann aber auch in das übrige Asien, nach Europa und Nordamerika getragen wurde. Bis Ende 2003 waren weltweit 8.422 Menschen an SARS erkrankt, mehr als 10% daran verstorben (916 Todesfälle weltweit). In Deutschland waren zehn Fälle von SARS zu verzeichnen, Todesopfer gab es nicht. Seit Sommer 2003 hat die Neuerkrankungsrate so stark abgenommen, dass von einem Ende der SARS-Epidemie gesprochen werden konnte. Der letzte SARS-Fall trat im Dezember 2003 auf.
Der Erreger ist ein neuartiges Coronavirus (Abb. 4), das mittlerweile als SARS-assoziiertes Coronavirus (SARS-CoV) bezeichnet wird. Es besteht der Verdacht, dass das Virus von einer bestimmten Katzenart, die in Südchina als Delikatesse gilt, auf den Menschen übertragen wurde.
Eine Ansteckung findet v. a. per Tröpfcheninfektion bei engem Kontakt statt. Eine Schmierinfektion ist theoretisch möglich, konnte aber nicht sicher nachgewiesen werden. Die Infektiosität von SARS-CoV ist hoch, allerdings nicht so hoch wie die von Influenzaviren. Das Virus gelangt über die Atemwege in das Lungenparenchym und schädigt dort das Epithel, was zum diffusen Alveolarschaden und zu einem ARDS-ähnlichen Krankheitsbild führen kann (S. 80).

Klinik und Diagnostik

Die Inkubationszeit beträgt 2–16 Tage. Dann kommt es rasch zu **Fieber** (> 38 °C), **Dyspnoe** und **Husten**, wobei auch allgemeine Begleitsymptome wie Muskelschmerzen, Kopfschmerzen, Schwindel, Übelkeit oder Diarrhö auftreten können. Als Verdachtsfall gelten das Zusammentreffen der genannten Symptome mit einem Aufenthalt in einem SARS-Epidemiegebiet sowie der Kontakt zu erkrankten Personen.
Die Diagnostik umfasst **Röntgen- oder CT-Thorax** mit oft pleuranahen und multilokulären Infiltraten, die im Sinne eines ARDS bis hin zur weißen Lunge konfluieren können. Ein Erregernachweis durch die **PCR** sichert die Diagnose. **Labortechnisch** können Blutbildveränderungen (Lympho- und Thrombozytopenie), LDH ↑, CRP ↑ und Transaminasenanstieg nachgewiesen werden.

Therapie

Wichtig ist eine **Isolation** der Patienten, um eine weitere Ausbreitung der Krankheit zu verhindern. Die Therapie des SARS erfolgt symptomatisch: Bei leichteren Fällen reicht eine O_2-**Gabe** aus, um die Atemsituation zu verbessern. In ca. 25% der Fälle ist eine intensivmedizinische Behandlung erforderlich, bei 15% sogar eine Intubation und maschinelle **Beatmung.**
Die Prognose der SARS-Erkrankung ist abhängig von Alter und Allgemeinzustand der Patienten. Die Letalität liegt insgesamt bei ca. 10%.

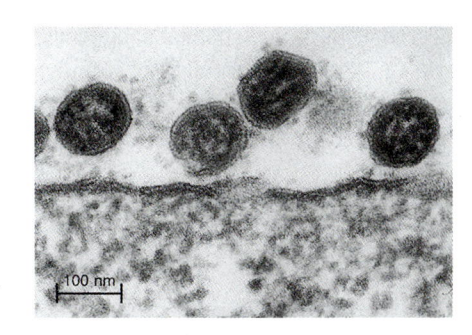

Abb. 4: Coronaviren in der Elektronenmikroskopie (Vergrößerung 120.000-fach). [5]

Zusammenfassung

- Das **Hyperventilationssyndrom** ist ein häufiger Notfall in der Pulmologie: Durch übersteigerte Atmung, meist aufgrund einer psychischen Belastungssituation, fällt der pCO_2 stark ab und es entsteht eine respiratorische Alkalose. Symptome sind subjektiv empfundene Luftnot, Zittern, Parästhesien sowie die Hyperventilationstetanie. Therapie: Beruhigung des Patienten, kurzfristige Rückatmung in einen Plastikbeutel, alternativ Gabe von Benzodiazepinen.
- **Heroinintoxikation:** typische Trias: Miosis, Koma und Atemdepression; Therapie: intensivmedizinische Überwachung, ggf. Beatmung, Antidot Naloxon (cave: kürzere HWZ als Heroin!)
- Benzodiazepinintoxikation: Schläfrigkeit bis Atemdepression und Koma; Therapie: Atem- und Kreislaufmonitoring, Antidot Flumazenil
- Die **SARS-Erkrankung** wird durch eine neue Art des Coronavirus ausgelöst. Typische Symptome sind Fieber, Dyspnoe und Husten. Eine Isolation der Patienten ist notwendig, die Therapie ist rein symptomatisch (O_2-Gabe, evtl. Beatmung).

Schlafassoziierte Respirationsstörungen

Schlafbezogene Respirationsstörungen (Synonym: **Schlafapnoesyndrom**) sind ein häufiges Phänomen in der Bevölkerung: Immerhin 4% der Männer und 2% der Frauen > 40 Jahre sind davon betroffen. Definitionsgemäß kommt es zu häufig wiederkehrenden Atempausen von > 10 Sekunden Dauer, was die Erholsamkeit des Schlafs vermindert und zu erhöhter Tagesmüdigkeit sowie vegetativen Dysfunktionen führen kann.

Ätiologie und Pathogenese
Die häufigste Ursache ist eine mechanische Verlegung der oberen Atemwege (obstruktive Schlafapnoe), aber auch kardiovaskuläre, neurologische oder pulmonale Erkrankungen können zum Schlafapnoesyndrom führen.

Obstruktive Schlafapnoe
Zu über 90% sind schlafassoziierte Respirationsstörungen durch eine Obstruktion der oberen Atemwege bedingt: Wenn der Tonus der Pharynxmuskulatur im Schlaf nachlässt, kommt es insbesondere in Rückenlage bei manchen Personen zum Kollaps der Rachenwände (▌ Abb. 2). Betroffen sind v. a. übergewichtige Personen, aber auch anatomische Faktoren wie ein kurzer, dicker Hals, Tonsillenhyperplasie, Nasenpolypen, Nasenseptumdeviation, Makroglossie oder Retrognathie können die Obstruktion im Schlaf begünstigen. Unter Einfluss von Alkohol oder Sedativa verstärkt sich dieser Effekt. Obwohl die oberen zuführenden Atemwege kurzzeitig verschlossen sind und somit kein Luftstrom besteht, hält die Aktivität der Atemmuskulatur an, sodass thorakale und abdominelle Atembewegungen weiterhin sichtbar sind (▌ Abb. 1). Durch die Atempause fällt der pO_2 im Blut, wohingegen der pCO_2 steigt. Dies führt kompensatorisch zu einem gesteigerten Atemantrieb mit Aktivierung des Sympathikus, was mit einer Weckreaktion einhergeht und den Patienten aus dem Tiefschlaf reißt (Arousal). Unter lauten Schnarchgeräuschen normalisiert sich der Tonus der Pharynxmuskulatur und die oberen Atemwege öffnen sich wieder: Eine reaktive Hyperventilation lässt den pO_2 wieder steigen und den pCO_2 sinken, bis der Kreis von vorn beginnt.

Zentrale Schlafapnoe
Bei der zentralen Schlafapnoe kann die Ursache eine fortgeschrittene Linksherzinsuffizienz sein, die bei ca. 50% der Betroffenen mit einer Cheyne-Stokes-Atmung einhergeht (periodischer Wechsel der nächtlichen Atmung zwischen Apnoe- und Hyperventilationsphasen mit Crescendo-Decrescendo-Muster [▌ Abb. 1]). Die genaue Pathophysiologie ist unklar, man vermutet eine verminderte Ansprechbarkeit der Chemorezeptoren im Atemzentrum aufgrund der veränderten Kreislaufsituation. Im Gegensatz zur obstruktiven Schlafapnoe bleiben hier die thorakalen und abdominellen Atembewegungen während der Apnoephasen aus.
Auch neurodegenerative Erkrankungen, Blutungen sowie entzündliche oder ischämische Prozesse, die das Atemzentrum im Hirnstamm mitbetreffen, können zu zentralen Atemregulationsstörungen führen.

Klinik
Typisch ist das laute und unregelmäßige Schnarchen mit zahlreichen Atempausen, was allerdings meist nur dem (Ehe-) Partner auffällt. Die Auswirkungen der nächtlichen Atempausen können beträchtlich sein: Zum einen kommt es bei

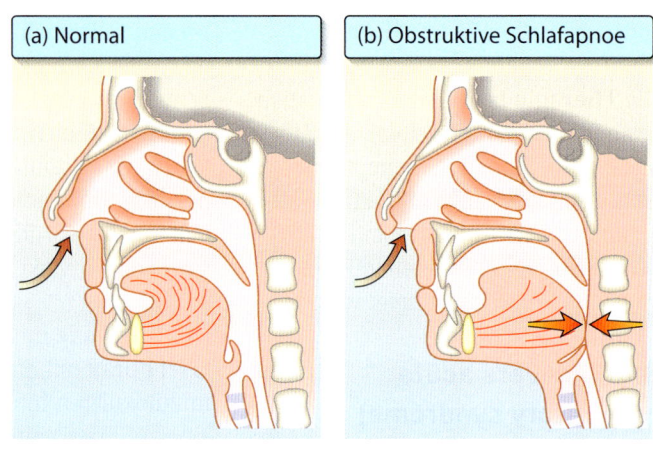

▌ Abb. 2: Obstruktion der oberen Atemwege: Weicher Gaumen, Zunge und Epiglottis fallen in Rückenlage gegen die hintere Pharynxwand. [15]

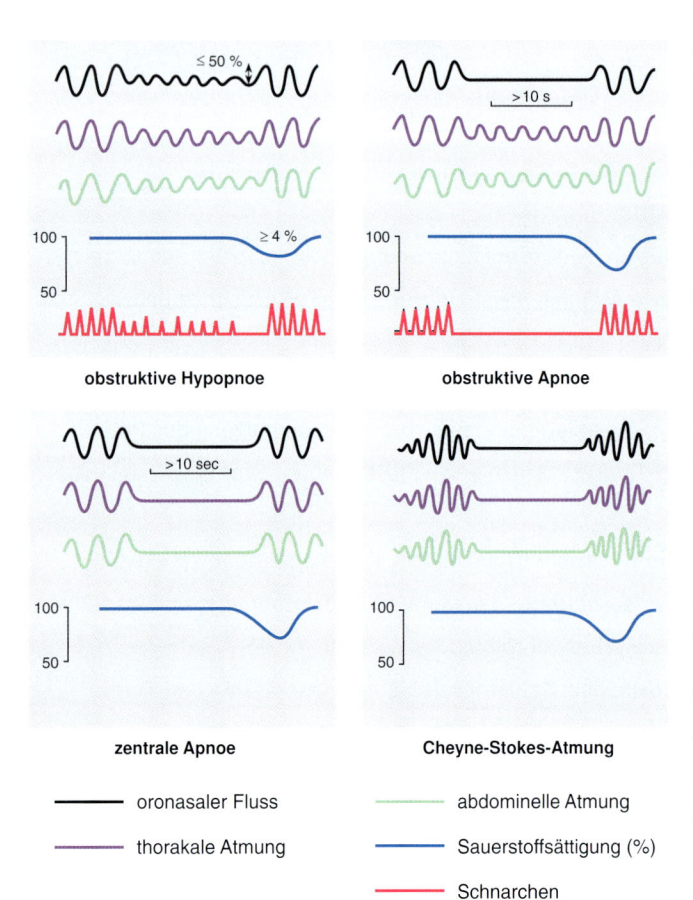

▌ Abb. 1: Verschiedene Formen der schlafassoziierten Atemstörungen. [5]

häufig auftretenden Arousals zu einer Störung der natürlichen Schlafstadien (Schlaffragmentation), was sich in einer **erhöhten Tagesmüdigkeit** mit Leistungsminderung und Konzentrationsstörungen bemerkbar macht. Betroffene Patienten klagen bereits morgens über das Gefühl von Zerschlagenheit und neigen während des Tages zum Einnicken. Weitere Beschwerden sind Nachtschweiß, morgendliche Kopfschmerzen, depressive Verstimmung sowie Potenzstörungen. Zum anderen können als Folge der sympathikotonen Gegenreaktion **arterielle Hypertonie** und **Herzrhythmusstörungen** auftreten, ein **pulmonaler Hochdruck** kann sich durch die pulmonalarterielle Vasokonstriktion bei Hypoxie (Euler-Liljestrand-Reflex) entwickeln.

Diagnostik

Die Anamnese umfasst das Erfragen der oben genannten Symptome des chronischen Schlafmangels. Daneben ist die **Fremdanamnese** wichtig, um Schlafgewohnheiten, Schnarchen, Atempausen etc. zu eruieren.
Der nächste Schritt ist das **ambulante Schlafmonitoring** mit Registrierung der Sauerstoffsättigung, des oronasalen Luftstroms sowie der thorakalen und abdominellen Atemexkursionen mit gleichzeitiger Aufzeichnung eines Langzeit-EKG. Schnarchgeräusche werden mit einem Kehlkopfmikrofon erfasst. Ergibt sich durch diese Untersuchung der Verdacht auf ein Schlafapnoesyndrom, so erfolgt die weitere Abklärung stationär in einem **Schlaflabor**: Bei der Polysomnografie werden zusätzlich ein EEG und ein Elektrookulogramm abgeleitet, um die Schlafstadien zu erfassen. Damit lässt sich eine obstruktive von einer zentralen Schlafapnoe unterscheiden.
Eine **HNO-ärztliche Untersuchung** gehört ebenfalls zur Diagnostik, um eine mechanische Verlegung der oberen Atemwege nachweisen bzw. ausschließen zu können.

Therapie

Auslösende Faktoren wie Übergewicht, Genuss von Alkohol und Nikotin oder die Einnahme von Schlafmitteln sollten vermieden bzw. eingeschränkt werden. Atemhindernisse im HNO-Bereich wie Nasenpolypen oder Tonsillenhyperplasie sollten abgeklärt und ggf. entfernt werden. Auch ist auf eine gute Schlafhygiene zu achten: Patienten sollten möglichst in Seitenlage in einem ruhigen, dunklen Raum schlafen, auf einen regelmäßigen Schlafrhythmus achten und sich tagsüber körperlich betätigen. Alkohol als „Einschlafhilfe" ist kontraproduktiv!
Wenn diese Maßnahmen nicht greifen, so ist eine nächtliche Überdruckbeatmung indiziert: Diese **CPAP-Therapie** (continuous positive airway pressure) ist Mittel der Wahl bei obstruktiven Schlafapnoepatienten. Dabei wird über eine festsitzende Nasenmaske kontinuierlich während der gesamten Schlafdauer ein positiver Druck im Nasen-Rachen-Raum erzeugt, sodass die Wände nicht kollabieren können (sog. pneumatische Schienung). Die CPAP-Therapie hat eine hohe Erfolgsrate (> 90 %), wird allerdings nicht von allen Patienten toleriert. Alternativ kann eine **BIPAP-Maskenbeatmung** eingesetzt werden (biphasic positive airway pressure = kontinuierlicher Wechsel zwischen hohem inspiratorischem und niedrigem exspiratorischem Druck).
Eine operative Therapie (laserchirurgische Uvulo-Palato-Pharyngo-Plastik) ist nur selten anzuraten, wenn die Behandlung mit Beatmungsmaske absolut nicht toleriert wird.

Verlauf und Prognose

Aufgrund der kardiovaskulären Folgeerkrankungen wie arterieller Hypertonie, pulmonalem Hochdruck oder Herzrhythmusstörungen sind schlafbezogene Respirationsstörungen mit einer erheblichen Letalität behaftet: So liegt die 8-Jahres-Überlebensrate bei Patienten mit mehr als 20 Apnoephasen pro Stunde Schlaf bei nur 50–60 %. Eine konsequent durchgeführte CPAP-Therapie reduziert die Morbidität und Letalität signifikant.

Differenzialdiagnose

Vom Schlafapnoesyndrom abgegrenzt werden muss das „normale" **harmlose Schnarchen,** das nicht zu Hypo- oder Apnoephasen im Schlaf führt. Auch die beim Einschlafen physiologischen Atempausen fallen nicht unter den Begriff der Schlafapnoe.
Eine Sonderform der schlafassoziierten Respirationsstörungen ist das sog. **Pickwick-Syndrom:** Es tritt bei besonders adipösen Patienten auf und führt zu schwerer Schlafapnoe durch Behinderung der Atemmechanik (Zwerchfellhochstand und thorakaler Fettmantel).
Die **Narkolepsie** ist ein eigenes Krankheitsbild mit unkontrollierten Schlafattacken während des Tages, die bei bestimmten Hirnerkrankungen sowie idiopathisch auftreten kann.
Eine andere Erkrankung ist die durch Trypanosoma brucei verursachte **Schlafkrankheit.**

Zusammenfassung

- Die häufig vorkommenden schlafassoziierten Respirationsstörungen werden zu > 90 % durch eine Obstruktion der oberen Atemwege verursacht.
- Die nächtlichen Apnoephasen führen zu erhöhter Tagesmüdigkeit mit Leistungsschwäche sowie zu kardiovaskulären Folgeerkrankungen.
- Diagnostik: Fremdanamnese, ambulantes und stationäres Schlafmonitoring (Schlaflabor)
- Therapie: Auslösefaktoren reduzieren, CPAP-Therapie, BIPAP-Therapie

Höhenkrankheit und Taucherkrankheit

Höhenkrankheit

Ein Aufenthalt in großen Höhen mit vermindertem O_2-Partialdruck der Luft kann verschiedene Komplikationen nach sich ziehen, die sowohl von äußeren Faktoren wie der absoluten Höhe, Akklimatisations- und Aufstiegszeit als auch von persönlichen Faktoren wie dem Trainingszustand und der individuellen Akzeptanz großer Höhen abhängig sind (Abb. 1). Das mögliche Spektrum an Beschwerden reicht von relativ milder Höhenkrankheit mit Kopfschmerzen, Übelkeit und Schlaflosigkeit bis hin zum lebensgefährlichen **Höhenhirnödem** (HACE = high altitude cerebral edema) und **Höhenlungenödem** (HAPE = high altitude pulmonary edema).

Ätiologie und Pathogenese

Mit zunehmender Höhe fällt der Luftdruck exponentiell und halbiert sich etwa alle 5.500 m. Damit nimmt auch der Sauerstoffpartialdruck in der Umgebungsluft bei gleich bleibender Sauerstoffkonzentration ab: Während der O_2-Partialdruck auf Meereshöhe bei etwa 157 mmHg (= 210 hPa) liegt, beträgt er in 5.000 m über NN noch ca. 80 mmHg (= 106 hPa), und auf dem Gipfel des Mount Everest mit 8.848 m nur noch ca. 50 mmHg (= 66 hPa). Durch einen langsamen Aufstieg mit ausreichender Akklimatisationszeit kann sich der Körper an die Hypoxie anpassen: Der Atemantrieb wird gesteigert und es kommt zu Hyperventilation mit respiratorischer Alkalose, wodurch die Sauerstoffaffinität des Hämoglobins heraufgesetzt wird. Die verstärkte Produktion von Erythropoetin führt zur Steigerung der Erythropoese (reaktive Polyglobulie).

Erfolgt der Aufstieg jedoch zu schnell oder dringt man in sehr große Höhen vor, reichen die Adaptationsvorgänge des Körpers nicht aus und es kann zur Höhenkrankheit kommen. Ein Höhenlungenödem tritt auf, wenn die Hypoxie über den Euler-Liljestrand-Mechanismus zu einer Vasokonstriktion der Pulmonalgefäße führt. Dadurch steigt der Druck im kleinen Kreislauf, was die Kapillarmembranen schädigt. Sie sind stärker durchlässig, gleichzeitig ist durch den niedrigen Luftdruck auch der Alveolardruck erniedrigt. Dadurch wird Flüssigkeit in den Alveolarraum abgepresst – ein Lungenödem entsteht.

Klinik

▶ Die **Höhenkrankheit** geht mit allgemeinen Symptomen wie Kopfschmerzen, Übelkeit, Erbrechen, Konzentrations- und Schlafstörungen, Leistungsabfall, Appetitlosigkeit, Abnahme der Harnproduktion und Ödemneigung einher. Werden diese Warnzeichen missachtet und wird der Aufstieg in größere Höhen fortgesetzt, kann es zum Höhenhirn- und/oder -lungenödem kommen.
▶ Beim **Höhenhirnödem** kommt es zu Bewusstseinsstörungen bis hin zum Koma, auch Halluzinationen, Sehstörungen oder Ataxie können auftreten.
▶ Das **Höhenlungenödem** äußert sich klinisch durch zunehmenden Husten, Belastungs- und später auch Ruhedyspnoe, schaumig-blutigen Auswurf und Zyanose.

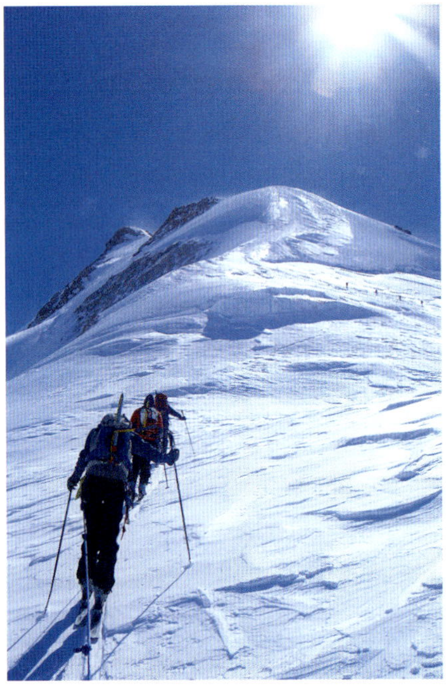

Diagnostik

In den meisten Fällen des Höhenlungenödems ist der **klinische Befund** der einzig mögliche, aber auch ausreichende Parameter der Diagnostik: Die typischen Symptome in Kombination mit der Auskultation fein- bis grobblasiger Rasselgeräusche, die häufig einseitig auftreten, machen die Diagnose bei Aufenthalt in großen Höhen sehr wahrscheinlich.

Im **Röntgen-Thorax** ist ein asymmetrisches, ausgedehntes Lungenödem zu erkennen, die **Blutgasanalyse** ergibt eine schwere Hypoxämie, die aufgrund des gesteigerten Atemantriebs mit einer ausgeprägten Hypokapnie und respiratorischen Alkalose einhergeht.

An **Differenzialdiagnosen** kommen insbesondere Lungenembolie (erhöhte Viskosität des Bluts durch Exsikkose), Pneumothorax oder Pneumonie in Betracht.

Therapie

Die Therapie der Wahl ist der sofortige **Abstieg** um 500 Höhenmeter bei der unspezifischen Höhenkrankheit, um 1.000 Höhenmeter bei Höhenhirn- und/oder -lungenödem. Durch den höheren O_2-Partialdruck in niedrigeren Lagen erholen sich die Patienten oft erstaunlich gut. Ist ein Abstieg nicht möglich, kann mittels einer **portablen hy-**

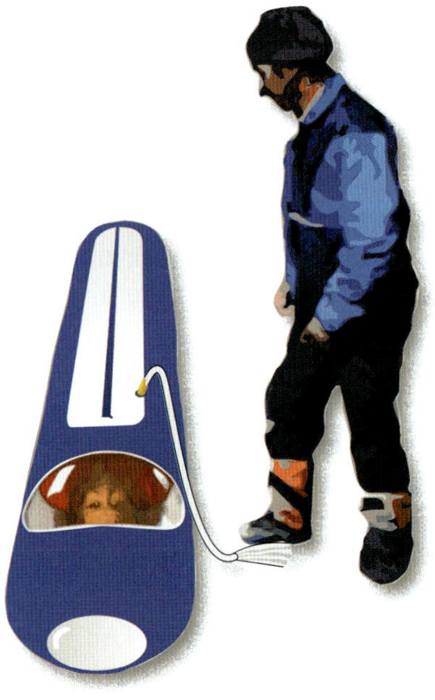

Abb. 1: Die Höhenkrankheit kann bei einer Höhe von 3.000 m über NN beginnen. [30]

Abb. 2: Portable hyperbare Kammer. [28]

perbaren Kammer (z. B. Certec® Bag, ▮ Abb. 2) eine Besserung der Symptomatik erreicht werden. Mittels Fußpumpe wird in der Kammer ein höherer Luft- und damit O_2-Partialdruck aufgebaut, sodass der Patient besser reoxygeniert wird. Auf 8.000 m Höhe lässt sich damit ein Druck simulieren, der dem auf ca. 5.000 m Höhe entspricht. Weitere Maßnahmen sind die Hochlagerung des Oberkörpers sowie die Gabe von **Sauerstoff** und **Nifedipin**, einem Ca^{2+}-Antagonisten, der zu einer Senkung des pulmonalarteriellen Drucks führt.

Die medikamentöse Therapie des Höhenhirnödems besteht in der Gabe von Dexamethason.

Taucherkrankheit

Da beim Tauchen der umgebende Wasserdruck stetig steigt – pro 10 m Tiefe um eine Atmosphäre –, wird das Gas, das sich im Körper befindet, komprimiert. Dies kann insbesondere beim Aufsteigen zu Komplikationen führen, da sich mit abnehmendem Druck das im Körper befindliche Gas wieder ausdehnt. Mögliche Folgen sind die Ausbildung einer **Lungenruptur** oder eines **Dekompressionssyndroms**.

Ätiologie und Pathogenese
Lungenruptur
Unter Wasser wird das Gasvolumen in der Lunge komprimiert, was der Taucher durch Einatmen von Pressluft aus der Flasche ausgleichen kann. Gefährlich wird es beim Aufstieg, wenn der Taucher die Luft anhält: Das Gas in der Lunge dehnt sich mit dem abnehmenden umgebenden Wasserdruck wieder aus. Wenn die Glottis dabei verschlossen ist, kann der Volumenüberschuss nicht abgeatmet werden, sodass es durch den erhöhten intrapulmonalen Druck zu Rupturen des Lungengewebes mit interstitiellem Emphysem oder Pneumothorax kommen kann **(Barotrauma)**. Auch eine Schwellung der Bronchialschleimhaut kann das Abatmen von überschüssigem Volumen behindern.

Dekompressionssyndrom
Die normale Luft besteht zu 80% aus Stickstoff, der sich mit zunehmender Tauchtiefe in Blut und Gewebe löst. Probleme entstehen beim Auftauchen: Wenn der Taucher zu schnell aufsteigt, geht der Stickstoff aus der Bindung im Gewebe zurück in den gasförmigen Zustand und kann dabei Gasbläschen bilden, die zu kleinen Embolien in der Endstrombahn führen. Die Folge sind spinale und zerebrale Ischämien mit Ausbildung neurologischer Symptome sowie lokale Gewebsläsionen und Nekrosen.

Klinik

▶ Die Symptome der **Lungenruptur** beginnen während oder unmittelbar nach dem Aufstieg: Husten, Dyspnoe, blutiger Auswurf, Schluck- und Stimmstörungen sowie thorakaler und retrosternaler Schmerz sind Anzeichen für ein Barotrauma.
▶ Die **Dekompressionskrankheit** beginnt Minuten bis Stunden nach dem Auftauchen mit Hautjucken, Ameisenlaufen und Taubheitsgefühl, Unwohlsein, Müdigkeit, Schmerzen im Rücken, in Extremitäten und Gelenken. Sie kann auch zu Sprach-, Seh- und Hörstörungen oder gar Lähmungserscheinungen führen.

Therapie
Beim Dekompressionssyndroms ist die Rekompression in einer **Überdruckkammer,** die in vielen Tauchzentren zu Verfügung steht, Therapie der Wahl: Durch den hohen Druck in der Kammer geht der Stickstoff wieder in Lösung, die Luftbläschen verschwinden und durch langsames Ablassen des Überdrucks kann dann die Abatmung des Stickstoffs über die Lunge erreicht werden.

Zusammenfassung
✱ Die **Höhenkrankheit** ist durch den verminderten O_2-Partialdruck bedingt. Werden Warnzeichen wie Kopfschmerzen, Übelkeit, Erbrechen, Leistungsabfall und Ödemneigung missachtet und wird der Aufstieg fortgesetzt, kann es zum Höhenhirn- und/oder -lungenödem kommen. Therapie ist der sofortige Abstieg bzw. die Behandlung in einem Überdrucksack.
✱ Die **Taucherkrankheit** tritt meist beim Aufsteigen aus der Tiefe auf: Es kann zu Rupturen des Lungenparenchyms oder zur Bildung von Gasbläschen kommen. Das Dekompressionssyndrom wird durch hyperbare Therapie in einer Überdruckkammer behandelt.

Chirurgische Eingriffe an der Lunge

Vor dem 20. Jahrhundert galten chirurgische Eingriffe an der Lunge als unmöglich. Mit dem Eröffnen des Brustkorbs von außen wird die Pleurahöhle eröffnet, damit strömt Luft zum Druckausgleich in den Pleuraspalt und der physiologische Unterdruck, der die Lunge normalerweise nach außen zieht und damit für die Entfaltung wichtig ist, fällt weg. Die Lunge folgt damit ihrer Eigenelastizität und kollabiert (Pneumothorax).

Ein erster Schritt wurde 1904 von Ferdinand Sauerbruch getan, der die Notwendigkeit erkannte, den bestehenden Unterdruck in der Pleurahöhle während der Operation aufrechtzuerhalten. Dazu errichtete er eine Unterdruckkammer, in der der Patient samt Operationsteam Platz fand. Der Kopf des Patienten ragte heraus, sodass er unter Normaldruck atmete. Damit blieb das Druckverhältnis zwischen Lunge und Pleurahöhle bestehen und man konnte nun den Brustraum eröffnen, ohne dass die Lunge kollabierte.

Später erkannte man, dass es genügt, die Differenz zwischen dem intrapulmonalen Druck und dem pleuralen Druck aufrechtzuerhalten. Man konnte also auf die Unterdruckkammer verzichten, wenn der Patient mit Überdruck beatmet wurde. Eine weitere Möglichkeit für Operationen im Brustbereich entstand durch die Entwicklung der Herz-Lungen-Maschine: Dabei findet der Gasaustausch extrakorporal statt und wird von einem Oxygenator übernommen.

Indikationen

Die häufigste Indikation für einen thoraxchirurgischen Eingriff sind maligne Prozesse in der Lunge, also **Bronchialkarzinome** oder **Metastasen**.

Aber auch Pleuratumoren, Thoraxtraumen, Lungenabszesse, Lungenemphyseme mit großen Bullae, Lungensequester (kongenitale Lungenfehlbildung, bei der ein kleines Areal des Lungenparenchyms separiert und ohne Anschluss an das pulmonalarterielle und/oder bronchiale System ist), Zysten oder Bronchiektasen sind in bestimmten Fällen operativ zu versorgen.

OP-Verfahren

Je nach Erkrankung muss ein mehr oder weniger großer Teil der Lunge reseziert werden (Abb. 1). Die **Keilexzision** ist der am wenigsten umfangreiche Eingriff. Dabei wird unabhängig von anatomischen Verhältnissen ein keilförmiges Stück des Lungenparenchyms herausgeschnitten, die Wundränder werden mit Klammernahtgeräten (Stapler) verschlossen.

Orientierend am jeweiligen Bronchus und begleitenden Pulmonalarterienast werden **Segment-** oder **Lappenresektionen** (Lobektomie) durchgeführt. Als **Manschettenresektion** bezeichnet man eine Lobektomie, bei der – meist aufgrund eines Tumors – zusätzlich ein Teil des Hauptbronchus entfernt werden muss. Der verbleibende Lungenanteil wird dann mit Bronchus und Pulmonalarterie an den Absetzungsrand angeschlossen. Die Entfernung eines kompletten Lungenflügels wird als **Pneum(on)ektomie** bezeichnet.

Der Sinn der sich an anatomischen Grenzen orientierenden Verfahren ist, möglichst wenig Blutgefäße und Bronchien zu verletzen. Bei den genannten Operationsverfahren wird der durchtrennte Bronchus zugenäht und evtl. der Stumpf mit Pleura abgedeckt. Die Dichtigkeit ist sehr wichtig, da sonst postoperativ ein Pneumothorax mit sekundärer Infektion der Pleurahöhle entstehen kann.

Die nach der Entfernung des Lungenresektats verbleibende Höhle kann meist belassen werden: Zwerchfell, Mediastinum und verbleibende Lunge dehnen sich aus und nehmen den Platz ein. Nach einer Pneumektomie besteht eine sehr große Wundhöhle, die sich meist mit Flüssigkeit füllt. Allerdings kann die Entfernung einer ganzen Lunge auch zu einer starken Verschiebung und Ausdehnung von Mediastinum und Lunge mit Überblähung des kontralateralen Lungenflügels und Verdrängung des Herzens führen. Dann wird die Höhle entweder mit einem Muskelschwenklappen gefüllt oder es wird eine Thorakoplastik durchgeführt, bei der der Brustkorb verkleinert wird.

Nach der Operation werden eine oder mehrere Drainagen eingelegt, um Wundsekret auszuleiten und den Unterdruck im Pleuraraum wiederherzustellen.

Präoperative Risikoabschätzung

Bei jeder Resektion eines Lungenabschnitts geht ein Teil der Gasaustauschfläche verloren. Daher muss präoperativ eine Risikoabschätzung erfolgen, inwieweit der Patient diesen

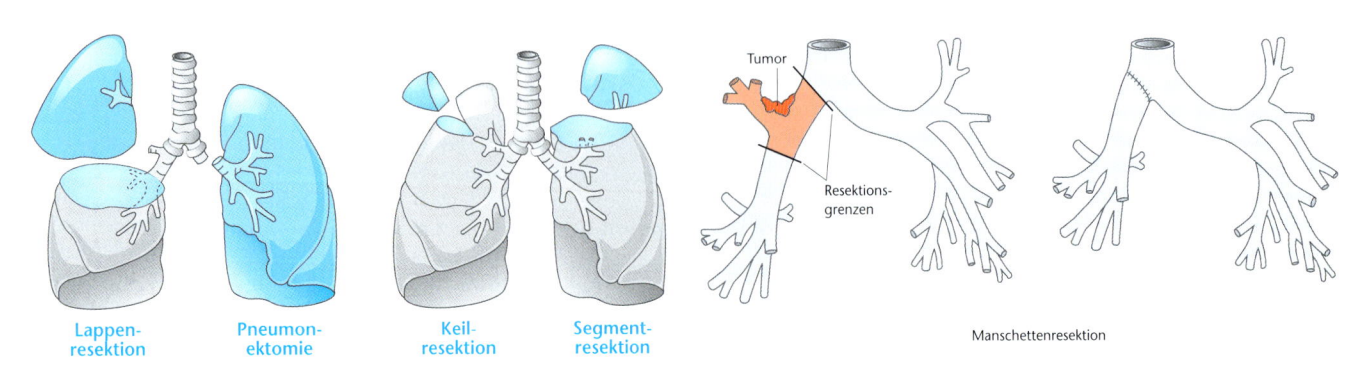

Abb. 1: Verschiedene Verfahren bei der Lungen(teil)resektion. [9, 29]

Verlust tolerieren kann, ohne postoperativ eine respiratorische Insuffizienz zu entwickeln. Besonders ältere Menschen oder Patienten mit zusätzlichen vorbestehenden Lungenerkrankungen wie COPD sind gefährdet. Auch muss eine respiratorische Reserve bestehen für den Fall, dass nach der Operation eine Pneumonie auftritt, die den Gasaustausch ebenso vermindern kann wie eine postoperativ schmerzbedingte Schonatmung.

Aus diesem Grund werden bei jedem Patienten präoperativ eine **Blutgasanalyse** sowie eine **Lungenfunktionsuntersuchung** vorgenommen. Je nach geplantem Eingriff gelten dabei definierte Grenzwerte für die FEV_1. Werden sie unterschritten, besteht die Möglichkeit der weiterführenden Diagnostik mittels Perfusionsszintigramm. Damit lässt sich näherungsweise die postoperative FEV_1 berechnen.

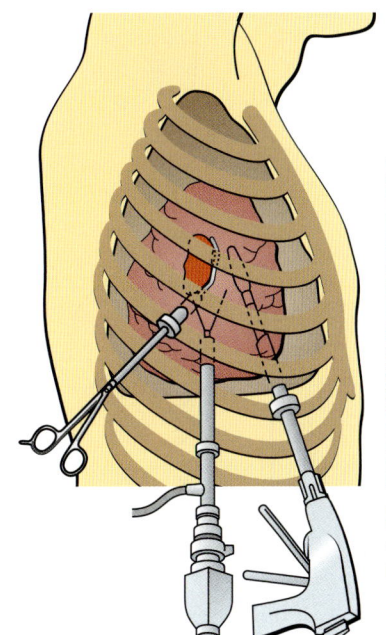

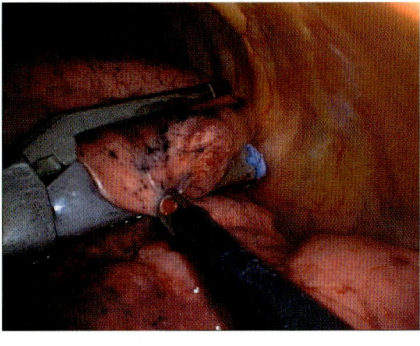

Abb. 2: Thorakoskopie im Schema (links). Mit dem Klammerschneidegerät wird ein Teil eines Lungenlappens abgetrennt (rechts). [3]

Komplikationen

Wie bei allen operativen Eingriffen besteht die Gefahr der **Blutung, Verletzung** von benachbarten Strukturen und Organen sowie **Infektion** im Operationsgebiet. Die postoperative schmerzbedingte Schonatmung begünstigt die Entwicklung einer **Pneumonie**. Ein erhöhtes Risiko besteht auch für die Entwicklung einer **Lungenembolie**. Bei (Teil-)Resektionen der Lunge kann es zu einer **Bronchusstumpfinsuffizienz** kommen: Es entsteht eine bronchopleurale Fistel, über die Luft in den Pleuraspalt übertreten kann, und damit ein **Pneumothorax**. Zusätzlich kann sich durch übertretendes Sekret eine Infektion der Pleurahöhle entwickeln. Auch kann Flüssigkeit aus dem Pleuraspalt den umgekehrten Weg nehmen und über die Fistel in das Bronchialsystem gelangen.

Thorakoskopie

Die Thorakoskopie ist ein endoskopisches Verfahren, das sowohl der **Diagnostik** als auch kleineren **operativen Eingriffen** dient. Dazu wird über einen kleinen Hautschnitt ein Pneumothorax gesetzt und das starre Thorakoskop in die Pleurahöhle vorgeschoben. Weitere kleine Kanäle dienen dem Einführen von Trokaren, durch die die Arbeitsinstrumente vorgeschoben werden (Abb. 2).

Diagnostisch eingesetzt wird die Thorakoskopie zur Inspektion und Biopsiegewinnung bei peripheren Rundherden, diffusen Lungenparenchymerkrankungen, unklaren pleuralen Veränderungen oder rezidivierenden Pleuraergüssen (s. a. S. 20).

Die minimalinvasive Operationsmethode bei der Thorakoskopie erlaubt auch die Behandlung einer Vielzahl von Krankheitsbildern, beispielsweise Resektion von peripheren pleuranahen Rundherden, Zystenresektion, Resektion von Pleuratumoren oder Deckungen von bronchopleuralen Fisteln nach Lungen(teil)resektion.

Zusammenfassung

- Die häufigste Indikation für chirurgische Eingriffe an der Lunge sind maligne Tumoren.
- Es werden Keilresektionen, Segmentresektionen, Lappenresektionen (Lobektomie), Manschettenresektion sowie Pneum(on)ektomien unterschieden.
- Vor jeder Operation muss mittels Lungenfunktionsdiagnostik abgeschätzt werden, ob das postoperativ verbleibende Parenchym für einen suffizienten Gasaustausch ausreicht.
- Komplikationen von thoraxchirurgischen Eingriffen sind Infektionen, Pneumonie und Bronchusstumpfinsuffizienz.
- Die Thorakoskopie ist eine minimalinvasive endoskopische Technik, die sowohl zu diagnostischen Zwecken als auch für kleinere operative Eingriffe verwendet werden kann.

Sicherung der Atemwege

Nicht nur Lungenerkrankungen mit akuter respiratorischer Insuffizienz, sondern auch eine Vielzahl von klinischen Zuständen erfordern ein Freihalten der Atemwege, Sauerstoffapplikation oder eine künstliche Beatmung (z. B. Operationen, Polytraumaversorgung, schwere Intoxikation, Reanimation).

Endotracheale Intubation

Zur längerfristigen künstlichen Beatmung wird meist die **endotracheale Intubation** gewählt. Zunächst wird der Patient ausreichend präoxygeniert (Maskenbeatmung mit Guedel-Tubus, s. u.), denn während der Intubation muss eine kurzfristige Beatmungspause in Kauf genommen werden. Dann wird mithilfe des Laryngoskops die Epiglottis angehoben, sodass die Stimmritze einsehbar ist (Abb. 1). Nun wird der Tubus unter Sicht zwischen den Stimmbändern hindurch in die Trachea eingeführt, anschließend der Cuff geblockt und die Beatmung per Beutel oder maschinell fortgesetzt. Eine sofortige Lagekontrolle mittels Auskultation und **Kapnometrie** (Messung des CO_2 in der Ausatemluft) ist angezeigt, da es versehentlich zu einseitiger Intubation (Tubus liegt zu tief, distal der Carina in einem der Hauptbronchien → nur einseitiges Atemgeräusch auskultierbar) oder zu ösophagealer Intubation kommen kann (kein Atemgeräusch über den Lungenflügeln auskultierbar, aber Blubbern epigastrisch!). Bei korrekter Lage ist der endotracheale Tubus ein sicherer Aspirationsschutz, weil die Trachea durch den Cuff abgedichtet ist.

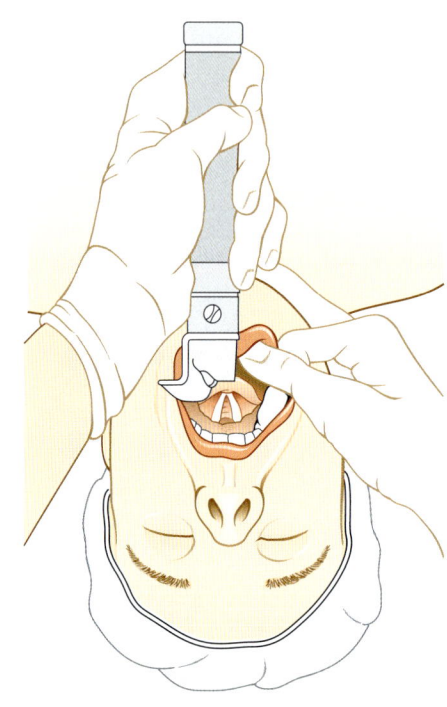

Abb. 1: Endotracheale Intubation. [16]

Intubationsalternativen

Es gibt eine Reihe von Alternative zur endotrachealen Intubation. Sie werden v. a. präklinisch bei schwieriger oder unmöglicher Intubation eingesetzt, innerhalb der Klinik z. B. bei kurzen operativen Eingriffen.

Die **Maskenbeatmung** ist eine nichtinvasive Methode, um die Lunge zu ventilieren und einen Gasaustausch zu ermöglichen. Voraussetzung ist die sichere Handhabung, um die Maske auf dem Gesicht der Patienten „dicht zu kriegen". Der Nachteil einer längeren Maskenbeatmung besteht in der Luftinsufflation über den Ösophagus in den Magen, was zu Erbrechen und Aspiration führen kann.

Der **Guedel-Tubus** (Abb. 2) verhindert ein Zurücksinken der Zunge zur Rachenhinterwand und hält somit die Atemwege offen. Er kommt beim bewusstlosen, spontan atmenden Patienten oder bei der Maskenbeatmung zum Einsatz. Er ist kein Aspirationsschutz.

Die **Larynxmaske** (Abb. 3 u. 4) hat einen aufblasbaren Silikonkörper, der in richtiger Position den Hypopharynx weitgehend abdichtet, die distale Öffnung liegt dann korrekt über der Glottis. Hierüber kann der Patient beatmet werden, im Idealfall gelangt keine oder nur sehr wenig Luft in den Ösophagus. Trotzdem ist die Larynxmaske kein sicherer Aspirationsschutz!

Daneben gibt es den **Larynxtubus,** der ebenso wie die Larynxmaske ohne weitere Hilfsmittel eingeführt wird und nach einem ähnlichen Prinzip funktioniert: Der Tubus hat einen proximalen und einen distalen Cuff, darüber werden der Nasen-Rachen-Raum und der Ösophaguseingang abgedichtet. Über eine Öffnung zwischen den Cuffs gelangt die Luft über die Glottis in die Trachea, die Lunge kann ventiliert werden (Abb. 5). Auch der Larynxtubus ist kein sicherer Aspirationsschutz.

Eine weitere Möglichkeit ist der Einsatz des **Kombitubus** (Abb. 6 u. 7): Er wird „blind" in den Rachen eingeführt, in den meisten Fällen nimmt die Spitze den Weg in den Ösophagus. Dann wer-

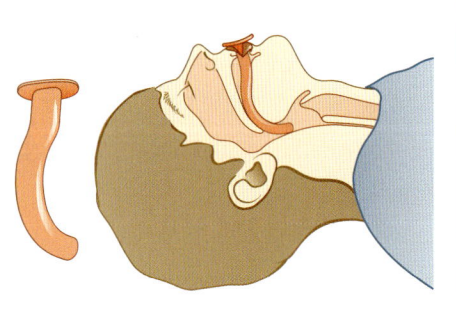

Abb. 2: Guedel-Tubus. [16]

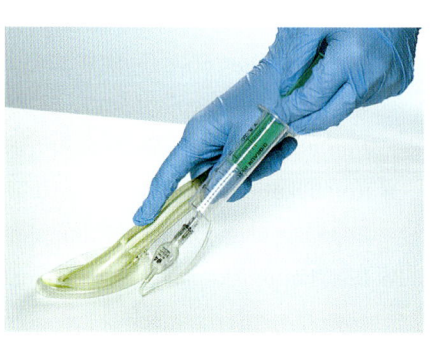

Abb. 3: Larynxmaske. [33]

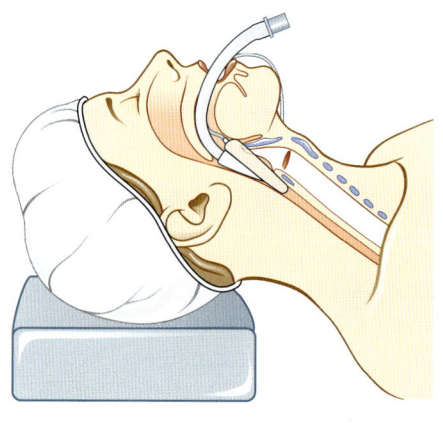

Abb. 4: Larynxmaske in korrekter Position im Hypopharynx. [16]

Spezielle Themen

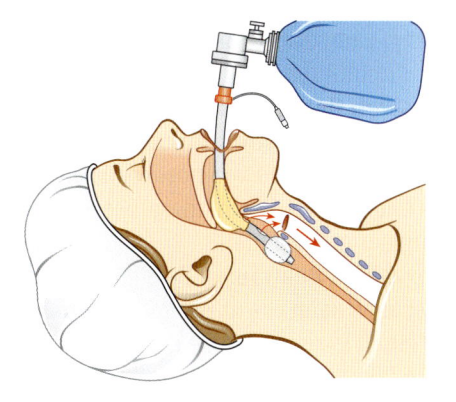

Abb. 5: Korrekte Position des Larynxtubus. [16]

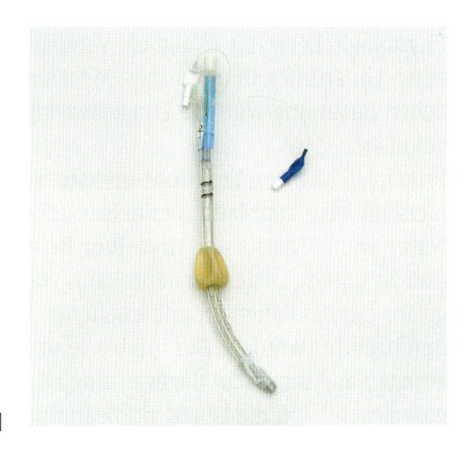

Abb. 6: Kombitubus. [33]

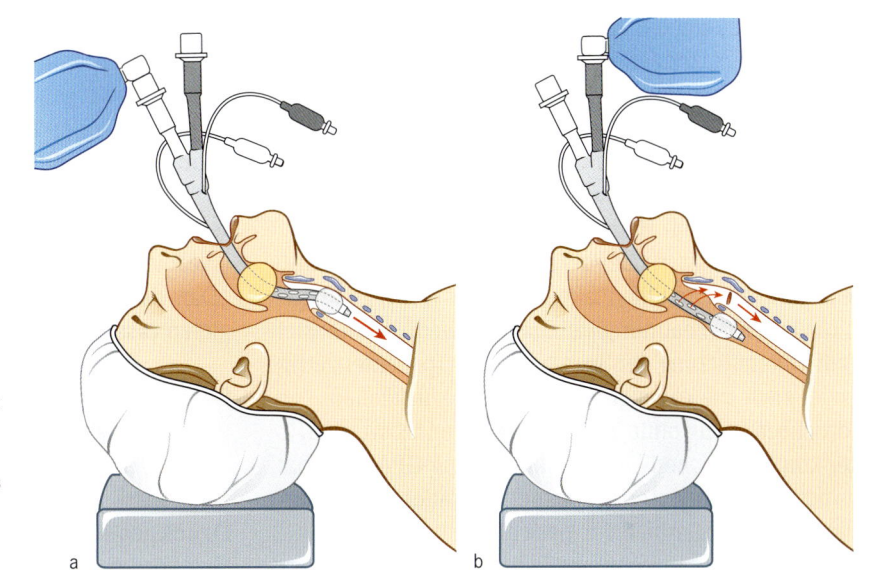

Abb. 7: Je nach Lage des distalen Tubusendes kann über den entsprechenden Schenkel beatmet werden: a) Tubusende in der Trachea → über den trachealen Schenkel gelangt Luft über die Tubusspitze in die Trachea. b) Tubusende im Ösophagus → über den ösophagealen Schenkel gelangt Luft aus Öffnungen zwischen den Cuffs in die Trachea. [16]

den die beiden Cuffs geblockt, die Luft kann über die Öffnungen zwischen den Cuffs in die Trachea gelangen. Dieses Prinzip gleicht dem des Larynxtubus. Sollte der Kombitubus aber bereits mit dem distalen Ende in die Trachea gelangt sein, so kann Luft über den zweiten Schenkel des Tubus direkt in die Trachea geleitet werden. Fehlintubationen gibt es mit dem Kombitubus also nicht, wichtig ist es jedoch zu erkennen, in welcher Öffnung sich das distale Ende des Tubus platziert hat, um dann über den richtigen Schenkel zu beatmen.

Zusammenfassung

- Die Standardmethode für die invasive Beatmung ist die endotracheale Intubation. Sie ist ein sicherer Aspirationsschutz.
- Die Maskenbeatmung, möglichst immer mit Guedel-Tubus, dient zur kurzfristigen Sicherung der Ventilation, z. B. zur Präoxygenierung oder Überbrückung bei der Intubation. Problematisch sind die Überblähung des Magens und der fehlende Aspirationsschutz.
- Intubationsalternativen sind Larynxmaske, Larynxtubus und Kombitubus. Sie sind alle kein sicherer Aspirationsschutz.

Grundlagen der künstlichen Beatmung

Physiologischerweise erfolgt die Ventilation der Lunge durch einen Unterdruck in der Inspirationsphase. Bei der künstlichen Beatmung wird die Lunge dagegen durch **Überdruck** ventiliert.

Prinzipiell ist zwischen **nicht-invasiver Beatmung** (**NIV** = nicht-invasive Ventilation) mittels festsitzender Nasen- oder Nasen-Mund-Maske und **invasiver Beatmung** mit Intubation zu unterscheiden. Ersteres kann wegen der Aspirationsgefahr nur bei Patienten mit erhaltenen Schutzreflexen durchgeführt werden. Der intubierte und maschinell beatmete Patient braucht dagegen eine ausreichend tiefe Analgosedierung, um die Überdruckbeatmung zu tolerieren.

Nicht-invasive Beatmung

Die Haupteinsatzgebiete der NIV in der Klinik sind die kurzfristige Unterstützung der Atmung bei Ermüdung der Atempumpe, bei der exazerbierten COPD oder beim kardiogenen Lungenödem, wenn eine rasche Rekompensation zu erwarten ist (▪ Abb. 1).

Im häuslichen Bereich wird die NIV zur intermittierenden, unterstützenden Selbstbeatmung bei chronischer respiratorischer Insuffizienz mit Hyperkapnie, bei rezidivierenden Hypoventilationsphasen oder bei Schlafapnoikern (pneumatische Schienung zum Offenhalten der Atemwege) genutzt. Die nicht-invasive Beatmung kann je nach Gerät und Einstellung zur Unterstützung der Spontanatmung (patientengetriggert) oder auch zur komplett kontrollierten künstlichen Überdruckbeatmung ohne Triggerung verwendet werden.

Bei der kontinuierlichen Überdruckbeatmung **CPAP** (= continuous positive airway pressure) atmet der Patient selbst normal ein und aus. Innerhalb der Gesichtsmaske erzeugt das CPAP-Gerät aber einen kontinuierlichen Überdruck, der dazu führt, dass kollabierte Atemwege oder Atelektasen wiedereröffnet und offen gehalten werden. Diese Beatmungsform wird häufig beim Schlafapnoesyndrom angewandt.

Auch bei der biphasischen positiven Beatmung **BIPAP** (= biphasic positive airway pressure) kann der Patient eigenständig atmen. Das Gerät erkennt die Atemexkursionen und regelt zwischen zwei vorgegebenen Druckniveaus hin und her: Atmet der Patient ein, reagiert das Gerät mit Zufluss von Atemgas. Bei der Exspiration steigt der Druck, es öffnet sich ein Ventil. Durch den Wechsel der Druckniveaus wird ein Atemfluss erzeugt, der den Patienten bei der Ventilation der Lunge unterstützt.

Sistiert die Spontanatmung, kann das Gerät eine kontrollierte mechanische Beatmung durchführen.

Vorteile der nicht-invasiven Beatmung: Der Patient muss nicht analgosediert werden, wodurch Kreislaufsuppression vermieden werden kann. Das Auftreten von nosokomialen Pneumonien ist weitaus seltener. Die Beatmungsphase ist meist kürzer als beim intubierten Patienten.

Nachteile der nicht-invasiven Beatmung: Bei Patienten mit schwachen Schutzreflexen kann es zur Aspiration kommen. Eine zu enge oder falsch sitzende Maske kann als lästig empfunden werden, auch können Hautläsionen auftreten. Bei 30–50% der Intensivpatienten mit akuter respiratorischer Insuffizienz ist eine NIV ausreichend, um eine stabile respiratorische Situation zu erreichen.

Invasive Beatmung

Meist wird beim intubierten Patienten eine feste Beatmungseinstellung vorgenommen, das heißt, Beatmungszyklus und -frequenz werden komplett durch die Maschine kontrolliert **(kontrollierte Beatmung).**

Es gibt aber auch Beatmungsformen bei nur mäßig tief sedierten Patienten oder bei Patienten in der Aufwachphase (Weaning), die ein Triggern durch den Patienten oder ein „Dazwischenatmen" erlauben und entsprechend darauf reagieren **(assistierte Beatmung).**

Beatmungseinstellung

Prinzipiell kann eine Beatmung druck- oder volumengesteuert erfolgen.

Druckgesteuerte Beatmung

Hier wird ein Atemwegsdruck vorgegeben, das Gerät beatmet bis zum Erreichen dieses Drucks. Je nach Atemwegswiderstand und Compliance ist das Atemzugvolumen variabel. Ist der gewünschte Atemwegsdruck erreicht, hört die Beatmung auf, die Exspiration erfolgt passiv.

Einer der am häufigsten eingesetzten Beatmungsmodi ist auch bei der invasiven Beatmung die **BIPAP:** Es handelt sich um eine druckgesteuerte Beatmung, bei der ein inspiratorischer und ein exspiratorischer Druck (= PEEP) vorgegeben werden. Die BIPAP-Beatmung umfasst also das gesamte Spektrum von der nicht-invasiven assistierten Spontanatmung bis zur komplett kontrollierten Beatmung.

Bei hohem Atemwegswiderstand kann eine druckgesteuerte

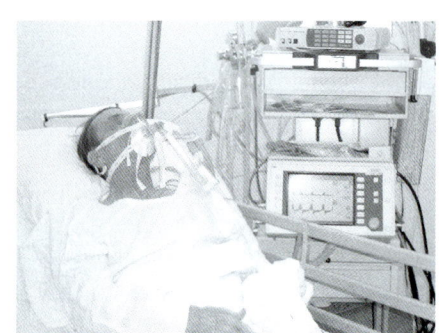

▪ Abb. 1: Nicht-invasive Ventilation (NIV). [26]

Beatmung problematisch werden, da nur unzureichende Atemzugvolumina erreicht werden – dann muss die Beatmung volumengesteuert erfolgen.

Volumengesteuerte Beatmung

Hier werden das Atemzugvolumen und die Atemfrequenz festgelegt. Dabei muss zusätzlich ein maximaler Inspirationsdruck vorgegeben werden, um Barotraumen zu verhindern. Wird dieser Druck erreicht, beendet das Gerät den Beatmungszug, auch wenn das gewünschte Atemzugvolumen noch nicht komplett insuffliert ist. Ein Alarmton weist darauf hin. Auch bei dieser Beatmungsform ist das Einstellen eines PEEP möglich.

Folgende Parameter sind, je nach Beatmungsform, bei den Beatmungsgeräten (Abb. 2) einstellbar – die angegebenen Zahlen sind lediglich zur Orientierung bzw. initialen Einstellung gedacht, eine Regulation ist je nach Patient, Erkrankung und Verlauf der arteriellen Blutgase notwendig:

▶ **FiO_2:** inspiratorische Sauerstoffkonzentration. Zu Beginn der maschinellen Beatmung wird eine FiO_2 von 1,0 (entspricht 100%) eingestellt. Im weiteren Verlauf sollte sie abhängig von den arteriellen Blutgasen bzw. der Sauerstoffsättigung gedrosselt werden, um eine Sauerstofftoxizität zu vermeiden. Für die Langzeitbeatmung sollte die FiO_2 unter 0,65 liegen.
▶ **AZV:** Das Atemzugvolumen liegt bei 7–9 ml/kg Körpergewicht.
▶ **Atemfrequenz:** 10–15/Min.
▶ **AMV:** Das Atemminutenvolumen ist das Produkt aus Atemzugvolumen und Atemfrequenz.
▶ **Inspirations-Exspirations-Verhältnis:** 1:2
▶ **PEEP:** positive end-expiratory pressure, 5–15 mmHg. Auch in der Exspiration wird ein überatmosphärischer Druck aufrechterhalten, um Atelektasen und kollabierte Atemwege zu vermeiden bzw. zu eröffnen und offen zu halten.
▶ **P_{max}:** Der maximale Inspirationsdruck sollte 30–35 mmHg nicht überschreiten, um ein Barotrauma zu vermeiden.
▶ **IFR:** Die Inspirationsflussrate gibt die Menge an Gas an, die pro Zeiteinheit in den Patienten insuffliert wird. Eine hohe IFR führt zu einer schnellen Belüftung, allerdings aufgrund von Verwirbelungen zu einer weniger guten Verteilung des Atemgases in der Lunge.

Lungenschäden durch Beatmung

Bei der künstlichen Beatmung wird die Lunge durch Überdruck ventiliert. Das Lungenparenchym kann durch die dabei entstehende **mechanische Belastung** geschädigt werden, insbesondere wenn es durch entzündliche Prozesse bereits vorgeschädigt ist. Diese Schäden verursachen wiederum eine Verschlechterung des Gasaustauschs, wodurch in der Folge noch höhere Beatmungsdrücke notwendig werden können. Ein langfristig hoher Sauerstoffanteil in der Inspirationsluft ($FiO_2 > 0,6$) kann zur **Sauerstofftoxizität** führen: Es kommt zur Bildung freier Sauerstoffradikale, welche zytotoxisch und fibrosierend auf das Lungenparenchym wirken. Daher sollte

Abb. 2: Beatmungsgerät. [30]

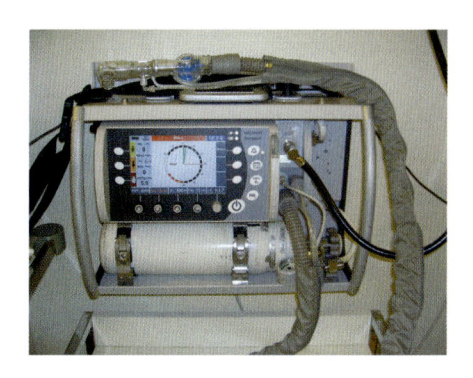

die FiO_2 nach der initialen Sauerstoffaufsättigung so weit gedrosselt werden, wie es die arteriellen Blutgase zulassen. Insgesamt ist jedoch die Schädigung durch einen zu hohen Sauerstoffanteil als niedriger einzuschätzen als die Schädigung durch zu hohe inspiratorische Beatmungsdrücke. Durch den endotrachealen Tubus wird die mukoziliäre Clearance behindert, was insbesondere bei länger beatmeten Patienten zu **infektiösen Komplikationen** führen kann: Nosokomiale Pneumonien treten hier sehr häufig auf. Aus all diesen Komplikationen ist zu schließen, dass eine endotracheale Intubation und künstliche Beatmung so lange wie notwendig, aber so kurz wie möglich aufrechterhalten werden sollten.

Bei langzeitbeatmeten Patienten wird meist ein Tracheostoma erforderlich (senkt die infektiöse Komplikationsrate).

Zusammenfassung

✱ Jede Form der künstlichen Beatmung funktioniert mittels Überdruck.

✱ Die invasive Beatmung (endotracheale Intubation) ist von der nicht-invasiven Beatmung (Gesichtsmaske) zu unterscheiden.

✱ Die Beatmung kann die Spontanatmung unterstützen (assistierte Beatmung) oder komplett durch das Beatmungsgerät übernommen werden (kontrollierte Beatmung).

✱ Die kontrollierte Beatmung kann druck- oder volumengesteuert durchgeführt werden.

✱ Komplikation der künstlichen Beatmung sind Gewebsschäden durch zu hohe Drücke (Barotrauma), Sauerstofftoxizität und Pneumonien.

Fallbeispiele

- 92 Fall 1: Akute Dyspnoe
- 98 Fall 2: Chronische Dyspnoe
- 100 Fall 3: Fieber
- 102 Fall 4: Husten
- 104 Fall 5: Thoraxschmerz

% C Fallbeispiele

Fall 1: Akute Dyspnoe

Ein 17-jähriger Patient wird nachts gegen 1:00 Uhr von seinem Vater in die Klinik gebracht. Er klagt über starke Atemnot, die vor etwa 4 Stunden begann und sich stetig verstärkte. Das Sprechen bereitet ihm aufgrund der Atemnot sichtlich Schwierigkeiten. Wesentliche Vorerkrankungen sind nicht bekannt.

Frage 1: Was sind mögliche Verdachtsdiagnosen, die bedacht und abgeklärt werden müssen?
Antwort 1: Hyperventilationssyndrom, akuter Asthmaanfall, Pneumothorax, Lungenembolie, Pneumonie, Verlegung der Atemwege durch Fremdkörper, Larynxspasmus, Pleuraerguss, anaphylaktischer Schock, ARDS.
Frage 2: Was sind die notwendigen Erstmaßnahmen?
Antwort 2: Sicherung der Vitalfunktionen: Überprüfen von Kreislauf und Atmung (Blutdruck, Puls, O_2-Sättigung), körperliche Untersuchung mit Auskultation, O_2-Gabe per Nasensonde, Anlage eines venösen Zugangs, ggf. Inspektion der oberen Luftwege per Laryngoskopie, bei Verschlechterung der Atemsituation ggf. Intubation.

Szenario 1

Bei der Auskultation fällt ein verlängertes Exspirium mit Giemen und Brummen auf, das beidseits gleich stark ausgeprägt ist. Keine pathologischen Herzgeräusche, es besteht eine Tachykardie von 120/Min., der Blutdruck beträgt 150/90 mmHg. Die Perkussion der Lunge ergibt einen hypersonoren Klopfschall. Anamnestische Angaben: keine wesentlichen Vorerkrankungen, keine regelmäßige Medikamenteneinnahme. In der Kindheit atopisches Ekzem, seitdem nur noch allergische Rhinitis. Vor 2 Wochen trat bereits eine ähnliche Situation mit Atemnot auf, die sich aber von selbst zurückbildete.

Frage 3: Welche weiteren Untersuchungen sind notwendig?
Frage 4: Wie ist der Röntgen-Thorax zu beurteilen (Abb. 1)?
Frage 5: Welche Diagnose ist aufgrund der Befunde am wahrscheinlichsten?
Frage 6: Gibt es weitere diagnostische Möglichkeiten, um die Diagnose abzusichern?
Frage 7: Welche medikamentöse Therapie ist im Akutfall indiziert, welche im Intervall?

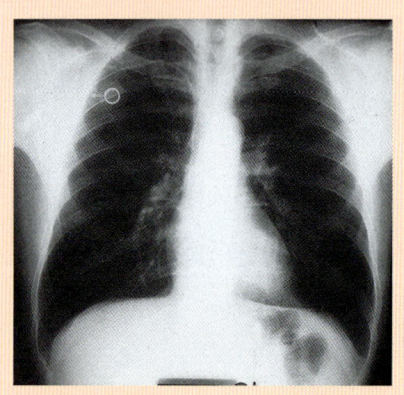

Abb. 1: Röntgen-Thorax. [27]

Szenario 2

Der Patient wirkt sehr dyspnoisch, agitiert und aufgeregt. Die körperliche Untersuchung ergibt bis auf eine Tachypnoe, Tachykardie und Zittern keine wesentlichen Befunde. Der Patient gibt an, ein Kribbeln in den Händen zu spüren und ein „komisches" Gefühl um den Mund herum zu haben. Während des Anamnesegesprächs kommt es plötzlich zu einem spastischen Krampfen der Hände, das ca. eine halbe Minute anhält.

Frage 8: Welche Differenzialdiagnosen kommen in Betracht?
Frage 9: Wie kommt man der Diagnose näher? Welche Untersuchungen sind sinnvoll?
Frage 10: Wie kommt es bei der Hyperventilation zu Parästhesien, gesteigerten Reflexen und Krämpfen?
Frage 11: Welche therapeutischen Maßnahmen sind beim psychogenen Hyperventilationssyndrom sinnvoll?

Szenario 3

Der Vater des Patienten gibt an, dass keine Allergien oder anderen Erkrankungen bekannt seien. Er erzählt aber, sein Sohn sei bei der freiwilligen Feuerwehr und habe heute einen Einsatz gehabt.

Frage 12: Welche Verdachtsdiagnose lassen diese Aussagen zu?
Frage 13: Welche Untersuchungen sind notwendig?
Frage 14: Welchen pathologischen Befund zeigt der Röntgen-Thorax (Abb. 2)? Worauf lässt das schließen?

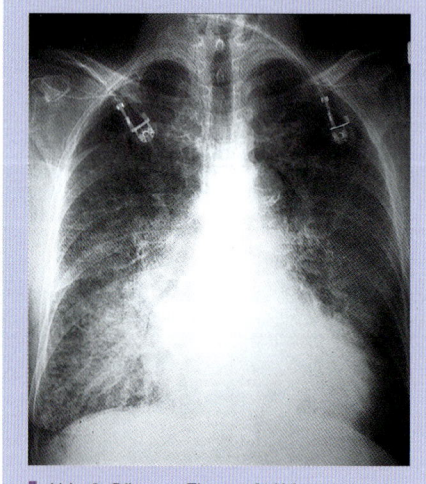

Abb. 2: Röntgen-Thorax. [13b]

Frage 15: Wie ist die respiratorische Situation einzuschätzen? Handelt es sich um eine Partial- oder Globalinsuffizienz?
Frage 16: Was sind die weiteren Maßnahmen?
Frage 17: Wie ist die Prognose des Patienten?

Szenario 1

Antwort 3: Röntgen-Thorax, Labor, Blutgasanalyse, EKG.
Antwort 4: Der Röntgen-Thorax ist bis auf eine leichte Überblähung v. a. basal unauffällig (keine Verschattungen, Infiltrate, Ergüsse oder Herzverbreiterung). Auch das Labor ist bis auf eine leichte Hyperkaliämie normal, die BGA ergibt einen pO_2 von 65 mmHg, pCO_2 von 50 mmHg, der pH ist erniedrigt. EKG unauffällig.
Antwort 5: Akuter Asthmaanfall.
Antwort 6: Lungenfunktionsdiagnostik, Differenzialblutbild (Eosinophile ↑↑), Allergietestung.
Antwort 7: Im Anfall (= Bedarfsmedikation): inhalative $β_2$-Mimetika mit kurzer HWZ. In der Notfallsituation bei schwerem Asthmaanfall und Status asthmaticus kommen auch $β_2$-Mimetika i. v., Kortikosteroide systemisch und zusätzliche Inhalation eines Anticholinergikums, ggf. auch Theophyllin i. v. zum Einsatz. Eine Intubation ist bei respiratorischer Erschöpfung notwendig.
Prophylaxe (= Dauermedikation): Abhängig vom Schweregrad des Asthmas (Tab. 3, S. 42).

Szenario 2

Antwort 8: Hyperventilationssyndrom mit Karpopedalspasmen (Hyperventilationstetanie mit „Pfötchenstellung"), kompensatorische Hyperventilation einer metabolischen Azidose, zerebrale Ursachen (z. B. Enzephalitis, Hirntumor), sämtliche pulmonale Ursachen einer Dyspnoe (akuter Asthmaanfall, Pneumothorax, Lungenembolie, Pneumonie, Verlegung der Atemwege durch Fremdkörper, Larynxspasmus, Pleuraerguss, anaphylaktischer Schock, ARDS).
Antwort 9: Zur Diagnosestellung sind die typische Anamnese und Klinik wichtig: Wenn der Patient bisher immer gesund war und keine Vorerkrankungen bekannt sind und dazu noch eine vorausgehende emotionale Belastungssituation angegeben wird, ist die Diagnose des psychogenen Hyperventilationssyndroms sehr wahrscheinlich.
Untersuchungen: Labor, Blutzuckermessung und Blutgasanalyse (Labor und BZ unauffällig, in der BGA finden sich ein pO_2 von 98 mmHg, ein pCO_2 von 25 mmHg und eine Alkalose). Reflexstatus (die Reflexe sind seitengleich verstärkt auslösbar). EKG und Röntgen-Thorax sind in den meisten Fällen nicht notwendig, sollten bei unklarem Bild allerdings durchgeführt werden.
Antwort 10: Durch die respiratorisch ausgelöste Alkalose verschiebt sich das Verhältnis des proteingebundenen Kalziums im Blut: Es kommt zu einer relativen Verminderung des freien Kalziums. Dies hat eine Störung der Membran- und Aktionspotenziale an den Nerven zur Folge, sodass es zu den genannten Symptomen kommen kann.
Antwort 11: Wichtig ist die Beruhigung des Patienten. Ihm soll klargemacht werden, woher seine Beschwerden kommen und dass sie harmlos sind. Eine Anleitung zum ruhigen und langsamen Atmen kann helfen, ebenso das Rückatmen in eine Maske oder Plastiktüte, wodurch der Patient vermehrt CO_2 einatmet und sich seine Blutgase wieder normalisieren. Gegebenenfalls Benzodiazepin zur Beruhigung.

Szenario 3

Antwort 12: Rauchgasvergiftung mit Entwicklung eines ARDS.
Antwort 13: Klinische Untersuchung, Blutgasanalyse, Röntgen-Thorax.
Die körperliche Untersuchung ergibt eine ausgeprägte Dys- und Tachypnoe, eine periphere Zyanose, Tachykardie und auskultatorisch ein leises basales Rasselgeräusch beidseits. In der BGA zeigen sich ein pO_2 von 60 mmHg, ein pCO_2 von 45 mmHg und ein pH von 7,36. Röntgenbefund Abb. 2.
Antwort 14: Es finden sich beidseits konfluierende Verschattungen und Infiltrate → interstitielles Lungenödem!
Antwort 15: Bei erniedrigtem pO_2 ist der pCO_2 gerade noch im Normbereich, es handelt sich damit um eine respiratorische Partialinsuffizienz. Die Entwicklung einer Globalinsuffizienz ist aber möglich.
Antwort 16: Neben O_2-Gabe per Nasensonde ist bei Rauchgasvergiftung die Inhalation von Beclometason indiziert, ggf. auch die systemische Gabe von Kortikosteroiden. Gegebenenfalls frühzeitige Intubation mit PEEP-Beatmung. Eine Überwachung des Patienten ist auch dann unverzichtbar, wenn es ihm klinisch noch relativ gut geht, da sich ein ARDS mit einer gewissen Latenz entwickelt.
Antwort 17: Prinzipiell gut, als Spätkomplikation kann sich allerdings eine Lungenfibrose entwickeln.

Fall 2: Chronische Dyspnoe

Bei einem 72-jährigen Patienten hat sich innerhalb der letzten Jahre schleichend eine Dyspnoe entwickelt, die anfangs nur bei starker Belastung auftrat, zunehmend aber auch bei kleineren Anstrengungen. Der Patient gibt an, früher geraucht zu haben, seit seiner Verrentung vor ca. 10 Jahren aber Nichtraucher zu sein. Beruflich war er im Baugewerbe/Isolation beschäftigt. Wesentliche Vorerkrankungen sind nicht bekannt, eine leichte arterielle Hypertonie wird medikamentös behandelt.

Frage 1: Welche pulmologischen Differenzialdiagnosen sind aufgrund dieser Angaben zu bedenken? An welche nicht pulmologische Erkrankung muss ebenfalls gedacht werden?
Antwort 1: COPD, Lungenemphysem, interstitielle Lungenerkrankung, Lungenfibrose, pulmonale Hypertonie, Tumor. Auch: Linksherzinsuffizienz.
Frage 2: Welche Fragen sollten in der Anamnese gestellt werden? Welche Primärdiagnostik sollte erfolgen?
Antwort 2: Fragen nach begleitendem Husten, Auswurf, Allgemeinsymptomen wie Fieber oder Leistungseinbußen, wichtig ist auch die Frage nach beruflicher Exposition gegenüber Stäuben. Primärdiagnostik: körperliche Untersuchung, Blutgasanalyse, Röntgen-Thorax, EKG, Lungenfunktionsdiagnostik.

Szenario 1

Der Patient gibt an, über lange Jahre einen produktiven Husten gehabt zu haben. Bei der Inspektion des Patienten fällt ein vergrößerter Thorax im Sinne eines Fassthorax auf, zudem besteht eine leichte Blauverfärbung der Lippen und der Mundschleimhaut (zentrale Zyanose). Die Perkussion ergibt einen hypersonoren Klopfschall und eine verminderte Atemverschieblichkeit, die Auskultation ist bis auf ein leicht abgeschwächtes Atemgeräusch über allen Lungenabschnitten unauffällig.
Blutgasanalyse: $pO_2 = 62$ mmHg, $pCO_2 = 42$ mmHg.
Im EKG zeigt sich außer einer geringgradigen linksventrikulären Hypertrophie kein wesentlicher Befund.
Lungenfunktion: Vitalkapazität = 2,5 l, absolute FEV_1 in Bezug auf den Sollwert = 45%, relative FEV_1 = 70%. Bei der Bodyplethysmografie ergibt sich ein Residualvolumen von 3,4 l, Atemschleife und Röntgen-Thorax ▪ Abbildung 1.

Frage 3: Wie sind die Befunde zu bewerten? Welche Diagnose lässt sich ableiten?
Frage 4: Welche Therapie sollte erfolgen?
Frage 5: Was sind die wesentlichen Komplikationen des Lungenemphysems?

Szenario 2

Bis auf die progrediente Dyspnoe bestehen keine Beschwerden, kein Husten, kein Auswurf, kein Fieber. Der Patient gibt an, vor ca. einem Jahr wegen eines Pleuraergusses im Krankenhaus behandelt worden zu sein.
Bei der körperlichen Untersuchung fällt auskultatorisch ein Knistern auf, sonst keine weiteren pathologischen Befunde.
Blutgasanalyse: $pO_2 = 58$ mmHg, $pCO_2 = 48$ mmHg.
Im EKG zeigt sich außer einer geringgradigen linksventrikulären Hypertrophie kein wesentlicher Befund.
Lungenfunktionsdiagnostik: Vitalkapazität = 3 l, absolute FEV_1 in Bezug auf den Sollwert = 65%, relative FEV_1 = 75%, Residualvolumen = 0,8 l, Resistance normal.

Frage 6: Um welche Form der Lungenfunktionsstörung handelt es sich? Welche Verdachtsdiagnose liegt nahe? Durch welche Frage lässt sie sich konkretisieren?
Frage 7: Welche Untersuchungen sichern die Diagnose? Welches weitere Vorgehen ist angezeigt?
Frage 8: Sind Pleuraplaques als Präkanzerose einzustufen?
Frage 9: Wie wird die Asbestose therapiert?

Szenario 3

Der gleiche Patient wie in Szenario 2 sucht den Arzt erneut nach ca. 2 Jahren auf. Seine Dyspnoe ist inzwischen bereits in Ruhe vorhanden, er klagt über Schwindel und Herzklopfen. Bei der körperlichen Untersuchung fallen beidseits Unterschenkelödeme auf, bei der Auskultation findet sich ein lauter 2. Herzton.

Frage 10: Welche Verdachtsdiagnose lassen diese Aussagen zu? Wie ist die Pathogenese?
Frage 11: Durch welche Untersuchung wird die Diagnose abgesichert?
Frage 12: Welche weiteren Symptome können bei der pulmonalen Hypertonie auftreten?
Frage 13: Wie sind Therapie und Prognose der pulmonalen Hypertonie?

Fall 2: Chronische Dyspnoe

Szenario 1

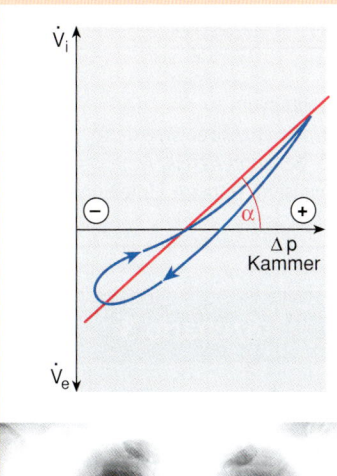

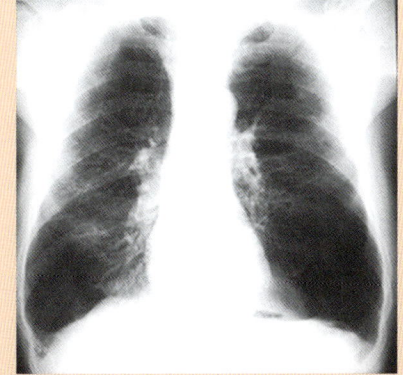

■ Abb. 1: Bodyplethysmografie und Röntgen-Thorax. [5, 13b]

Antwort 3: Die Befunde zeigen eine respiratorische Partialinsuffizienz bei exspiratorischer Obstruktion (absolute FEV_1 ↓, die relative FEV_1 ist aufgrund der verminderten Vitalkapazität normal) mit Überblähung der Lunge (klinischer Befund, Vitalkapazität ↓, Residualvolumen ↑, Röntgenbefund: erhöhte Strahlentransparenz, tief stehendes, abgeflachtes Zwerchfell). Die Atemschleife ist abgeflacht und weist eine keulenartige Form auf. Es ist also von einem Lungenemphysem auf dem Boden einer lang bestehenden COPD auszugehen.

Antwort 4: Antiobstruktive Dauertherapie mit $β_2$-Mimetika und/oder Anticholinergika, evtl. zusätzlich Steroide. Physiotherapie mit Atemtraining („Lippenbremse"), gegebenenfalls Sauerstofflangzeittherapie (■ Tab. 2, S. 46).

Antwort 5: Respiratorische Insuffizienz, pulmonale Hypertonie mit Ausbildung eines Cor pulmonale.

Szenario 2

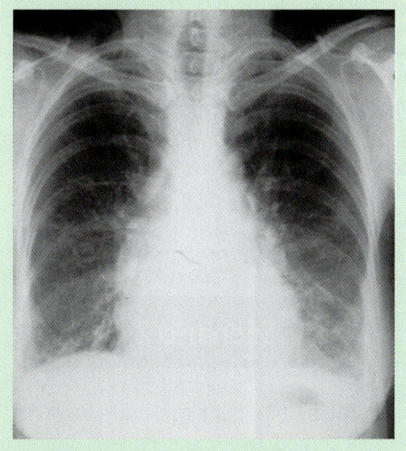

■ Abb. 2: Röntgen-Thorax. [13b]

Antwort 6: Die Befunde der Lungenfunktionsprüfung sprechen für eine restriktive Funktionsstörung (Vitalkapazität ↓, FEV_1 absolut ↓, relative FEV_1 normal, Residualvolumen ↓, Resistance normal). Im Röntgen-Thorax ist eine streifige Verschattung beidseits basal nachweisbar, die mit einer Fibrose vereinbar ist. Da der Patient beruflich mit Isolationsarbeit beschäftigt war, sollte auf eine mögliche Asbestexposition eingegangen werden. In der Tat hatte der Patient über viele Jahre mit Asbest zu tun, Schutzmasken wurden nur unregelmäßig getragen. Es handelt sich also höchstwahrscheinlich um eine Asbestose.

Antwort 7: Der Verdacht einer Asbestose kann erhärtet werden durch den Nachweis von Asbestfasern im Sputum bzw. in der bronchoalveolären Lavage. Das Thorax-CT ist die empfindlichste Nachweismethode für Pleuraplaques, die bei Asbestosen sehr häufig auftreten. Da bei Asbestexposition zusätzlich die Gefahr von Pleuramesotheliom und/oder Bronchialkarzinom besteht, sollte der Patient diesbezüglich untersucht (Röntgen-Thorax; ggf. CT-Thorax) und im weiteren Verlauf kontrolliert werden, da die Latenzzeit sehr lang ist.
Nicht zu vergessen ist die Meldepflicht an die Berufsgenossenschaft bei Verdacht auf eine arbeitsbedingte Asbestose.

Antwort 8: Nein. Sie sind lediglich ein Zeichen der Asbestexposition, aber keine Präkanzerose.

Antwort 9: Es gibt keine kausale Therapie. Die Vermeidung einer weiteren Asbestexposition steht an erster Stelle. Bei zunehmender Fibrosierung, die zu respiratorischer Insuffizienz führt, ist eine O_2-Langzeittherapie indiziert.

Szenario 3

Antwort 10: Aufgrund der fortschreitenden asbestinduzierten Lungenerkrankung haben sich vermutlich eine Lungenfibrose und schließlich ein pulmonaler Hochdruck entwickelt, was zu einer Rechtsherzbelastung und schließlich Rechtsherzinsuffizienz mit Stauungszeichen führte. Der pulmonale Hochdruck lässt sich pathogenetisch über die reflektorische Vasokonstriktion bei Hypoxämie (Euler-Liljestrand-Mechanismus) erklären.

Antwort 11: Röntgen-Thorax, Echokardiografie, EKG, evtl. auch Rechtsherzkatheter.
Im Röntgen-Thorax sind ein prominenter Pulmonalisbogen und erweiterte zentrale Lungenarterien nachweisbar. Der rechte Ventrikel ist vergrößert, die Herzsilhouette insgesamt verbreitert. Echokardiografisch sind eine Dilatation und Hypertrophie des rechten Herzens nachweisbar, der Pulmonalisdruck wird echokardiografisch auf ca. 80 mmHg geschätzt. Im EKG Zeichen einer schweren Rechtsherzhypertrophie.

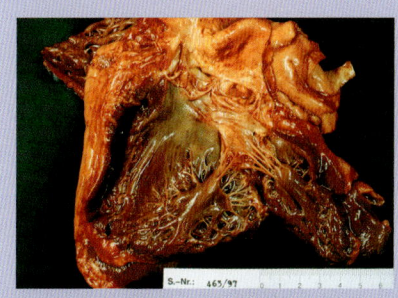

■ Abb. 3: Makroskopische Zeichen eines Cor pulmonale (Sektionspräparat): starke Hypertrophie des rechten Ventrikels und der Trabekel. [5]

Antwort 12: Zyanose, obere Einflussstauung, Aszites, Stauungshepatitis und Stauungsgastritis.

Antwort 13: Da die ursächliche Erkrankung, die Asbestose, nicht therapierbar ist, kann nur symptomatisch behandelt werden: Durch die O_2-Langzeittherapie kann eine gewisse Drucksenkung erreicht werden, eine medikamentöse Drucksenkung ist mit hoch dosierten Kalziumantagonisten, Prostazyklinderivaten, Endothelin-Rezeptorantagonisten oder Phosphodiesterase-5-Inhibitoren möglich. Die Therapie der Rechtsherzinsuffizienz erfolgt mit ACE-Hemmern und Diuretika. Insgesamt ist die Prognose des Patienten jetzt sehr schlecht (■ Abb. 3).

Fall 3: Fieber

Eine 33-jährige Patientin kommt in die Arztpraxis und klagt über allgemeines Unwohlsein und Fieber. Aktuell beträgt die rektal gemessene Körpertemperatur 38,2 °C. Begleitend leidet die Patientin unter Husten, der seit ca. 2 Wochen besteht. Wenig Auswurf, keine Dyspnoe, aber teilweise tritt ein leichter atemabhängiger Schmerz im Thorax auf. Die Patientin raucht seit 12 Jahren ca. 10 Zigaretten pro Tag.

Frage 1: Welche pulmologischen Differenzialdiagnosen müssen bedacht werden?
Antwort 1: Bronchitis, Tracheitis, Influenza, Pneumonie, Lungenabszess, Tuberkulose, Pleuritis, Pleuraempyem.
Frage 2: Welche Fragen müssen in der Anamnese gestellt werden? Welche Untersuchungen sollten primär angestrebt werden?
Antwort 2: Fragen: Sind Vorerkrankungen bekannt? Welche Impfungen bestehen? Gibt es in Familie/Bekanntenkreis/Arbeitsplatz derzeit ähnliche Erkrankungen? Ist die Patientin in den letzten Wochen oder Monaten im Ausland gewesen? Primäre Untersuchungen: körperliche Untersuchung, Labor (Entzündungsparameter, Blutbild).

Szenario 1

Die Patientin ist immer gesund gewesen, keine chronischen Erkrankungen, Routine-Impfungen bestehen. Auslandsaufenthalte werden verneint, ebenso erkrankte Personen im persönlichen Umfeld.
Bei der Perkussion fällt rechts im Mittelfeld eine leichte Klopfschalldämpfung auf, in diesem Bereich sind auch Bronchialatmen und feuchte, feinblasige Rasselgeräusche auskultierbar. Die Laboruntersuchung ergibt: Leukozyten = 14.000/µl, CRP = 80 mg/l, sonst Normalwerte.

Frage 3: Welche Verdachtsdiagnose ist wahrscheinlich und wie kann sie weiter abgeklärt werden?
Frage 4: Wie ist der Röntgen-Thorax (Abb. 1) zu befunden? Welche Art von Pneumonie liegt vor?

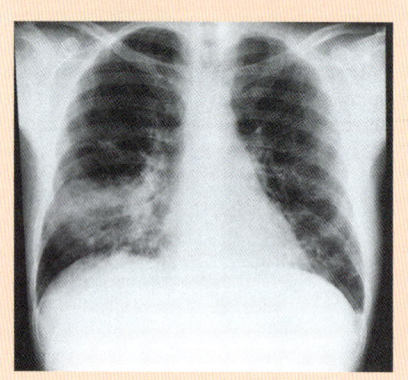

Abb. 1: Röntgen-Thorax. [17]

Frage 5: Welche Erreger sind bei einer ambulant erworbenen Pneumonie am ehesten zu erwarten? Welche Therapie sollte erfolgen?

Szenario 2

Die Patientin ist immer gesund gewesen, keine chronischen Erkrankungen, Routine-Impfungen bestehen. Auf die Frage nach Auslandsaufenthalten antwortet sie, vor einem Monat für 6 Wochen bei ihrer Familie in der Ukraine gewesen zu sein. Bei der körperlichen Untersuchung ergibt sich kein auffälliger Befund, die Patientin berichtet aber von seit Längerem bestehendem Unwohlsein und Abgeschlagenheit, zudem sei sie nachts manchmal völlig verschwitzt. Die Laboruntersuchung ist bis auf grenzwertig erhöhte Entzündungsparameter unauffällig.

Frage 6: An welche Erkrankung lassen diese Angaben denken? Welche weiteren Untersuchungen sind notwendig?
Frage 7: Wie ist der Röntgen-Thorax (Abb. 2) zu beurteilen?

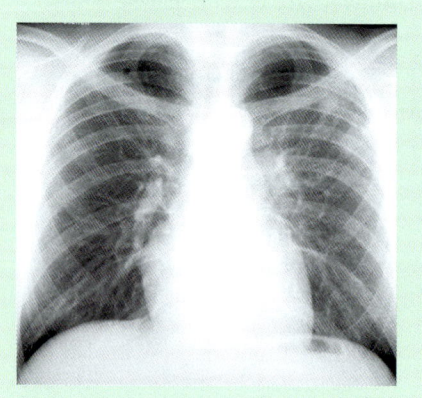

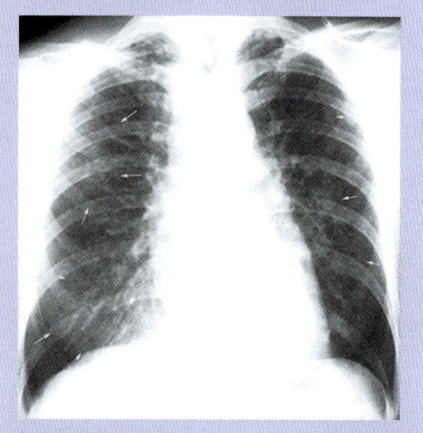

Abb. 2: Röntgen-Thorax. [13b]

Frage 8: Wie lange muss man warten, bis die Ergebnisse des Tuberkulintests und der Sputumuntersuchung vorliegen? Wie wird das Sputum untersucht?
Frage 9: Welche Kriterien sind für einen positiven Tuberkulintest ausschlaggebend?
Frage 10: Wie wird die Tuberkulose behandelt?

Szenario 3

Die Patientin berichtet, sie sei HIV-positiv und seit Diagnosestellung vor 5 Jahren unter antiretroviraler Therapie (HAART-Schema). Bei der körperlichen Untersuchung ergibt sich kein wesentlicher Hinweis für die momentan bestehenden Beschwerden.

Frage 11: An welche pulmologische Erkrankung muss bei einer AIDS-Patientin mit genannten Symptomen in erster Linie gedacht werden? Wie kann der Verdacht abgeklärt werden?
Frage 12: Wie ist der Röntgen-Thorax (Abb. 3) zu beurteilen?
Frage 13: Wie lässt sich die PCP in das Schema der verschiedenen Pneumonieformen einordnen?
Frage 14: Wie wird die Erkrankung therapiert?

Abb. 3: Röntgen-Thorax. [13b]

Szenario 1

Antwort 3: Es handelt sich wohl um eine ambulant erworbene Pneumonie, die durch einen Röntgen-Thorax (Abb. 1), ggf. auch durch mikrobiologische Sputumuntersuchung und Blutkultur bestätigt werden kann.

Antwort 4: Das Röntgenbild bestätigt die Verdachtsdiagnose einer Pneumonie: Es zeigt sich ein Infiltrat im rechten Mittellappen mit positivem Bronchopneumogramm. Da das Infiltrat auf den Lappen beschränkt ist, handelt es sich um eine Lobärpneumonie.

Antwort 5: Ambulant erworbene Pneumonien bei jüngeren Patienten sind in 30–60% der Fälle durch Pneumokokken verursacht, daneben auch durch Haemophilus influenzae, Viren (z. B. Adeno-, Influenza-, Parainfluenzaviren) oder „atypische" Pneumonieerreger (z. B. Mykoplasmen, Legionellen, Chlamydien). Da die Blutkultur erst nach einigen Tagen vorliegt, muss in jedem Fall eine empirische Behandlung begonnen werden: Neben allgemeinen Maßnahmen wie ausreichend Flüssigkeit, Thromboseprophylaxe und Antipyretika muss eine antibiotische Therapie erfolgen (s. dazu ausführlich S. 32). Wenn der Erreger identifiziert ist, sollte die begonnene antibiotische Therapie ggf. korrigiert werden.

Szenario 2

Antwort 6: Aufgrund des längeren Aufenthalts in einem osteuropäischen Land und der unspezifischen Beschwerden bei weitgehend unauffälliger Untersuchung muss eine Tuberkulose abgeklärt werden: Röntgen-Thorax, Tuberkulintest und Sputumuntersuchung.

Antwort 7: Im linken Oberfeld finden sich zwei flaue, relativ peripher gelegene Herde, die mit einer Primärtuberkulose vereinbar sind.

Antwort 8: Der Tuberkulintest wird nach 3 Tagen abgelesen. Das Sputum wird zunächst mikroskopisch untersucht (Ziehl-Neelsen-Färbung), dabei können sich Mykobakterien nachweisen lassen, wenn sie in größerer Zahl im Sputum vorhanden sind. Eine Keimdifferenzierung ist aber nicht möglich. Eine Typisierung und Resistenztestung der Mykobakterien ist nur durch eine Kultur möglich, die aber aufgrund des langsamen Wachstums der Mykobakterien ca. 6 Wochen dauert. Schneller ist der Nachweis tuberkulöser DNA durch die PCR.
Bei Ablesung des Tuberkulintests nach 3 Tagen fällt am Unterarm der Patientin eine hochrote, deutlich tastbare Schwellung von ca. 1 cm Durchmesser auf.

Antwort 9: Ausschlaggebend ist die tastbare Induration von > 6 mm Durchmesser. Eine Rötung allein besagt nichts.
Bei der mikroskopischen Sputumuntersuchung sind säurefeste Stäbchen nachweisbar. Damit ist das Vorliegen einer Tuberkulose sehr wahrscheinlich.

Antwort 10: Da die Tuberkulose offen ist, muss sie zunächst stationär behandelt werden. Antituberkulotische Kombinationstherapie für 6 Monate: Intensiv-Anfangsphase (2 Monate): Isoniazid, Rifampicin, Pyrazinamid, Ethambutol; Stabilisierungsphase (4 Monate): Isoniazid, Rifampicin.

Szenario 3

Antwort 11: Eine Pneumocystis-carinii-Pneumonie (PCP) kann bei Aids-Patienten als Erstmanifestation der Erkrankung auftreten. Aber auch Pneumonien durch andere atypische Erreger (CMV, HSV, atypische Mykobakterien) oder durch typische Erreger können auftreten. Der Erreger wird durch Blutkulturen abgeklärt, ggf. auch durch eine bronchoalveoläre Lavage. Da eine fortgeschrittene PCP mit einer hohen Letalität einhergeht, muss der Erreger möglichst bald nachgewiesen und die Therapie eingeleitet werden. Ein Röntgen-Thorax kann helfen, die Diagnose zu stellen, ist aber besonders anfangs oft unauffällig.

Antwort 12: Kleine Infiltrate sind über die gesamte Lunge nachzuweisen und passen zum Bild einer interstitiellen Pneumonie.
Bei der mikrobiologischen Untersuchung wird Pneumocystis carinii nachgewiesen – damit ist die Diagnose gesichert.

Antwort 13: Bei der PCP handelt es sich um eine atypische Pneumonie, ausgelöst durch opportunistische Keime. Röntgenologisch liegt meist eine interstitielle Pneumonie vor.

Antwort 14: Hoch dosiertes Cotrimoxazol ist Mittel der Wahl.

Fall 4: Husten

Ein 60-jähriger Patient klagt über einen hartnäckigen Husten, der seit mehreren Wochen bis Monaten besteht. Teilweise ist Auswurf dabei, die Farbe ist weiß-grau, manchmal auch gelblich, gelegentlich kleine Blutbeimengungen. Atemnot besteht lediglich bei starker Anstrengung, z. B. beim raschen Treppensteigen. Der Patient gibt auf Nachfrage an, seit ca. 30 Jahren ½ bis 1 Schachtel Zigaretten täglich zu rauchen. An Vorerkrankungen sind eine koronare Herzerkrankung sowie ein Bandscheibenleiden bekannt.

Frage 1: Welche pulmologischen Differenzialdiagnosen müssen bedacht werden?
Antwort 1: Aufgrund des chronischen Verlaufs des Hustens ist – insbesondere bei der Raucheranamnese – an eine chronische Bronchitis bzw. COPD zu denken, daneben an Tuberkulose, Bronchialkarzinom, interstitielle Lungenerkrankungen, Pneumokoniosen oder Lungenfibrose.
Frage 2: Welche Untersuchungen sollten zur weiteren Abklärung veranlasst werden?
Antwort 2: Körperliche Untersuchung, Röntgen-Thorax, Tuberkulintest, Lungenfunktionsprüfung (Blutgasanalyse, Spirometrie, Bodyplethysmografie).

Szenario 1

Bei der Auskultation fällt exspiratorisch ein Giemen auf, die weitere körperliche Untersuchung sowie der Röntgen-Thorax sind unauffällig.
Die Lungenfunktionsdiagnostik ergibt folgende Befunde:
pO_2 = 82 mmHg, pCO_2 = 40 mmHg.
VC = 3,9 l, relative FEV_1 = 60%, absolute FEV_1 in Bezug auf Sollwert = 85%.
Bei der Bodyplethysmografie ergibt sich folgender Befund (Abb. 1):

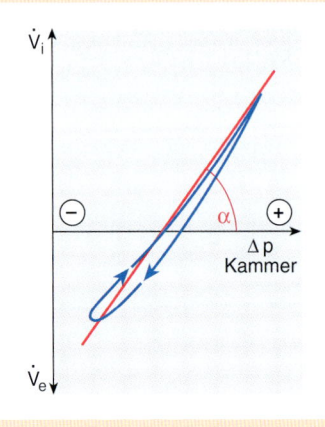

Abb. 1: Bodyplethysmografie. [5]

Der Tuberkulintest ist bei Ablesung nach 3 Tagen unauffällig.

Frage 3: Wie sind die Befunde zu interpretieren? Welche Erkrankungen lassen sich damit ausschließen?
Frage 4: Was ist die wahrscheinlichste Diagnose? Kann man ein Stadium festlegen?
Frage 5: Wie ist die Erkrankung zu therapieren?
Frage 6: Was sind mögliche Komplikationen oder Folgeerkrankungen?

Szenario 2

Die körperliche Untersuchung ist weitgehend unauffällig, ebenso die Lungenfunktionsdiagnostik. Tuberkulintest positiv, Röntgen-Thorax Abb. 2:

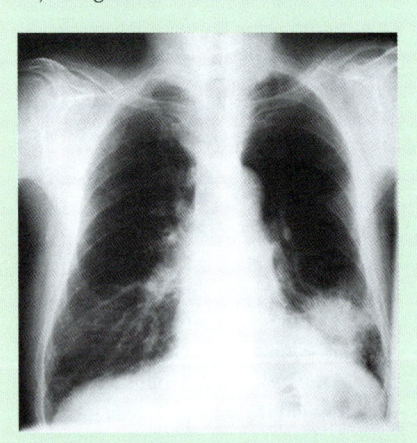

Abb. 2: Röntgen-Thorax. [17]

Frage 7: Welche Verdachtsdiagnose legt der Röntgenbefund nahe? Welche Differenzialdiagnosen müssen in Erwägung gezogen werden?
Frage 8: Welche weiterführenden Untersuchungen sind notwendig?
Frage 9: Muss dem positiven Tuberkulintest bei vorliegendem Röntgen-Thorax mit histologisch gesichertem Bronchialkarzinom weiter nachgegangen werden?
Frage 10: Welche weiteren Untersuchungen sind für die Therapieplanung des Bronchialkarzinoms wichtig? Warum?
Frage 11: Welches Stadium liegt vor? Welche Therapie ist angezeigt?

Szenario 3

Bei der Anamnese gibt der Patient leichtes Fieber an, das unregelmäßig seit mehreren Wochen auftritt, zudem ist sei die Leistungsfähigkeit eingeschränkt („Leistungsknick"). Die körperliche Untersuchung ist ohne pathologischen Befund, ebenso die Lungenfunktionsdiagnostik.

Frage 12: Wie ist der Röntgen-Thorax zu beurteilen (Abb. 3)? Welche Verdachtsdiagnosen können in Zusammenschau mit der Klinik abgeleitet werden? Welche Diagnostik sollte sich zur weiteren Abklärung anschließen?

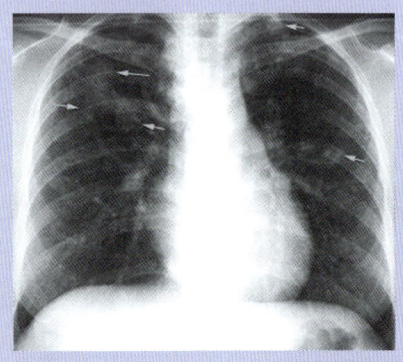

Abb. 3: Röntgen-Thorax. [13b]

Frage 13: Handelt es sich um die offene oder geschlossene Form der Tuberkulose? Warum? Wie lange muss der Patient isoliert werden?
Frage 14: Wie wird die Tuberkulose therapiert?

Szenario 1

Antwort 3: Da der Röntgen-Thorax und der Tuberkulintest unauffällig sind, sind Tumor und Tuberkulose zunächst auszuschließen.
Die Blutgase sind im Normbereich, die Vitalkapazität altersentsprechend. Die relative FEV_1 ist vermindert, was auf eine Obstruktion der Atemwege schließen lässt. Die in der Bodyplethysmografie ermittelte Atemschleife ist etwas abgeflacht und zeigt andeutungsweise die für die COPD typische Keulenform.
Antwort 4: Aufgrund der Klinik und der veränderten Lungenfunktion ist von einer COPD Grad I auszugehen.
Antwort 5: Primär: Rauchkarenz – damit lässt sich ein Fortschreiten der COPD häufig verhindern. Physiotherapie und Inhalationen helfen, den Schleim zu lösen und abzuhusten. Gegebenenfalls sollte eine Pneumokokken- und Grippeschutzimpfung durchgeführt werden, um infektgetriggerte Exazerbationen zu vermeiden, die häufig ein schubweises Fortschreiten der Erkrankung bedingen. Die antiobstruktive Therapie erfolgt nach dem stadienabhängigen Stufenplan (S. 46).
Antwort 6: Infektexazerbierte COPD mit starker Atemnot, eitrige Bronchitis, Pneumonie, Lungenabszess oder Ausbildung sekundärer Bronchiektasen. Die COPD kann sich zu einem Lungenemphysem weiterentwickeln oder zu einer pulmonalen Hypertonie mit Ausbildung eines Cor pulmonale führen.

Szenario 2

Antwort 7: Verdachtsdiagnose: linksseitiges, peripher gelegenes Bronchialkarzinom im linken Unterlappen. Differenzialdiagnostisch müssen Pneumonie, Lungenabszess, Tuberkulose, Lymphom oder Lungenmetastasen abgeklärt werden.
Antwort 8: CT-Thorax, Bronchoskopie mit Probebiopsie, Zytologie und Mikrobiologie.
Befunde: Im CT zeigt sich im linken Unterlappen ein ca. 3 × 4 cm messender Tumor mit strahlenförmigen Ausläufern. Die Lymphknoten sind nicht vergrößert. Die durch Bronchoskopie gewonnene Biopsie weist in der Zytologie maligne Zellen nach, kein Hinweis auf eine Tuberkulose in der Mikrobiologie. Die histologische Aufarbeitung der Biopsie ergibt ein Plattenepithelkarzinom.
Antwort 9: Nein, da der Röntgenbefund durch das Bronchialkarzinom ausreichend erklärt wird und die mikrobiologische Untersuchung negativ ist. Ein positiver Tuberkulintest sagt lediglich aus, dass der Patient schon einmal Kontakt mit Mycobacterium tuberculosis hatte, z. B. in Form einer früher durchgemachten Tuberkulose oder durch eine BCG-Impfung.
Antwort 10: Da das Bronchialkarzinom v. a. in Leber, Nebennieren, Knochen und Gehirn metastasiert, sind folgende Untersuchungen angezeigt: Sonografie Abdomen, Skelettszintigrafie, Schädel-CT, ggf. PET. Bei Fernmetastasierung kann meist nur noch palliativ (mit Chemotherapie oder Bestrahlung) behandelt werden. Bei unklarem Lymphknotenstatus ggf. Mediastinoskopie oder endosonografisch gesteuerte Feinnadelpunktion. Tumormarker CYFRA 21-1 (für Nicht-Kleinzeller) als Verlaufsparameter. EKG und Labor sind für die OP-Planung notwendig, ebenso der Befund der bereits vorliegenden Lungenfunktionsdiagnostik. Befunde: kein Anhalt für Lymphknotenbefall, kein Anhalt für Fernmetastasen, CYFRA erhöht.
Antwort 11: Das Staging ergibt: T2N0M0 → Stadium I. Da die Lungenfunktion des Patienten, Labor und EKG weitgehend unauffällig sind, ist eine Resektion des Tumors mit kurativer Zielsetzung Therapie der Wahl.

Szenario 3

Antwort 12: Der Röntgen-Thorax zeigt mehrere kleine, flaue Verschattungen in beiden Lungenflügeln, v. a. in den Oberlappen. Verdachtsdiagnose: Tuberkulose oder Lungenmetastasen.
Zur genaueren Abklärung sollten ein CT-Thorax, eine Bronchoskopie mit bronchoalveolärer Lavage, die mikrobiologisch und zytologisch untersucht wird, und ggf. auch eine transbronchiale Biopsie durchgeführt werden.
In der mikroskopischen Untersuchung der BAL können säurefeste Stäbchen nachgewiesen werden. Zytologisch und in der Biopsie kein Nachweis maligner Zellen. Damit ist die Diagnose der Tuberkulose weitgehend gesichert. Nach 3 Tagen zeigt sich zusätzlich ein positiver Tuberkulintest.
Antwort 13: Der Patient hat eine offene Tuberkulose, da Mykobakterien im Sputum nachweisbar sind und damit auch ausgehustet werden. Er muss isoliert werden, bis drei Sputumproben hintereinander negativ waren.
Antwort 14: Antibiotische Kombinationstherapie für 6 Monate: Intensiv-Anfangsphase (2 Monate): Isoniazid, Rifampicin, Pyrazinamid, Ethambutol; Stabilisierungsphase (4 Monate): Isoniazid, Rifampicin.

Fall 5: Thoraxschmerz

Eine 40-jährige Patientin kommt mit starken Schmerzen v. a. in der rechten Thoraxhälfte in die Notaufnahme der Klinik. Zusätzlich klagt sie über Husten und Dyspnoe.

Frage 1: Welche pulmologischen Differenzialdiagnosen kommen in Betracht?
Antwort 1: Pneumonie, Pleuritis, Pneumothorax, Lungenembolie, Tumor.
Frage 2: Worauf muss bei der Anamnese besonders geachtet werden? Welche Primärdiagnostik ist einzuleiten?
Antwort 2: Seit wann besteht der Schmerz, ist er plötzlich aufgetreten oder hat er sich entwickelt, wie ist der Charakter (stechend, ziehend, atemabhängig)? Des Weiteren Fragen nach Vorerkrankungen, regelmäßiger Medikamenteneinnahme (orale Kontrazeptiva!), Thrombosezeichen, kürzlich mitgemachte längere Flug- oder Autoreise, Rauchgewohnheiten. Primärdiagnostik: körperliche Untersuchung, Blutgasanalyse, EKG und Röntgen-Thorax.

Szenario 1

Die Patientin berichtet, dass Schmerz und Dyspnoe vor ca. 2 Stunden aus völligem Wohlbefinden heraus aufgetreten seien. Der Schmerz wird als stechend beschrieben.
An Vorerkrankungen besteht ein mittelschweres Asthma bronchiale seit der Kindheit, weswegen die Patientin ein inhalatives Kortikosteroid einnimmt, zusätzlich nimmt sie die Pille. Langes Reisen und Rauchen werden verneint.
Bei der körperlichen Untersuchung fällt ein Nachschleppen der rechten Thoraxhälfte auf, die Perkussion ergibt rechts einen hypersonoren Klopfschall, auskultatorisch fällt rechts ein abgeschwächtes Atemgeräusch auf. Blutgasanalyse: $pO_2 = 68$ mmHg, $pCO_2 = 42$ mmHg.
Der Röntgen-Thorax ergibt folgendes Bild (Abb. 1):

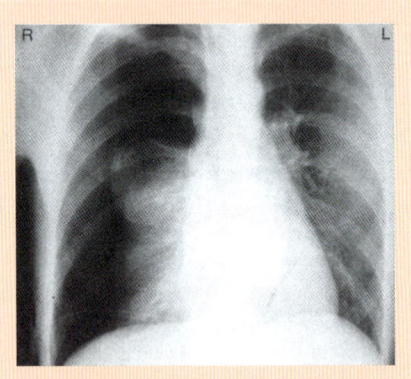

Abb. 1: Röntgen-Thorax. [17]

Frage 3: Welche Diagnose ist aufgrund der Klinik und der körperlichen Untersuchung wahrscheinlich? Bestätigt der Röntgen-Thorax diesen Verdacht? Wie ist er zu befunden?
Frage 4: Handelt es sich um einen Spannungspneumothorax?
Frage 5: Wie wird der Pneumothorax behandelt? Wie ist das Vorgehen?

Szenario 2

Die Patientin berichtet, dass sich die Schmerzen in den letzten beiden Tagen entwickelt haben hätten und immer stärker geworden seien. Inzwischen sind die Schmerzen insbesondere bei der Inspiration so stark, dass die Patientin flach atmet und bei Belastung Atemlosigkeit verspürt. Ein trockener Reizhusten besteht seit einigen Tagen, Fieber ist gestern aufgetreten.
Vorerkrankungen sind nicht bekannt, keine Medikamenteneinnahme außer der Pille. Keine längere Reise, Rauchgewohnheit: ca. eine Schachtel Zigaretten pro Tag. Bei der Untersuchung fällt auskultatorisch rechts basal ein feines Reibegeräusch auf, sonst keine weiteren Befunde. Blutgasanalyse und Röntgen-Thorax unauffällig.

Frage 6: Welche Verdachtsdiagnose lassen die Angaben zu?
Frage 7: Was können Ursachen der Pleuritis sein? Welche weiteren Untersuchungen sind zur Abklärung der Krankheit und ihrer Ätiologie wichtig?
Frage 8: Wie wird die Erkrankung therapiert?
Frage 9: Wie ist das Bild (Abb. 2) zu beurteilen? Was bedeutet das für den Krankheitsverlauf der Patientin?

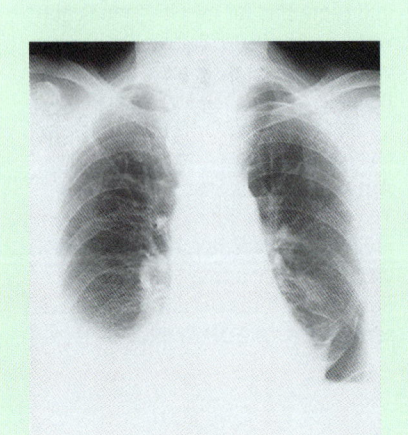

Abb. 2: Röntgen-Thorax. [27]

Szenario 3

Die Patientin schildert ein plötzliches Einsetzen von stechenden Schmerzen und Dyspnoe vor ca. 12 Stunden, als sie per Auto auf der Rückreise von Kroatien war. Vorerkrankungen sind nicht bekannt, die Patientin nimmt orale Kontrazeptiva ein und raucht seit 15 Jahren ca. ½ bis 1 Schachtel Zigaretten täglich. Schwellung, Schmerzen oder Überwärmung der Beine werden verneint.
Die Patientin ist tachykard und tachypnoisch, RR = 110/70 mmHg, bei der körperlichen Untersuchung ergeben sich keine weiteren wesentlichen Befunde, die Beine sind unauffällig.
Blutgasanalyse: $pO_2 = 72$ mmHg, $pCO_2 = 30$ mmHg, Röntgen-Thorax (Abb. 3):

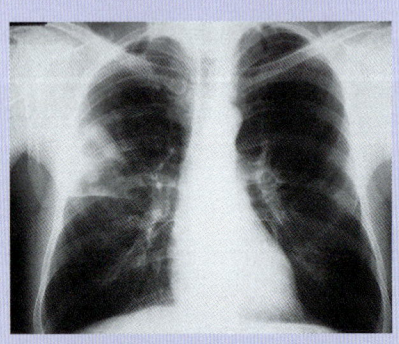

Abb. 3: Röntgen-Thorax. [27]

Frage 10: Welchen Befund zeigt der Röntgen-Thorax? Welche Verdachtsdiagnose lässt der Röntgen-Thorax in Kombination mit Anamnese und Klinik zu?
Frage 11: Welche weiteren Untersuchungen müssen zur Abklärung veranlasst werden?
Frage 12: Welcher Befund wird im Pulmonalis-CT erwartet? Welcher lungenszintigrafische Befund würde zu den vorliegenden Ergebnissen passen und damit die Verdachtsdiagnose bestätigen?
Frage 13: Was ist die Therapie der Lungenembolie?

Fall 5: Thoraxschmerz

Szenario 1

Antwort 3: Es ist primär an einen Pneumothorax zu denken, der spontan aufgetreten, durch das vorbestehende Asthma bronchiale aber begünstigt worden ist. Die Diagnose wird durch den Röntgen-Thorax bestätigt: Zum einen ist die rechte Thoraxhälfte vermehrt strahlentransparent und ohne Lungenzeichnung, zum anderen erkennt man die zusammengefallene rechte Lunge mit einer feinen Pleuralinie.

Antwort 4: Nein, da das Mediastinum nicht verschoben ist. Auch die BGA mit Hypoxämie bei Normokapnie weist darauf hin, dass es sich nicht um einen Spannungspneumothorax handelt, da man dann eine im Verlauf zunehmende Dyspnoe erwarten würde.

Antwort 5: Es wird eine Pleurasaugdrainage eingelegt (Bülau-Drainage oder Matthys-Katheter), die die Luft aus dem Pleuraspalt abzieht und dadurch die Lunge wieder entfaltet. Vorgehen: Pleurapunktion im 2. ICR medioklavikulär oder im 4. ICR in der hinteren Axillarlinie am Oberrand der Rippe. Aufgrund der Tatsache, dass sich Luft oben ansammelt, muss die Drainage in der Pleurakuppel platziert werden. Die Drainage wird entfernt, wenn die Lunge bei abgeklemmtem Sog entfaltet bleibt.

Szenario 2

Antwort 6: Aufgrund der allmählichen Entwicklung der Beschwerden in Kombination mit Husten und Fieber ist primär an eine Infektion zu denken: Eine Pneumonie ist aufgrund des unauffälligen Röntgen-Thorax unwahrscheinlich. Das auskultatorisch erfassbare Reibegeräusch lässt zusammen mit den starken atemabhängigen Schmerzen einen pleuralen Prozess vermuten, am ehesten eine Pleuritis sicca.

Antwort 7: Da Tuberkulose oder Pneumonie als Ursache der Pleuritis infrage kommen, wird ein Tuberkulintest durchgeführt und es werden Entzündungsparameter (Leukozyten, CRP, BSG) abgenommen (Leukozyten und CRP leicht erhöht, Tuberkulintest nach 3 Tagen negativ). Der unauffällige Röntgen-Thorax spricht gegen eine Pneumonie. Aufgrund der Kombination von Pille und Rauchen muss auch an eine kleine Lungenembolie als Ursache der Pleuritis gedacht werden, die durch Bestimmung der D-Dimere (Fibrinspaltprodukte) und evtl. eine Lungenszintigrafie bzw. ein Pulmonalis-CT ausgeschlossen werden kann. Bei dem unauffälligen Röntgen-Thorax ist also am ehesten davon auszugehen, dass die Patientin eine primäre virale Pleuritis hat.

Antwort 8: Da keine auslösende Grunderkrankung vorliegt, wird die Patientin nur analgetisch behandelt, bei Bedarf kann O_2 gegeben werden.
Nach wenigen Tagen bessern sich die Schmerzen der Patientin deutlich, zurück bleibt eine leichte Dyspnoe. Der durchgeführte Röntgen-Thorax ist in Abbildung 2 dargestellt.

Antwort 9: Rechts basal findet sich eine ansteigende Verschattung, die einem Pleuraerguss entspricht: Damit ist die Pleuritis sicca in das Stadium der exsudativen Pleuritis übergegangen, was auch das Verschwinden der Schmerzen erklärt. Der Erguss wird abpunktiert und zytologisch und mikrobiologisch untersucht. Bei unauffälligem Befund und weiterer klinischer Verbesserung kann die Patientin entlassen werden, der Erguss sollte aber im Verlauf radiologisch kontrolliert werden.

Szenario 3

Antwort 10: Der Röntgen-Thorax zeigt eine keilförmige Verschattung im rechten Oberlappen. In der Zusammenschau mit dem akuten Einsetzen der Symptomatik ist am ehesten von einer Lungenembolie auszugehen: In den meisten Fällen ist diese durch die Loslösung eines Embolus auf dem Boden einer tiefen Beinvenenthrombose bedingt, die durch die Kombination von Pille, Rauchen und längerer Immobilisation mit abgewinkelten Beinen (Autoreise) begünstigt wird. Die TVT kann klinisch stumm sein.

Antwort 11: Pulmonalis-CT als Goldstandard, bei Kontraindikation (Kontrastmittelallergie, schlechte Nierenwerte) auch Lungenszintigrafie. Labor: D-Dimere, Entzündungszeichen. EKG und Echokardiografie (zum Ausschluss kardialer Ursachen). Im Verlauf Doppler-Sonografie der Beinvenen.
Die D-Dimere sind erhöht, keine Entzündungszeichen. Das EKG ist bis auf eine Sinustachykardie von 110/Min. und einen mäßigen Steiltyp der Herzachse unauffällig, in der Echokardiografie fällt eine Dilatation von rechtem Vorhof und Ventrikel auf. Sonografisch kann eine Thrombose der V. poplitea rechts nachgewiesen werden.

Antwort 12: Im Pulmonalis-CT zeigt sich eine Kontrastmittelaussparung innerhalb des betroffenen Gefäßes durch den Embolus. In der Lungenszintigrafie ist ein Perfusionsdefekt bei erhaltener Ventilation des betroffenen Areals nachweisbar.

Antwort 13: Akuttherapie: Bolusgabe von 5.000 bis 10.000 IE Heparin i.v., dazu Schmerzmittel und Sauerstoffgabe. Bei Bedarf Schockbekämpfung, Intubation und Beatmung. Überlappend mit der Vollheparinisierung wird eine orale Antikoagulation mit Marcumar® eingeleitet, die mindestens 3 Monate, bei persistierenden Risikofaktoren auch unbegrenzt durchgeführt wird. Bei massiver, hämodynamisch wirksamer Lungenembolie ist eine Lysetherapie zur Rekanalisation des betroffenen Pulmonalgefäßes indiziert. Bei Nachweis einer TVT sollte dem betroffenen Bein ein Kompressionsverband angelegt werden, langfristig sind dann angepasste Kompressionsstrümpfe indiziert.

D Anhang

Anhang

Normalwerte

aus Innere Medizin, 5. Aufl.:
Classen, Diehl, Kochsiek, Berdel, Böhm, Schmiegel

Hämatologie

Hämoglobin	M: 14,0–18,0; F: 12,0–16,0 (g/dl)
HbA_{1c} (VB)	< 6 %
Methäm.gl. (VB)	< 2 µg/ml oder < 1% Hb
Hämatokrit	M: 40–52; F: 35–47 (%)
Erythrozyten	M: 4,4–5,9; F: 3,8–5,2 ($\times 10^6/\mu l$)
• MCV	M: 80,5–100; F: 80,5–100 (fl)
• MCH	M: 26,4–34; F: 26,4 –34 (pg)
• MCHC	M: 31,4–36,3; F: 31,4–36,3 (g/dl)
• Retikulozyt (VB)	5–15/1000
Leukozyten	4,3–10,0 ($\times 10^3/\mu l$; 100 %)
• Neutrophile	1,8–7,7 ($\times 10^3/\mu l$; 51–74 %)
– Stabkernige	0–0,7 ($\times 10^3/\mu l$; 0–4 %)
– Segmentkern.	1,8–7,0 ($\times 10^3/\mu l$; 50–70 %)
• Eosinophile	0–0,45 ($\times 10^3/\mu l$; 1–4 %)
• Basophile	0–0,2 ($\times 10^3/\mu l$; 0–1 %)
• Lymphozyten	1,0–4,8 ($\times 10^3/\mu l$; 25–45 %)
– B-Lymphozyten	70–210 (5–15 %)
– T-Lymphozyten	750–1350 (68–82 %)
– T-Helfer (CD4)	500–900 (35–55 %)
– T-Suppr. (CD8)	220–580 (20–36 %)
– CD4/CD8-Qu.	> 2
• Monozyten	0–0,8 ($\times 10^3/\mu l$; 2–8%)
Thrombozyten (VB)	140–440 ($\times 10^3/\mu l$)
ATIII (CB)	funkt. Aktivität: 70–120 %
	immunol.: 0,14–0,39 g/l
Blutungszeit (CB)	
• n. Duke	< 4 min
• n. Marx	1–5 min
• n. Simplate	< 7 min
BSG n. West. (VB)	1h: M:3–8 mm; F: 3–10 mm
	2h: M: 6–20 mm; F: 6–20 mm
Fibrinogen (CB)	180–350 mg/dl
Fibrin.spalt.pr. (S)	< 1 mg/l
Prothr.z (Quick)	70–120 %
PTT (zB)	35–55 s
Thromb.zeit (TZ) (zB)	14–21 s
Viskosität (P, S)	P: 1,7–2,1 Pa. s; S: 1,4–1,8 Pa. s

Klinische Chemie

ACE (S)	8–52 U/l (0,13–0,87 µkat/l)
Acetoacetat (P)	< 1,0 mg/dl
AFP (S)	< 7 U/ml (< 10 µg/l)
Albumin (S)	3,5–5,5 g/dl
Aldolase (S)	0–6 U/l (0–100 nkat/l)
Aldosteron	< 8 ng/dl (< 220 pmol/l)
α_1-Antitrypsin (S)	85–200 mg/dl (0,8–2,0 g/l)
Aluminium (S)	< 30 µg/l
Ammoniak (P)	19–94 mg/dl (11–55 µmol/l)
Amylase (S)	60–180 U/l (0,8–3,2 mkat/l)
ANA (S)	neg: < 1:20; pos. 1:160
Anionenlücke (S)	8–16 mmol/l
Basen (total) (S)	145–155 mval/l
Bilirubin, ges. (S)	0,2–1,1 mg/dl (3,4–18,8 µmol/l)
• Bilirubin, dir. (S)	0,05–0,3 mg/dl (0,9–5,1 µmol/l)
• Bilirubin, ind. (S)	0,2–0,8 mg/dl (3,4–13,7 µmol/l)
Blei (VB)	< 20 µg/l (< 1,0 µmol/l)
Calcitonin (P)	< 50 pg/ml
CA 15-3 (S)	< 30 U/ml
CA 19-9 (S)	< 37,5 U/ml
CA 125 (S)	< 35 U/ml
CEA (S)	< 3 µg/l
Chlorid (S)	98–112 mval/l
Cholest., ges. (S)	< 200 mg/dl (< 5,2 mmol/l)
• LDL-Cholest.	< 130 mg/dl (< 3,36 mmol/l)
• HDL-Cholest.	> 50 mg/dl (> 1,3 mmol/l)
• LDL/HDL	< 3
Cholinesterase (S)	3000–8000 U/l
CK, M (S)	25–90 U/l (0,42–1,5 µkat/l)
CK, F (S)	10–70 U/l (0,17–1,17 µkat/l)
CK-MB (Herz) (S)	< 10 U/l (3–6 % der Ges.-CK)
Coeruloplasm. (S)	20–60 mg/dl
Complem. C3 (S)	90–180 mg/dl
Complem. C4(S)	10–40 mg/dl
Cortisol, 9 h (P)	5–25 µg/dl (140–690 nmol/l)
Cortisol, 20 h (P)	3–12 µg/dl (80–330 nmol/l)
CRP (S)	< 5 mg/l
Eisen, M (S)	50–150 µg/dl (9–27 µmol/l)
Eisen, F (S)	40–140 µg/dl (7–25 µmol/l)
Eisenbind.kap. (S)	250–370 µg/dl (45–66 µmol/l)
Eiweiß, ges. (S)	6–8,4 g/dl
• Albumin	3,6–5,0 g/dl (45–65 %)
• Globuline, gesamt	2,0–3,0 g/dl (40–50 %)
• α_1-Globuline	0,1–0,4 g/dl (2–5 %)
• α_2-Globuline	0,5–0,9 g/dl (6,8–12 %)
• β-Globuline	0,6–1,1 g/dl (9–12 %)
• γ-Globuline	0,8–1,5 g/dl (12–20 %)
Ferritin, M (S)	15–400 ng/ml (15–400 µg/l)
Ferritin, F (S)	15–200 ng/ml (10–200 µg/l)
Folsäure (S)	3,6–15 ng/ml (8,2–34 nmol/l)
Gallensäuren (S)	< 6 µmol/l
γ-GT (S)	M: < 28 U/l; F: < 18 U/l
Gastrin (S)	40–200 pg/ml (40–200 ng/l)
GH (P)	< 5 ng/ml
GLDH (S)	M: < 4 U/l; F: < 3 U/l
Glukose (CB)	70–100 mg/dl (3,9–5,5 mmol/l)
Glutathion (VB)	24–37 mg/dl (0,77–1,2 mmol/l)
GOT (S)	0–19 U/l (0–0,31 µkat/l)
GPT (S)	0–23 U/l (0–0,38 µkat/l)
Haptoglobin (S)	20–204 mg/dl
Harnsäure, M (S)	2,5–8 mg/dl (150–480 µmol/l)
Harnsäure, F (S)	1,5–6 mg/dl (90–360 µmol/l)
Harnstoff, M (S)	23–44 mg/dl (3,8–7,3 mmol/l)
Harnstoff, F (S)	13–40 mg/dl (2,2–6,7 mmol/l)
Harnstoff-N (S)	4,7–24 mg/dl (1,7–8,6 mmol/l)
HBDS (S)	< 140 U/l
β-HCG (S)	< 3 mU/l
Immunglobuline (S):	
• IgA	90–325 mg/dl
• IgD	0–8 mg/dl
• IgE	< 0,025 mg/dl (< 150 E/l)
• IgG	800–1500 mg/dl
• IgM	45–150 mg/dl
Kalium (S)	3,5–5,0 mmol/l
Kalzium, ion. (S)	2,2–2,6 mval/l (1,1–1,4 mmol/l)
Kalzium, ges. (S)	4,5–6,5 mval/l
Ketonkörp. gesamt (S)	0,5–1,5 mg/dl
Kreatinin (S)	< 1,36 mg/dl (< 120 µmol/l)
Kupfer (S)	70–140 µg/dl (11–22 µmol/l)
Laktat (P)	5–15 mg/dl (0,6–1,7 mmol/l)
LAP (S)	6–35 U/l
LDH (S)	120–240 U/l
Lipase (S)	< 190 U/l
Magnesium (S)	2–3 mg/dl (0,8–1,2 mmol/l)
Natrium (S)	136–150 mmol/l
Neur. Enolase (NSE) (S)	< 16,5 µg/l
Osmolalität (P)	280–300 mosmol/kg H_2O
Oxalat (S)	1,0–2,4 µg/ml (11–27 µmol/l)
Parathormon (P)	1–7 pmol/l
Pepsinogen I (S)	25–100 ng/ml
Phenylalanin (S)	0,8–1,8 mg/dl
Phosphatase, alk. (S)	55–170 U/l (0,9–2,8 µkat/l)
Phosphatase, sau. (S)	0–5,5 U/l (< 0,9 nkat/l)
Phospholipase A (S)	< 10 U/l
Phosphor (S)	3–4,5 mg/dl (1,0–1,4 mmol/l)
Proinsulin (P)	< 12 pmol/l
PSA (S)	< 2,5 µg/l
Renin (P)	1,0–2,8 ng/ml/h
Serum-Thymidin-kinase (S)	< 7 U/l
Schildd.-AK (S)	
• mikros. AK	< 100 E/ml (MAK)
• Thyr.glob.-AK	< 100 E/ml (TAK)
• TSH-Rez.-AK	< 14 E/l (TRAK)
T_4, gesamt (S)	5–12 µg/dl (65–155 nmol/l)
• freies T_4 (S)	1,0–2,3 ng/dl (13–30 pmol/l)
• T_4-Bind.ind	0,72–1,24
• T_4/T_4-Bl-Qu. (S)	5–12
T_3, gesamt (S)	0,7–1,8 µg/l (1,1–2,77 nmol/l)
• freies T_3 (S)	2,5–6,0 pg/dl (3,8–9,2 pmol/l)
• T_3 Bind.-Ind.(S)	0,87–1,13
• T_4/TBG-Qu. (S)	3,1–5,5 µgT_4/mg TBG
TBG (S)	13–30 mg/l (220–510 nmol/l)
Testosteron (P)	M: 3–10 ng/ml (< 3,5 nmol/l); F: < 1 ng/ml
Thyreoglob. (S)	2–70 µg/l
TSH basal (S)	0,3–3,5 mU/l
Transferrin (S)	250–450 mg/dl (2,5–4,5 g/l)
Triglyzeride (S)	< 160 mg/dl (1,8 mmol/l)
Troponin T (S)	< 0,1 ng/ml
Vit. B_{12} (S)	200–600 pg/ml (148–443 pmol/l)
Vit. D	700–3100 U/l
Zink (S)	75–120 µg/dl (11,5–18,5 µmol/l)

Urin

Adrenalin (24U)	4–20 µg/d (22–109 nmol/l)
Albumin (24U)	< 30 mg/d
Aldosteron (24U)	5–19 µg/d (14–53 nmol/d)
α_1-Mikroglob. (U)	< 8 mg/l (< 1,58 mmol/l)
Ammonium (24U)	20–50 mmol/d
Amylase (U)	35–260 Somogyi units/h
β_2-Mikroglob. (U)	< 0,4 mg/l
Chlorid (24U)	110–225 mmol/d
Coproporph. (24U)	100–300 µg/d (150–460 nmol/d)
Cortisol (24U)	20–100 µg/d (55–275 nmol/d)
Cystin/Cystein (24U)	10–100 mg/d (0,08–0,83 mmol/d)
δ-Aminolävulin-säure (U, 24U)	U: < 6 mg/l (< 45,8 µmol/l); 24U: < 7,5 mg/l (< 57 µmol/l)
Dopamin (24U)	190–450 µg/d (1260–2980 nmol/d)
Inulin-Clearance (glom. Filtr.rate) (S, 24U)	M: 98,2–159,8 ml/min; F: 106,2–131,8 ml/min (1,26–2,98 µmol/l min)
Eiweiß (24U)	< 150 mg/d (< 0,15 g/d)
Eisen (24U)	< 100 µg/l (< 1,8 µmol/l)
Glukose (24U)	50–300 mg/d (0,3–1,7 mmol/d)
Harnsäure (24U)	0,25–0,75 g/d (1,5–4,5 mmol/d)
Harnstoff (24U)	18–33 g/d (0,3–0,55 mol/d)
Harnstoff-N (24U)	9–16 g/d (0,6–1,1 mol/d)
5-HIES (24U)	2–9 mg/d (10–47 µmol/d)
Kalium (24U)	2,0–4,0 g/d (25–100 mmol/d)
Kalzium (24U)	0,1–0,4 g/d (< 3,8 mmol/d)
Ketonkörper (24U)	10–100 mg/d (172–1721 µmol/d)
17-Keto-Kortiko-steroide (24U)	M: 7–25 mg/d (24–88 µmol/d); F: 4–15 mg/d (14–52 µmol/d)
17-OH-Kortiko-steroide (24U)	2–10 mg/d (5,5–28 µmol/d)
Kreatinin (24U)	1,0–1,6 g/d (8,8–14 mmol/l/d)
Kupfer (24U)	0–25 µg/d (0–0,4 µmol/d)
Magnesium (24U)	6–8,5 mval/d (3–4,3 mmol/d)
NAG (U)	< 5 U/g Creatinin
Natrium (24U)	3–6 g/d (100–260 mmol/d)
Noradrenalin (24U)	23–105 µg/d (136–620 nmol/l)
Osmolalität (U)	50–1400 mosmol/kg
Oxalsäure (24U)	7,1–44,0 mg/d
Phosphor (24U)	0,5–1 g/d (15,5–31 mmol/d)
Porphobilin (24U)	0–0,2 mg/d (0–8,8 µmol/d)
Porphyrine (U, 24U)	U: < 150 µg/l (180 nmol/l); 24U: < 200 µg/d (240 nmol/d)
OH-Prolin (24U)	10–50 mg/d
Protoporph. (24U)	< 20 µg/d (< 24 nmol/d)
Spez. Gewicht (U)	1002–1030
Uroporph. (24U)	< 20 µg/d (24 nmol/d)
VMS (24U)	3,3–6,5 mg/d (17–33 µmol/d)
Volumen (U)	600–2500 ml/d

Liquor

Albumin	11,0–35,0 mg/dl
Chlorid	115–132 mval/l
Eiweiß	15–45 mg/dl
Glukose	45–70 mg/dl (2,5–3,9 mmol/l) > 50% der Serum-Glukose
Immunglob. IgA	0,15–0,6 mg/dl
• IgG	2–4 mg/dl
• IgM	< 0,1 mg/dl
• IgG-Index	< 0,65
Laktat	11–19 mg/dl (1,2–2,1 mmol/l)
Leukozyten, ges.	< 5/µl (< 15/3 Zellen)
• Lymphozyten	60–70 %
• Monozyten	30–50 %
• Neutrophile	0–3 %
• Eosinophile	selten
• Ependymale	selten
Liquordruck	50–180 mmH_2O (0,6–1,8 kPa)
Pyruvat	0,098–0,132 mmol/l

Stuhl

Chymotrypsin	> 3 U/g
Fett	< 6 g/d (3,5–5,5 g/24h) (30,4%/TG Stuhl)
Nassgewicht (NG)	< 197,5 g/d (74–155 g/d)
Trockengewicht (TG)	< 66,4 g/d (19–49 g/d)

Pleuraflüssigkeit

	Transsudat	Exsudat
Amylase		> 500 U/ml
Erythrozyten	< 10.000/µl	> 10.000/µl
Gesamteiweiß	< 3 g/dl	> 3 g/dl
Pleura/Serum-Qu.	< 0,5	> 0,5
Glukose	wie Serum	< 60 mg/dl
Leukozyten	< 1000/µl	> 1000/µl
LDH (Pl./Ser.-Qu.)	< 200 U/l (< 0,6)	> 200 U/l (> 0,6)
pH	> 7,2	< 7,2
Spez.Gewicht	< 1016	> 1016

Blutgase

	arteriell (AB)	venös (VB)	met. Az.	resp. Az.	met. Alk.	resp. Alk.
pH	7,35–7,45	7,26–7,46	↓	↓	↑	↑
pCO_2	35–45 mmHg	38–54 mmHg	↓	↑*	↑*	↓*
Stand. HCO_3^-	21–27 mval/l	19–24 mval/l	↓*	↑	↑*	↓
BE	-3,4–2,3 mval/l	-2–5 mval/l	< 0 mval/l	> 0 mval/l	< 0 mval/l	< 0 mval/l
pO_2	70–100 mmHg	36–44 mmHg				
O_2-Sättigung	< 95%	60–85%				

*= primär

© 2004, Urban & Fischer Verlag   Alle Angaben ohne Gewähr!

Anhang

	Arterielles Blut	Venöses Blut
pO_2	75 – 95 mmHg	40 mmHg
pCO_2	35 – 45 mmHg	50 mmHg
O_2-Sättigung	90 – 100%	70 – 75%

Tab. 1: Blutgase.

Atemzugvolumen	0,6 l
+ Inspiratorisches Reservevolumen	+ 3,0 l
+ Exspiratorisches Reservevolumen	+ 0,9 l
= Vitalkapazität	= 4,5 l
+ Residualvolumen	+ 1,5 l
= Totalkapazität	= 6,0 l
FEV_1 in Bezug auf Vitalkapazität = Tiffeneau-Wert	70 – 80%

Tab. 2: Atemvolumina.

	Obstruktive Ventilationsstörungen	Restriktive Ventilationsstörungen
Compliance	Normal	↓
Resistance	↑	Normal
Vitalkapazität	Normal	↓
Residualvolumen	↑	↓
FEV_1 absolut	↓	↓
FEV_1 relativ	↓	Normal
Atemgrenzwert	↓	↓

Tab. 3: Obstruktive und restriktive Ventilationsstörungen.

Respiratorische Partialinsuffizienz pO_2 ↓, pCO_2 =

Respiratorische Globalinsuffizienz pO_2 ↓, pCO_2 ↑

Tab. 4: Respiratorische Insuffizienz.

	Azidose: pH_{art} < 7,37	Alkalose: pH_{art} > 7,43
Respiratorisch bedingt	CO_2 ↑ HCO_3^- ↑ kompensatorisch	CO_2 ↓ HCO_3^- ↓ kompensatorisch
Metabolisch bedingt	HCO_3^- ↓ CO_2 ↓ kompensatorisch	HCO_3^- ↑ CO_2 ↑ kompensatorisch

Tab. 5: Störungen des Säure-Basen-Gleichgewichts im Überblick.

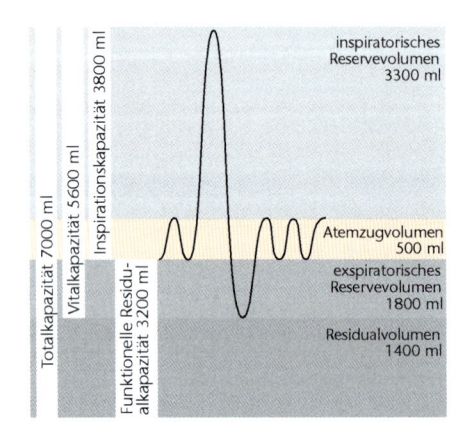

Abb. 1: Lungenvolumina. [10]

Quellenverzeichnis

[1] Baumgartner, L. et al.: Häusliche Pflege heute. Urban & Fischer, 1. Auflage 2003.
[2] Benninghoff, A./Drenckhahn, D.: Anatomie, Band 1. Urban & Fischer, 16. Auflage 2003.
[3a] Berchtold, R. et al.: Chirurgie. Urban & Fischer, 4. Auflage 2000.
[3b] Berchtold, R. et al.: Chirurgie. Elsevier/Urban & Fischer, 6. Auflage 2008.
[4] Böcker, W. et al.: Pathologie. Elsevier/Urban & Fischer, 4. Auflage 2008.
[5] Classen, M./Diehl, V./Kochsiek, K.: Innere Medizin. Elsevier/Urban & Fischer, 6. Auflage 2009.
[6] Cooke, R. A./Stewart, B.: Colour atlas of anatomical pathology. Churchill Livingstone, 3. Auflage 2004.
[7] Fröhlich, E./Wild, K./Strunk, H. (Hrsg.): Klinikleitfaden Sonographie. Urban & Fischer, 1. Auflage 2002.
[8] Golenhofen, K.: Basislehrbuch Physiologie. Elsevier/Urban & Fischer, 4. Auflage 2006.
[9] Hasse, F.-M./Nürnberger, H.-R./Pommer, A.: Klinikleitfaden Chirurgie. Elsevier/Urban & Fischer, 4. Auflage 2006.
[10] Hick, C./Hick, A. (Hrsg.): Intensivkurs Physiologie. Elsevier/Urban & Fischer, 5. Auflage 2006.
[11] Huch, R./Jürgens, K. D.: Mensch Körper Krankheit. Urban & Fischer, 4. Auflage 2003.
[12] Jackson, S. A./Thomas, R. M.: Cross-sectional imaging made easy. Elsevier/Churchill Livingstone, 1. Auflage 2004.
[13a] Kauffmann, G./Moser, E./Sauer, R.: Radiologie. Urban & Fischer, 2. Auflage 2001.
[13b] Kauffmann, G./Moser, E./Sauer, R.: Radiologie. Elsevier/Urban & Fischer, 3. Auflage 2006.
[14] Kühn, D./Luxem, J./Runggaldier, K. (Hrsg.): Rettungsdienst heute. Elsevier/Urban & Fischer, 4. Auflage 2007.
[15] Kumar, P./Clark, M. (Hrsg.): Clinical medicine. Elsevier/Saunders, 6. Auflage 2005.
[16] Larsen, R.: Anästhesie. Elsevier/Urban & Fischer, 8. Auflage 2006.
[17] Lasserre A./Blohm, L.: Kurzlehrbuch Radiologie. Urban & Fischer, 3. Auflage 2003.
[18] Latasch, L./Knipfer, E. (Hrsg.): Anästhesie Intensivmedizin Intensivpflege. Elsevier/Urban & Fischer, 2. Auflage 2004.
[19] Lippert, H.: Lehrbuch Anatomie. Elsevier/Urban & Fischer, 7. Auflage 2006.
[20] Lorenz, J.: Checkliste XXL Pneumologie. Thieme, 2. Auflage 2003.
[21] Michalk, D./Schönau, E. (Hrsg.): Differentialdiagnose Pädiatrie. Elsevier/Urban & Fischer, 2. Auflage 2005.
[22] Muntau, A. C.: Intensivkurs Pädiatrie. Elsevier/Urban & Fischer, 4. Auflage 2007.
[23] Rassner, G. (Hrsg.): Dermatologie. Elsevier/Urban & Fischer, 8. Auflage 2007.
[24a] Renz-Polster, H./Krautzig, S./Braun, J.: Basislehrbuch Innere Medizin. Urban & Fischer, 3. Auflage 2003.
[24b] Renz-Polster, H./Krautzig, S./Braun, J.: Basislehrbuch Innere Medizin. Elsevier/Urban & Fischer, 4. Auflage 2008.
[25] Roche Lexikon Medizin. Urban & Fischer, 5. Auflage 2003.
[26] Schäfer, S./Kirsch, F./Scheuermann, G./Wagner, R.: Fachpflege Beatmung. Elsevier/Urban & Fischer, 5. Auflage 2008. (Foto: F. Kirsch)
[27] Schusdziarra, V.: Leitsymptome in der inneren Medizin. Urban & Schwarzenberg, 1. Auflage 1996.
[28] Selby, C.: Respiratory Medicine. Churchill Livingstone, 1. Auflage 2002.
[29] Souza-Offtermatt, G. et al.: Intensivkurs Chirurgie. Urban & Fischer, 1. Auflage 2004.
[30] Dr. Ulrike Bungeroth, Ingolstadt.
[31] Univ. Doz. Dr. med. Genady Engel.
[32] Menche, N./Brandt, I. (Hrsg.): Pflege konkret – Innere Medizin. Elsevier/Urban & Fischer, 5. Auflage 2009.
[33] Flake, F./Runggaldier, K.: Arbeitstechniken A–Z für den Rettungsdienst. Elsevier/Urban & Fischer, 1. Auflage 2008. (Fotos: Dieter Fichtner/Thomas Engbert, GraphikBureau, Kronsgaard)

E Register

Register

A

Abgeschlagenheit 25
ACTH-Bildung, ektope, Bronchialkarzinom 61
AIDS
– Candidiasis 34
– Tuberkulose 36–37
AIP (acute interstitial pneumonitis) 50, 55
ALI (acute lung injury) 80
Alkalose, metabolische/respiratorische 7
Allergiediagnostik, Asthma bronchiale 41
Allgemeinzustand, Anamnese 10
Altersemphysem 47
Aluminose 53
alveolärer Druck 4
Alveolarmakrophagen 3
Alveolarzellkarzinom 60
– DD 51
Alveolen 2
– Gasaustausch 7
Alveolitis, exogen-allergische 54–55
Amyloidose, ILE 50
Anamnese 10–11
– aktuelle 10
– Auslandsaufenthalte 11
anaphylaktische Reaktion 81
– Lungenödem 72
Anthrakose 53
Antikoagulation, orale, Lungenembolie 68–69
Antikörper, präzipitierende, Alveolitis, exogen-allergische 54
Antithrombinmangel, Lungenembolie 67
α$_1$-Antitrypsin-Mangel, Lungenemphysem 47
Aphonie, Laryngitis 28
Apnoe 8
– Schlafapnoe, zentrale 84
ARDS (adult respiratory distress syndrome) 80–81
– DD 73
– Lungenödem 72
Arteria(-ae)
– bronchiales 6
– pulmonalis 6
Arthritis, rheumatoide 58
– ILE 50
Asbestose 52
– Mesotheliom 52, 78–79
Aspergillose, pulmonale 34
Asphyxie, Lungenödem 72
Aspiration
– ARDS 80
– Fremdkörper, DD 43
Aspirationspneumonie 33–34
– DD 33
Asthma bronchiale 40–43
– Allergiediagnostik 41
– Auswurf 24
– Bodyplethysmografie 17
– Bronchiektasen 49
– Bronchospasmolysetest 41
– Cromoglicinsäure 43
– DD 46, 63, 73
– Diagnostik 41–42
– exogen-allergisches 40
– – Allergenkarenz 42
– FEV$_1$ 41
– kausale Therapie 42–43
– Klinik 40
– Kortikosteroide 42–43
– Leukotrien-Rezeptor-Antagonisten 43
– Lungenfunktionsprüfung 41
– β$_2$-Mimetika 42
– Nedocromil 43
– nicht-allergisches, endogenes 40
– – Infektionsprophylaxe 42
– Perkussion/Auskultation 15
– Sauerstofftherapie 43
– Stufentherapie 42–43
– Theophyllin 43
Asthma cardiale, DD 43
Atelektasen 8–9
– Lungenembolie 66
– Perkussion/Auskultation 15
Atemantrieb, Regulation 9
Atemdepression, Heroinintoxikation 82
Atemexkursionen, Palpation 12
Atemfrequenz 5
Atemgrenzwert, Ventilationsstörungen 8, 110
Atemhilfsmuskulatur 4
Atemminutenvolumen 5
Atem(neben)geräusche
– amphorische, Tuberkulose 38
– Auskultation 14–15
Atemnot(syndrom), s. a. Dyspnoe
– Anamnese 10
– Neugeborenes 3
Atempumpe 4
Atemregulation 4–5
– Chemorezeptoren 4
Atemrhythmus, Rezeptoren, chemische/neurogene 4
Atemverschieblichkeit 13
Atemvolumina 5
Atemwege
– Anatomie 2–3
– Sicherung 90–91
Atemwegsinfektionen 28–29
Atemzugvolumen 5
– Beatmung 93
Atmung
– Formen 8
– Inspektion 12
– Pathophysiologie 8–9
– Physiologie 4–7
Auskultation 14–15
– ARDS 80
– Hypertonie, pulmonale 71
– Lungenabszess 35
– Pleuritis 78
Auslandsaufenthalte, Anamnese 11
Auswurf 24–25
– Anamnese 10
– übel riechender, Lungenabszess 35
Azidose, metabolische/respiratorische 7
Azinus 2

B

BAL s. bronchoalveoläre Lavage
Barotrauma, Taucherkrankheit 87
Base excess 7
BCG-Impfung, Tuberkulose 38–39
Beatmung (künstliche) 92–93
– assistierte 92
– Bronchitis, chronische/COPD 46
– druckgesteuerte 92–93
– invasive 92
– kontrollierte 92
– Lungenschäden 93
– nicht-invasive 92
– SARS 83
– volumengesteuerte 93
Belastungsdyspnoe, Pleuramesotheliom 79

Benzodiazepinintoxikation 82–83
berufliche Exposition, inhalative Noxen/Stäube 11
Berufsanamnese 11
Berylliose 53
Besnier-Boeck-Schaumann-Syndrom 56–57
Bettlunge 22
bildgebende Verfahren 18–19
Biopsie, Lunge s. Lungenbiopsie
Biot-Atmung 8
BIPAP (biphasic positive airway pressure) 92
– Schlafapnoe 85
Blue Bloater, COPD 45
Blut, Normalwerte 109
Blutdruckmessung, Asthma bronchiale 42
Blutgasanalyse (BGA) 16
– ARDS 80
– Asthma bronchiale 42
– chirurgische Eingriffe 89
– Höhenkrankheit 86
– ILE 51
– Lungenembolie 67
– Lungenödem 73
– Normalwerte 109
– Pleuraerguss 76
– Pleuritis 78
– Pneumothorax 75
– respiratorische Insuffizienz 9, 110
Bluthusten 25
B-Lymphozyten 3
Bodyplethysmografie 17
BOOP = COP (kryptogene organisierte Pneumonie) 50, 55
Bradypnoe 8, 12
Bronchialarterien 2
Bronchialatmen 14
bronchiale Hyperreagibilität
– Asthma bronchiale 40–41
– Bronchitis
– – akute 29
– – chronische 45
– Tracheitis, akute 29
bronchiale Metastasen 64
Bronchialkarzinom 60–63
– Ätiologie/Pathogenese 61
– Asbestose 52
– DD 33, 35, 39, 43, 46, 57
– Einteilung, histologische/makroskopische 60
– kleinzelliges 60
– – Therapie 62–63
– Metastasierung 60, 63
– nicht-kleinzelliges 60
– – Therapie 62
– paraneoplastische Syndrome 61
– Thoraxchirurgie 88
– TNM-Klassifikation 60
– Tumormarker 62
Bronchiektasen 49
– Asthma bronchiale/COPD 49
– Auswurf 24
– Hypertonie, pulmonale 70
Bronchiolen 2
Bronchiolitis 29
– Mukoviszidose 48
Bronchitis 29
– akute 29
– chronische 44–46
– – Ätiologie/Pathogenese 44
– – Auswurf 24
– – Beatmung, künstliche 46

– – Exazerbation 44, 46
– – FEV$_1$ 45
– – Lungenfunktionsprüfung 45
– – Perkussion/Auskultation 15
– – Physiotherapie 46
– – Röntgen-Thorax 45
– – Sauerstofftherapie 46
– – Symptome 47
– – Therapie 46
– – Untersuchung, körperliche 45
– DD 39
– Mukoviszidose 48
bronchoalveoläre Lavage (BAL) 20–21
– Alveolitis, exogen-allergische 54
– Sarkoidose 57
Bronchografie 18
Bronchophonie 15
Bronchopneumonie 30–31
– Bronchitis/Tracheitis 29
Bronchoskopie 20
– Bronchialkarzinom 62
– flexible/starre 20
– ILE 51
– Komplikationen 20
– Lungenabszess 35
Bronchospasmolysetest
– Asthma bronchiale 41
– Bronchitis, chronische 45
Bronchpneumonie 30–31
Bronchusstumpfinsuffizienz, postoperative 89
Bronchuszysten, Bronchiektasen 49
Brummen 14
– Bronchitis, chronische 45
– exspiratorisches, Asthma bronchiale 40
B-Symptomatik 25
– Bronchialkarzinom 61

C

Candidose, pulmonale 34
CAP (community acquired pneumonia) 30
Ceelen-Syndrom 59
Certec® Bag, Höhenkrankheit 87
CFTR(Cystic-Fibrosis-Transmembrane)-Gen, Mutation, Mukoviszidose 48
Chemorezeptoren, Atemregulation 4
Cheyne-Stokes-Atmung 8
– Schlafapnoe, zentrale 84
chirurgische Eingriffe 88–89
– Komplikationen 89
Churg-Strauss-Syndrom, ILE 50
CO_2-Partialdruck, erhöhter 4
common cold 28
community acquired pneumonia (CAP) 30
Compliance
– ARDS 80
– Lunge/Thorax 8
– Lungenerkrankungen, interstitielle 50
– Ventilationsstörungen 8, 110
CO_2-Narkose 9
COP (kryptogene organisierte Pneumonie) 50, 55
COPD 44
– Ätiologie/Pathogenese 44
– Auswurf 24
– Beatmung, künstliche 46
– Blue Bloater 45
– Bodyplethysmografie 17
– Bronchiektasen 49
– DD 43, 63
– Hypertonie, pulmonale 70

– Lungenemphysem 47
– Perkussion/Auskultation 15
– Physiotherapie 46
– Pink Puffer 45
– Sauerstofftherapie 46
– Schweregradeinteilung 45
– Symptome 47
– Therapie 46
Cor pulmonale 70–71
– Alveolitis, exogen-allergische 54
– Asbestose 52
– Bronchiektasen 49
– Lungenarterienobstruktion 66
– Pneumonie, interstitielle, idiopathische 55
– Silikose 53
CPAP (continuous positive airway pressure) 92
– Schlafapnoe 85
CRB-65-Score, Pneumonie, ambulant erworbene 32–33
Crescendo-Decrescendo-Muster, Schlafapnoe, zentrale 84
CT-Angiografie, Lungenembolie 68
CT-Thorax
– Bronchialkarzinom 62
– SARS 83
Cumarine, Hypertonie, pulmonale 71
Cushing-Syndrom, Bronchialkarzinom 61
CYFRA 21-1, Bronchialkarzinom 62

D

D-Dimere, Lungenembolie 67
Dekompressionskrankheit 87
Dermatomyositis (DM) 58
– ILE 50
diagnostische Thorakoskopie 21
Diffusionsstörungen 6
DIP (desquamative interstitial pneumonitis) 50, 55
Diphtherie 28
Diphtherie-Tetanus-Pertussis(DTaP)-Schutzimpfung 29
dirty chest, COPD 45
Doppler-Sonografie, Lungenembolie 68
DPLD (diffuse Lungenparenchymerkrankungen) 50–59
Druck
– alveolärer/intrapleuraler 4
– pulmonalarterieller 6
DSA (digitale Subtraktionsangiografie) 18
Durchleuchtung 18
Dyskrinie, Asthma bronchiale 40
Dyspnoe 8, 24
– s. a. Atemnot(syndrom)
– akute 24
– – DD 96–97
– Alveolitis, exogen-allergische 54
– ARDS 80
– Asbestose 52
– Asthma bronchiale 40
– Bronchialkarzinom 61
– Bronchiektasen 49
– chronische 24
– – DD 98–99
– – DD 69
– Lungenödem 72
– Mukoviszidose 48
– Pleuraerguss 76
– Pneumothorax 74
– SARS 83

E

EAA (exogen-allergische Alveolitis) 54–55
Echokardiografie
– Hypertonie, pulmonale 71
– Lungenembolie 67
– Lungenödem 73
Einflussstauung, obere 12
– Pneumothorax 74
Einsekundenkapazität s. FEV$_1$
EKG
– Hypertonie, pulmonale 71
– Lungenembolie 67
– Lungenödem 73
Embolie, paradoxe, Lungenembolie 66
Embolisation(sphase)
– Lungenmetastasen 64
– Thrombus, Lungenembolie 66
Emphysem s. Lungenemphysem
Empyem 35
– Pleura 78
endoskopische Verfahren 20–21
endotracheale Intubation 90
Entfaltungsknistern 15
Epiglottitis, akute 29
epitheloidzellige Granulome, Tuberkulose 32
Erkältungskrankheit, banale 28
Erythrozyten, Normalwerte 109
Ethambutol, Tuberkulose 38
Euler-Liljestrand-Mechanismus 6
– Hypertonie, pulmonale 70
Eupnoe 8
Exazerbation, Bronchitis, chronische 44, 46
Exspiration 4
exspiratorisches Reservevolumen 5
Exspirium, verlängertes, Asthma bronchiale 40
Exsudat
– infektiöses 76
– malignes 76
– Pleuraerguss 76
extensive disease, Bronchialkarzinom 60
extrinsic asthma 40

F

Familienanamnese 11
Farmerlunge 54
Fassthorax 12
FEV$_1$ (forciertes exspiratorisches Volumen der ersten Sekunde) 16
– absolute/relative 16
– Asthma bronchiale 41
– Bronchitis, chronische 45
– Ventilationsstörungen 8, 110
Fibrinolyse, Lungenembolie 69
Fibroseknistern 15
Fieber 25
– DD 100–101
– SARS 83
FiO$_2$ (inspiratorische Sauerstoffkonzentration), Beatmung 93
Flimmerepithel 3
Fluss-Volumen-Kurve, Pneumotachygrafie 16–17
Freizeitanamnese 11
Fremdkörperaspiration, DD 43

Register

G

^{67}-Gallium-Szintigrafie, Sarkoidose 57
Gasaustausch
- Alveolarraum 7
- Lunge 6–7
Gasvolumen, intrathorakales 17
- Bodyplethysmografie 17
Gaucher-Krankheit, ILE 50
Gerinnungsstatus, Lungenembolie 67
Gewichtsverlust 25
Ghon-Herde, Tuberkulose 36
Giemen 14
- Asthma bronchiale 40
- Bronchitis, chronische 45
Globalinsuffizienz 80
- respiratorische 9, 110
- - Bronchitis, chronische 45
GOLD (Global Initiative for Chronic Obstructive Lung Disease) 45
Goodpasture-Syndrom 59
- ILE 50
Graham-Steell-Geräusch, Hypertonie, pulmonale 71
Granulome, epitheloidzellige, Tuberkulose 36
Grippe 28
Guedel-Tubus 90

H

HACE (high altitude cerebral edema) 86
Hämatologie, Normalwerte 109
Hämoglobin, Normalwerte 109
Hämoptoe/Hämoptyse 25
- Anamnese 10
- Bronchiektasen 49
- Tuberkulose 37
HAPE (high altitude pulmonary edema) 86
Hauptbronchien 2
Hautfarbe/-veränderungen, Inspektion 12
Heerfordt-Syndrom 56
Heparin, Lungenembolie 68–69
Hering-Breuer-Reflex 4
Heroinintoxikation 82
Herzecho, ARDS 80
Herzrhythmusstörungen, Schlafapnoe 85
Herzsilhouette, röntgenologische Beurteilung 23
Herzzeitvolumen, Lungenembolie 66
Hiluslymphknotentuberkulose 37
- DD 57
Hirnstamm, Atemregulationszentrum 4
Histiozytosis X 59
- ILE 50
HNO-ärztliche Untersuchung, Schlafapnoe 85
Höhenaufenthalt, Hypertonie, pulmonale 70
Höhenhirnödem 86
Höhenkrankheit 86–87
Höhenlungenödem 86
Honigwabenlunge
- Histiozytosis X 59
- ILE 51
Hühnerbrust 12
Husten 24
- Alveolitis, exogen-allergische 54
- Anamnese 10
- Bronchialkarzinom 61
- DD 102–103
- Lungenödem 72
- SARS 83
- Tuberkulose 37

hyperbare Kammer, portable, Höhenkrankheit 86–87
Hyperkalzämie, Bronchialkarzinom 61
Hyperkapnie
- Bronchitis, chronische 45
- COPD 45
Hyperkrinie, Asthma bronchiale 40
Hypertonie
- arterielle, Schlafapnoe 85
- pulmonalarterielle 70
- pulmonale 70–71
- - Bronchitis, chronische/COPD 46
- - Cumarine 71
- - kardiale/pulmonale Ursachen 70
- - medikamentöse Drucksenkung 71
- - Pneumonie, interstitielle, idiopathische 55
- - Rechtsherzinsuffizienz, dekompensierte 70
- - Remodelling 70
- - Schlafapnoe 85
Hyperventilation(ssyndrom) 8, 82–83
- DD 43
- psychogenes 82
- Schlafapnoe, zentrale 84
- somatogenes 82
- Tetanie 82
Hypoventilation 8
Hypoventilationsatelektase 9
Hypoxämie, Bronchitis, chronische 45

I

IFR (Inspirationsflussrate), Beatmung 93
IIP (idiopathische interstitielle Pneumonie) 55
ILE (interstitielle Lungenerkrankungen) 50–59
- DD 33, 57, 73
- Hypertonie, pulmonale 70
- Noxen 50
Immunschwäche, Pneumonie 34
Impfstatus 11
Implantationsphase, Lungenmetastasen 64
Influenza 28
Inhalationen, Mukoviszidose 48
Inspektion 12
Inspiration 4
Inspirations-Exspirations-Verhältnis, Beatmung 93
Inspirationsflussrate (IFR), Beatmung 93
inspiratorischer Stridor 14
inspiratorisches Reservevolumen 5
Intrakutantest, Asthma bronchiale 41
intrapleuraler Druck 4
intrinsic asthma 40
Intubation, endotracheale 90
- Alternativen 90–91
Invasionsphase, Lungenmetastasen 64
IRDS (infant respiratory distress syndrome) 3
Isoniazid, Tuberkulose 38

K

Kaninchenaugen, COPD 45
Kapnometrie 90
kardiale Stauung, Perkussion/Auskultation 15
Karzinoid, DD 63
Katheterverfahren, Lungenembolie 69
Kavernen, Tuberkulose 36
Kavernenjuchzen, Tuberkulose 38
Keilexzision 88
Kerley-B-Linien, Lungenödem 73
Keuchhusten (Pertussis) 29
klinische Chemie, Normalwerte 109

Klopfschall
- gedämpfter/(hyper)sonorer 12
- tympanitischer 12
Klopfschalldämpfung, Pleuraerguss 12
körperliche Untersuchung 12–15
Kohlendioxidpartialdruck (pCO_2) 6, 110
Kollagenosen 58
- Hypertonie, pulmonale 70
- ILE 50
Koma, Heroinintoxikation 82
Kombitubus 90–91
Kompressionsatelektase 8
Konstitution, Inspektion 12
Konzentrationsschwäche 25
Kortikosteroide
- Alveolitis, exogen-allergische 54
- ARDS 81
- Asthma bronchiale 42–43
- Sarkoidose 57
Krupp, echter 28
Kryptokokkose 34
Kußmaul-Atmung 8
Kyphose 12
Kyphoskoliose 12

L

Lambert-Eaton-Syndrom, Bronchialkarzinom 61
Landouzy-Sepsis 37
Lappenresektionen 88
Laryngitis
- akute 28
- subglottica 28–29
Larynxmaske 90
Larynxtubus 90–91
Lederknarren 15
- Pleuritis 78
Leitsymptome 24–25
Leukotrien-Rezeptor-Antagonisten, Asthma bronchiale 43
Leukozyten, Normalwerte 109
limited disease, Bronchialkarzinom 60
LIP (lymphozytäre idiopathische Pneumonie) 50
Liquor, Normalwerte 109
Lobärbronchien 2
Lobärpneumonie 30
Lobektomie 88
Löfgren-Syndrom 56
Luft-Blut-Schranke 3
Lunge
- anatomische Grundlagen 2–3
- Compliance 8
- Gasaustausch 6–7
- immunologische Grundlagen 3
- Resistance 8
- Schwimmprobe 3
- stille, Asthma bronchiale 41
- Ventilations-Perfusions-Verhältnis 6
Lungenabszess 35
- Bronchiektasen 49
- Bronchoskopie 35
- Pneumonie 35
Lungenatelektasen s. Atelektasen
Lungenbiopsie 20
- Lungenmetastasen 65
- Pneumonie, interstitielle, idiopathische 55
Lungenembolie 66–69
- Antikoagulation, orale 68–69
- DD 33, 43
- D-Dimere 67
- Diagnostik 66–68

– Fibrinolyse 69
– Heparin 68–69
– Katheterverfahren 69
– Marcumar® 68
– pulmonale Symptomatik 66
– Pulmonalisangiografie 18
– Schweregradeinteilung 67
– Troponin I/T 67
– V/Q 6
– Vernichtungsschmerz, thorakaler 25
Lungenemphysem 44, 46–47
– Ätiologie/Pathogenese 44
– DD 46
– Hypertonie, pulmonale 70
– panazinäres/panlobuläres 46–47
– Perkussion/Auskultation 15
– Symptome 47
– Taucherkrankheit 87
– zentroazinäres/zentrilobuläres 46
Lungenerkrankungen
– Anamnese 10–11
– chronisch-obstruktive s. COPD
– interstitielle (ILE) 50–59
– – DD 33, 57, 73
– – Hypertonie, pulmonale 70
– – Noxen 50
– obstruktive 40–49
– restriktive 50
– – Asbestose 52
Lungenfibrose 50
– Alveolitis, exogen-allergische 54
– Asbestose 52
– DD 57
– Hypertonie, pulmonale 70
– idiopathische 55
– Nebengeräusche 15
– Perkussion/Auskultation 15
– zystische, Histiozytosis X 59
Lungenfunktionsdiagnostik/-prüfung 16–17
– Alveolitis, exogen-allergische 54
– ARDS 80
– Asthma bronchiale 41
– Bronchitis, chronische 45
– chirurgische Eingriffe 89
– ILE 50
– Lungenerkrankungen, interstitielle 50
– Sarkoidose 56
Lungenfunktionsstörungen, obstruktive 40
Lungenhilus, röntgenologische Beurteilung 23
Lungeninfarkt
– DD 33
– Lungenembolie 66
Lungeninfiltrat, DD 69
Lungenmetastasen 64–65
– DD 63
– Polychemotherapie 65
Lungenmykosen 34
Lungenödem 72–73
– alveoläres 72
– ARDS 80
– DD 73
– interstitielles 72
– (nicht)kardiogenes 72
– Perkussion/Auskultation 15
Lungenparenchym/-gefäße
– Metastasen 64
– röntgenologische Beurteilung 23
Lungenparenchymerkrankungen, diffuse (DPLD) 50–59
Lungenreifung, fetale, Surfactant 2

Lungenruptur, Taucherkrankheit 87
Lungenschädigung, Beatmung 93
Lungenspitzen, Thoraxapertur, obere 3
Lungenszintigrafie 19
– Lungenembolie 68
Lungen(teil)resektion 88
Lungentuberkulose 37
– s. a. Tuberkulose
– DD 33, 35
Lungenvolumina 5, 110
Lupus erythematodes, systemischer 58
– ILE 50
Lymphangiosis carcinomatosa 64
– DD 51, 57
Lymphknoten, Palpation 12
Lymphknotenbiopsie, Sarkoidose 57
Lymphknotenschwellungen 25
Lymphome, DD 63

M

Magnetresonanztomografie 18
Manschettenresektion 88
Marcumar®, Lungenembolie 68
Maskenbeatmung 90
McGinn-White-Syndrom, Lungenembolie 67
Mediastinoskopie 21
Medikamentenanamnese 10–11
Medulla oblongata, Atemregulationszentrum 4
MEF$_{50,25}$ 17
Mendel-Mantoux-Test 38
Meningitis, tuberkulöse 37
Mesotheliom 78–79
– Asbestose 52
Metastasektomie, chirurgische 65
Metastasen
– bronchiale 64
– Thoraxchirurgie 88
Metastasierung
– Bronchialkarzinom 60, 63
– direkte, hämatogene bzw. lymphogene
Miliartuberkulose 37
– DD 57
minimal lesions, Tuberkulose 37
Miosis, Heroinintoxikation 82
Mischstaubpneumokoniose 52
Morbus s. unter den Eigennamen bzw. Eponymen
MOTT (mycobacteria other than tubercle bacilli) 39
Müdigkeit 25
Mukoviszidose (zystische Fibrose) 48–49
– CFTR-Gen, Mutation 48
– Hypertonie, pulmonale 70
– Inhalationen/Physiotherapie 48
– Neugeborenenscreening 48
– Organbeteiligungen 48
– Pankreasenzyme 49
– Röntgen-Thorax 48
– Sauerstofflangzeittherapie 49
– Schweißtest 48
muköziliäre Clearance 3
Musculi intercostales externi/interni 4
Mycobacterium
– africanum, bovis bzw. tuberculosis 36
– avium bzw. intracellulare 39
Mykobakterien 36–39
Mykobakteriosen, atypische 39

N

Nachlaststeigerung, Lungenembolie 66
Nachtschweiß 25
– Bronchialkarzinom 61
– Tuberkulose 37
Narben 12
Narbenemphysem 47
Narkolepsie 85
Nebengeräusche, Auskultation 14–15
Neoplasien 60–65
Neugeborenenscreening, Mukoviszidose 48
Neugeborenes, Atemnotsyndrom 3
Niereninsuffizienz, Lungenödem 72
Nosokomialpneumonie 30
– Beatmung 93
Noxen
– Lungenerkrankungen, interstitielle 50
– Lungenödem 72
NSCLC (non-small cell lung cancer) 60
NSE (neuronenspezifische Enolase), Bronchialkarzinom 62
NSIP (nonspecific interstitial pneumonitis) 50, 55

O

Obstruktionsatelektase 8
Organtuberkulose 37
Orthopnoe 8

P

Pack years (Raucherkarriere) 10
– Bronchialkarzinom 61
– Bronchitis, chronische 45
Palpation 12
Panarteriitis nodosa 59
Pancoast-Tumor 60–61
paraneoplastische Syndrome, Bronchialkarzinom 61
Parenchymmetastasen 64
Partialinsuffizienz 80
– respiratorische 9, 110
pCO$_2$ (Kohlendioxidpartialdruck) 6, 110
peak expiratory flow (PEF) 17
– Asthma bronchiale 42
PEEP 93
– ARDS 81
PEF s. peak expiratory flow
Perfusion 6
Perfusionsstörungen 6
Perfusionsszintigrafie 19
Perfusions-Ventilations-Mismatch 6
periphere Zyanose 12
Perkussion 12–13
– abgrenzende 13
– Lungenabszess 35
Pertussis (Keuchhusten) 29
PET (Positronenemissionstomografie) 19
Pfeifen 14
Pharyngitis, akute 28
Phlebografie, Lungenembolie 68
Physiotherapie
– Bronchitis, chronische/COPD 46
– Mukoviszidose 48
Pickwick-Syndrom 85
Pilokarpin-Iontophorese-Schweißtest, Mukoviszidose 48
Pilze, Pneumonie 34
Pink Puffer, COPD 45
Pleura visceralis/parietalis 3

Register

Pleurabiopsie, Pleuramesotheliom 79
Pleuraempyem 78
– Bronchiektasen 49
Pleuraerguss 76–77
– Asbestose 52
– blutiger 76
– Bronchialkarzinom 62
– Dyspnoe 76
– eitriger 76
– Exsudat/Transsudat 76
– Klopfschalldämpfung 12
– Lungenembolie 66
– maligner, Metastasen 64
– milchig-trüber 76
– Perkussion/Auskultation 15
– Punktion 77
Pleuraerkrankungen 76–80
Pleuraflüssigkeit, Normalwerte 109
Pleuramesotheliom 78–79
– Asbestose 52
Pleurapunktion 77
– Pleuraerguss 77
– Pleuramesotheliom 79
– Pleuritis 78
– Pneumothorax 77
Pleurareiben 15
Pleurasonografie, Pleuraerguss 77
Pleuratumoren 78–79
Pleurawinkel, röntgenologische Beurteilung 23
Pleuritis 78
– exsudativa 78
– – Tuberkulose 37
– sicca 78
– – Perkussion/Auskultation 15
Pleuropneumektomie, Pleuramesotheliom 79
P_{max}, Beatmung 93
Pneumocystis-jirovecii-(früher carinii-)Pneumonie 30, 34–35
Pneumokoniosen 52–53
– DD 57
Pneumonektomie 88
Pneumonie 30–35
– ambulant erworbene 30
– – CRB-65-Score 32–33
– – intensivmedizinische Überwachung/Therapie 32–33
– atypische 30
– – DD 57
– Bronchiektasen 49
– DD 39, 51, 73
– Diagnostik 31–32
– Erregerspektrum 30–32
– Immunschwäche 34
– interstitielle, idiopathische (IIP) 31, 50, 55
– käsige 37
– Laboruntersuchungen 31
– Lungenabszess 35
– Mikrobiologie 31
– Mukoviszidose 48
– nosokomiale 30
– – Beatmung 93
– – Therapie (risikoadaptierte) 33
– Pilze 34
– postoperative 89
– Röntgenbefunde 30–31
– Therapie 32
– typische 30
pneumonisches Infiltrat
– Bronchophonie 15
– Perkussion/Auskultation 15

Pneumonitis, allergische 54–55
Pneumotachygrafie 16
– Fluss-Volumen-Kurve 16–17
Pneumothorax 3, 74–75
– äußerer/innerer 74
– geschlossener 75
– idiopathischer/pimärer 74
– offener 74–75
– Perkussion/Auskultation 15
– Pleurapunktion 77
– postoperativer 89
– rezidivierender 75
– symptomatischer/sekundärer 74
– Taucherkrankheit 87
– traumatischer 74
pO_2 (Sauerstoffpartialdruck) 6, 110
Polyangiitis, mikroskopische 59
Polyarteriitis nodosa, ILE 50
Polychemotherapie, Lungenmetastasen 65
Polyglobulie
– Bronchitis, chronische 45
– Hypertonie, pulmonale 71
Polymyositis (PM) 58
– ILE 50
Positronenemissionstomografie (PET) 19
Prick-Test, Asthma bronchiale 41
Primärtuberkulose 36
– progrediente 37
progressive systemische Sklerose 58
Protein-C/S-Mangel, Lungenembolie 67
Provokationstest, inhalativer, Alveolitis, exogen-allergische 54
Pseudokrupp 28–29
pulmonalarterieller Druck 6
Pulmonalarterien 2
pulmonale Hypertonie s. Hypertonie, pulmonale
pulmonale Notfälle 80–83
Pulmonalisangiografie 18
– Lungenembolie 68
Pulmonalis-CT, Lungenembolie 68
Pulsoxymetrie 16
Punktion, Pleuraerguss 77
Pyrazinamid, Tuberkulose 38

R

Rasselgeräusche
– feinblasige 14–15
– feuchte 14–15
– grobblasige 15
– klingende 15
– nicht-klingende 15
– trockene 14
– – Bronchitis, chronische 45
Rauchen
– Bronchialkarzinom 61
– COPD 44
Raucheranamnese 10
Raucherkarriere s. Pack years
Rauchgasvergiftung, ARDS 80
RB-ILD (respiratory bronchiolitis interstitial lung disease) 50, 55
Rechtsherzinsuffizienz, dekompensierte, Hypertonie, pulmonale 70
Reizhusten, trockener, Asthma bronchiale 40
Rekurrensparese, DD 28
Remodelling, Hypertonie, pulmonale 70
Reservevolumen, in-/exspiratorisches 5
Residualvolumen 5
– Bodyplethysmografie 17

– funktionelles 5
– Ventilationsstörungen 8, 110
Resistance
– Asthma bronchiale 41
– Bodyplethysmografie 17
– Lunge 8
– Messung 17
– Ventilationsstörungen 8, 110
Resorptionsatelektase 8
Respirationsstörungen, schlafassoziierte 84–85
respiratorische Insuffizienz 9, 80
– akute 80
– Alveolitis, exogen-allergische 54
– Blutgase 9, 110
– Bronchiektasen 49
– COPD 44
– postoperative 89
Retentionspneumonie, DD 33
Rezeptoren, chemische/neurogene, Atemrhythmus 4
rheumatoide Arthritis 58
Rifampicin, Tuberkulose 38
Röntgen-Thorax 18, 22–23
– Alveolitis, exogen-allergische 54
– anterior-posteriorer/posterior-anteriorer Strahlengang 22
– ARDS 80
– Asbestose 52
– Asthma bronchiale 42
– Atelektase 9
– Bronchialkarzinom 62
– Bronchitis, chronische 45
– COPD 45
– Höhenlungenödem 86
– Hypertonie, pulmonale 71
– ILE 47
– Lungenabszess 35
– Lungenembolie 68
– Lungenmetastasen 65
– Lungenödem 73
– Lungentuberkulose 38
– Mukoviszidose 48
– Organbeurteilung 23
– Pleuraerguss 76
– Pleuramesotheliom 79
– Pleuritis 78
– Pneumonie 31–32
– Pneumothorax 75
– Sarkoidose 56
– SARS 83
– seitliche Aufnahme 22
– Silikose 52
– Tuberkulose 38
Röntgenuntersuchung, Summationsverfahren 18
Ruheatmung 4
Ruhedyspnoe, Asthma bronchiale 41
Rundherd, Bronchialkarzinom 62

S

Säure-Basen-Gleichgewicht/-Regulation 7
– Störungen 7, 110
Sarkoidose 56–57
– akute/chronische 56
– ILE 50
– Manifestation, extrapulmonale 56
SARS (severe acute respiratory syndrome) 83
Sauerstoff(langzeit)therapie
– Asthma bronchiale 43
– Bronchitis, chronische/COPD 46

- Hypertonie, pulmonale 71
- Lungenembolie 68
- Mukoviszidose 49
- SARS 83

Sauerstoffpartialdruck (pO$_2$) 6, 110
Sauerstoffsättigung, Blut, arterielles/venöses 6, 110
Sauerstofftoxizität, Beatmung 93
Schaumbildung, Lungenödem 72
Schilddrüse, Palpation 12
Schlafapnoe(syndrom) 84–85
- obstruktive 84
- zentrale 84–85

schlafassoziierte Respirationsstörungen 84–85
Schlafkrankheit 85
Schlafmonitoring/-labor, Schlafapnoe 85
Schnarchen, harmloses 85
Schnittbildverfahren, Computertomografie 18
Schock, V/Q 6
Schweißtest, Mukoviszidose 48
Schwielen, Silikose 52
Schwimmprobe, Lunge 3
Schwindsucht 37
SCLC (small cell lung cancer) 60
Segmentbronchien 2
Segmentresektionen 88
severe acute respiratory syndrome s. SARS
SIADH (Syndrom der inadäquaten ADH-Sekretion), Bronchialkarzinom 61
Siderose 53
silent chest, Asthma bronchiale 41
Silikose 52–53
Simon-Spitzenherde, Tuberkulose 37
Sjögren-Syndrom 58
- ILE 50
Sklerodermie 58
- Hypertonie, pulmonale 70
- ILE 50
small airway disease 44
Sokolow-Index, Hypertonie, pulmonale 71
Sonografie 18
Spannungspneumothorax 74–75
Spirometrie 16
- Volumen-Zeit-Kurve 16
Spontanpneumothorax 74
Sputum 24–25
- maulvolles, Bronchiektasen 49
- schaumiges, blutig tingiertes 24
Sputumzytologie, Bronchialkarzinom 62
Status asthmaticus 41
Stauungsleber, Hypertonie, pulmonale 71
Stimmbanddysfunktion, DD 43
Stimmbandkarzinom, DD 28
Stimmfremitus 12
Stridor 14
Stuhl, Normalwerte 109
Subsegmentbronchien 2
Subtraktionsangiografie, digitale (DSA) 18
Summationsverfahren, Röntgenuntersuchung 18
Surfactant
- Lungenreifung, fetale 2
- Typ-2-Pneumozyten 2

T

Tachykardie, Asthma bronchiale 41
Tachypnoe 8, 12
- ARDS 80
- COPD 44
- Lungenödem 72
Tagesmüdigkeit, Schlafapnoe 85
Taucherkrankheit 87
technische Untersuchungsverfahren 16–21
Thorakoskopie 20–21, 89
Thorax
- Compliance 8
- knöcherner, Inspektion/Palpation 12
Thoraxapertur, obere, Lungenspitzen 3
Thorax-CT 18
- ILE 51
- Pleuramesotheliom 79
Thoraxschmerzen 25
- Anamnese 10
- DD 69, 104–105
- Pleuramesotheliom 79
- Pneumothorax 74
Thrombose
- Bronchialkarzinom 61
- Lungenembolie 66
- Risikofaktoren 66
- Virchow-Trias 66
Thrombozyten, Normalwerte 109
Thrombozytose, Bronchialkarzinom 61
Thrombusembolisation 66
- Lungenembolie 66
Tiffenau-Wert 16
Tine-Test 38
T-Lymphozyten 3
TNM-Klassifikation, Bronchialkarzinom 60
Totalkapazität 5
Totraum, anatomischer/funktioneller 5
Totraumventilation 5
Totraumvolumen, funktionelles, Lungenembolie 66
toxische Substanzen, Lungenödem 72
Trachea 2
- Palpation 12
- röntgenologische Beurteilung 23
Tracheitis 29
- akute 29
Tracheobronchitis 29
Transsudat, Pleuraerguss 76
Trichterbrust 12
Trommelschlägelfinger 12
- Mukoviszidose 48
- Pneumonie, interstitielle, idiopathische 55
Troponin I/T, Lungenembolie 67
Tuberkulintest 38
Tuberkulome 36
- DD 63
Tuberkulose 36–39
- s. a. Lungentuberkulose
- BCG-Impfung 38–39
- DD 33, 35, 39, 46, 51
- Diagnostik 38
- Ghon-Herde 36
- Hiluslymphknoten 37
- Hypertonie, pulmonale 70
- (in)aktive 36
- Kavernen 36
- Landouzy-Sepsis 37
- mikroskopische/mikrobiologische Untersuchungen 38
- offene 36
- postprimäre 37
- Prophylaxe 38–39
- Röntgen-Thorax 38
- Simon-Spitzenherde 37
- Therapie 38–39
- thorakale 37
Tuberkulose-Test, Pleuritis 78
Tumormarker, Bronchialkarzinom 62
Typ-1-Pneumozyten 2
Typ-2-Pneumozyten 2
- Surfactant 2

U

Überdehnungsemphysem 47
Überdruckkammer, Taucherkrankheit 87
Uhrglasnägel 12
- Mukoviszidose 48
- Pneumonie, interstitielle, idiopathische 55
UIP (usual interstitial pneumonitis) 50, 55
Untersuchung
- körperliche 12–15
- technische 16–21
Urin, Normalwerte 109

V

Vaskulitis 58–59
- ILE 50
Vegetativum, Anamnese 10
Vena(-ae)
- bronchiales 7
- pulmonales 7
Venenthrombose, tiefe, Lungenembolie 66
Ventilation 4
Ventilations-Perfusions-Verhältnis 6
Ventilationsstörungen 6, 8
- obstruktive 8, 110
- – FEV$_1$ 17
- – Silikose 53
- restriktive 8, 110
- – FEV$_1$ 17
- – Silikose 53
Ventilationsszintigrafie 19
Vesikuläratmen 14
Virchow-Trias, Thrombose 66
Virusrhinitis, akute 28
Vitalkapazität (VC) 5, 16
- forcierte (FVC) 16
- Ventilationsstörungen 8, 110
Volumen-Zeit-Kurve, Spirometrie 16
Vorerkrankungen, Anamnese 10

W

Wegener-Granulomatose 59
- DD 35
- ILE 50
Wirbelsäule, Inspektion/Palpation 12

Z

zentrale Zyanose 12
Ziliendyskinesien, Bronchiektasen 49
Zwerchfell, röntgenologische Beurteilung 23
Zyanose
- Asbestose 52
- COPD 44
- Mukoviszidose 48
- periphere/zentrale 12
zystische Fibrose s. Mukoviszidose